Brenda Davis
Tom Barnard

DIABETES besiegen

Diabetes Typ 2 auf natürliche Weise
in den Griff bekommen

WINDPFERD

Wichtiger Hinweis

Die Nährstoffanalysen in diesem Buch basieren auf der durchschnittlichen Zahl von Portionen, die bei den Rezepten angegeben werden, und auf der durchschnittlichen Menge von Zutaten. Die Zahlen wurden auf den nächsten Grammbetrag gerundet. Wird eine Alternative angegeben, gilt die erste Zutat. Nicht berücksichtigt wurden Bratfett (außer es ist Teil des Rezepts), fakultative Zutaten und Serviervorschläge.

Brenda Davis war Leiterin der Vegetariergruppe des amerikanischen Diätetikerverbandes. Mit Vesanto Melina schrieb sie *Becoming Vegetarian* und *Becoming Vegan,* mit Bryanna Clark Grogan und Joanne Stepaniak *Dairy-Free and Delicious.*

Dr. Tom Barnard ist Arzt und hat sich auf die Einschätzung von Krankheitsrisiken und den Umgang mit Krankheiten spezialisiert. Er ist außerordentlicher Professor für Humanbiologie und Ernährungswissenschaft an der Universität von Guelph und außerordentlicher klinischer Professor für Allgemeinmedizin an der Universität von West-Ontario.

Titel der Originalausgabe *Defeating Diabetes*
Erschienen bei *Healthy Living Publications*

Aus dem amerikanischen übertragen von *Martin Rometsch*

1. Auflage Februar 2006

www.windpferd.de

Umschlaggestaltung: Peter Krafft Designagentur, Bad Krozingen
Layout: Marx Grafik & ArtWork
Gesetzt aus der Adobe Garamond
Gesamtherstellung: Schneelöwe Verlagsberatung & Verlag, Aitrang
Druck: Lindauer Druckerei Eschbaumer GmbH & Co, Lindau
Gedruckt auf säurefreiem, chlorfrei gebleichtem Papier

Printed in Germany · ISBN 3-89385-495-9

Inhalt

Widmungen

Für meinen Helden, meinen Vater John Louis Charbonneau.

Als ich ein kleines Mädchen war, warst du der schlauste, tapferste und großzügigste Mensch, den ich kannte – Weihnachtsmann und Superman zugleich. Du konntest alles reparieren: Puppen, Tretroller, Flugzeuge und sogar gebrochene Herzen. Du warst ein herrlicher Zauberer, der alte Fahrräder in tolle Pferde, Hinterhöfe in Rollschuhbahnen und Mädchen in Prinzessinnen verwandelte. Du warst ein fantastischer Lehrer, der mir Algebra, Biologie und die Wunder des Lebens und der Liebe beibrachte.
Vier Jahrzehnte sind gekommen und gegangen und in jedem hast du mich mehr erstaunt. Allmählich verstand ich, dass du kein gewöhnlicher Vater, kein gewöhnlicher Mann bist. Mit ganzem Herzen und ganzer Seele schätze ich alles an mir, was dich widerspiegelt.

All meine Liebe
Brenda

Für meine Mutter Celia LaPardo Barnard

Danke für deine Güte und deine Unterstützung mein ganzes Leben lang. Ich spüre sie immer noch, Jahre nach deinem Tod.

Für meine Schwester Dorothy Barnard Thompson

Dorothy, du bist meine „zweite Mutter“, meine älteste lebende Schwester. Ich danke dir für deine Hilfe in all den Jahren. Du bist ein großartiger Turm der Stärke für deine Angehörigen und deine vielen Schüler.

In Liebe
Tom

Danksagungen

Unseren vielen Lehrern, Professoren, Patienten und Freunden gilt unser bescheidener Dank. Allen, die diesem Projekt Zeit und Kraft geopfert haben, danken wir von Herzen.

Aufrichtig dankbar sind wir allen, die dieses Buch möglich gemacht haben: unseren Lektoren Cynthia Holzapfel und Karen Strauss für ihre wertvollen Beiträge, ihre Hingabe und ihren Sinn fürs Detail; unserem Verleger Bob Holzapfel und den vielen begabten Menschen im Verlag: Gwynelle Dismukes, Warren und Barbara Jefferson sowie Anna Pope. Es ist eine Freude und Ehre, mit euch zu arbeiten, beruflich wie persönlich.

Unsere Liebe und Dankbarkeit gilt auch unseren Familien: Paul, Leena und Cory Davis (Brendas Mann und ihren Kinder) für ihr Verständnis und ihre unermüdliche Unterstützung und Ermutigung; Sarah Elizabeth Shapiro Barnard (Toms Frau), die Ashoka (Toms und Sarahs Sohn) trug, als dieses Buch entstand, für erstaunliche Einsichten, die Verbindung mit dem hohen Selbst und die Führung durch den Geist; Sujata Star Barnard (Toms Tochter) für die Lektionen über Ernährung in der realen Welt eines Teenagers und für die Erlaubnis, mir ein wenig Zeit fürs Schreiben zu stehlen, obwohl wir immer wichtige Themen zu besprechen hatten.

Größte Wertschätzung gilt unseren Kritikern und Beratern: Dr. David Jenkins für seine freundliche Unterstützung und seine äußerst wichtige Arbeit auf dem Gebiet der Ernährung und Gesundheit; Dr. Bruce Holub für seine hervorragenden Arbeiten über Fettsäuren, Transfettsäuren und den Stoffwechsel; Dina Aronson für die detaillierte und überaus fachkundige Prüfung der Kapitel 2 und 5; Dr. Stephen Walsh für aufschlussreiche Kommentare und Anregungen zu den Kapiteln 1, 2 und 10; Dennis Gorden und Sandra Hood für die sorgfältige Durchsicht von Kapitel 2; Patti Geil dafür, dass sie sich Zeit nahm, um das Manuskript gründlich durchzulesen und zu kommentieren; Ketti Goudey für ihre klugen Bemerkungen zu Kapitel 4; Allison Geiger für die genaue sprachliche Prüfung; Vesanto Melina für ihren Rat und ihre Hilfe.

Besonderen Dank schulden wir unseren lieben Freunden, die Zeit, Energie, wertvolle Anregungen und Unterstützung beisteuerten: Margie Colclough, Butch und Laurie Johnston, Anthony Marr, Paul und Victoria Harrison.

Vorwort

Tom Barnard und Brenda Davis kämpfen gegen die moderne Diabetes-Epidemie und verwandte Krankheiten mit einem Buch, das für ein gesundes Körpergewicht, Bewegung und richtige Ernährung eintritt. Warum ist das wichtig? Man schätzt, dass die Zahl der Diabetiker sich bis 2020 im Westen verdoppeln wird. Im gleichen Maß dürfte die Zahl jener zunehmen, die an prädiabetischer Insulinresistenz und Übergewicht leiden und vielen Risiken ausgesetzt sind, die für Diabetiker gelten, darunter Herz- und Gefäßkrankheiten sowie bestimmte Krebstypen.

Wir müssen uns unbedingt umstellen, denn man schätzt, dass bereits 40 % der Menschen im mittleren Alter übergewichtig sind und ein erhöhtes Diabetesrisiko haben. Dieses Buch will Komplikationen verhindern helfen. Was ist neu an dem Rat, sich gesund zu ernähren? Gestützt auf internationale Studien, empfehlen Tom und Brenda eine weitgehend pflanzliche Kost – mehr Obst und Gemüse – und eine geringere Kalorienzufuhr. Diese Kost ist reich an Vitaminen, Mineralien und pflanzlichen Wirkstoffen, die uns vor chronischen Leiden schützen und obwohl sie weniger Kalorien liefert, ist sie schmackhaft. Darüber hinaus sind die Rezepte umweltfreundlich und die Ernährungsratschläge umfassend.

Insofern sind diese Ratschläge zur Ernährung und zum Diabetes neu und enthalten alles, was Diabetiker und Nichtdiabetiker wissen müssen, um gesund zu bleiben. Deshalb ist es ein vorzügliches Buch für das 21. Jahrhundert und eine lohnende Investition. Mein Glückwunsch für dieses Buch.

Dr. med. Professor David Jenkins
Universität Toronto

Kapitel 1

Kann man Diabetes besiegen?

Tom: Ich erinnere mich lebhaft daran, wie ich im Krankenzimmer des St. Francis Medical Center außerhalb von New York stand und mir Sorgen um meine Schwester machte. Da ich seit mehreren Jahrzehnten Arzt war, fand ich das Chaos im Krankenhaus und die bedrückende Atmosphäre im Wartezimmer nicht ungewöhnlich. Die besorgten Menschen in dem überfüllten Raum stammten aus verschiedenen Kulturen. Meine Schwester wartete auf ihre Bypass-Operation und ihr ängstlicher Sohn war bei ihr. Dort stand sie nun im Morgenmantel, stützte sich auf ihren Gehstock und sah älter und schwer mitgenommen aus. Oft unterbrachen die Schmerzen in ihrem Brustkorb unsere kurzen Spaziergänge durch die hell erleuchteten Korridore.

Ich beobachtete, wie meine Schwester litt und mein Neffe sich verzweifelt wünschte, die Schmerzen seiner Mutter lindern zu können und ich fragte mich insgeheim, ob es uns gelungen wäre, ihr Herzinfarktrisiko durch eine gesündere Ernährungs- und Lebensweise zu senken. Ich hätte mich vor einen LKW geworfen, wenn es meiner Schwester geholfen hätte; aber ich entschied mich für eine sinnvollere Maßnahme. Sobald die Operation vorbei war, sollte sie gesundes Essen bekommen und Dr. Dean Ornishs Programm für Herzkranke befolgen. Obwohl sie erst jetzt im Krankenhaus auf den heiklen Eingriff wartete, hatte die Krankheit, die sie töten wollte, jahrelang still und erfolgreich in ihr gewütet. Es gab nur wenige Symptome. Sie müssen wissen, meine Schwester litt nicht an einer erblichen oder angeborenen Herzkrankheit – sie litt an Diabetes.

Es war Diabetes vom Typ 2, auch Erwachsenendiabetes genannt, ohne offenkundige Symptome, ohne plötzlichen gefährlichen Bluthochdruck, ohne Zucker und ohne Koma. Die Krankheit hatte sie im Laufe von Jahren heimtückisch befallen, ihre Arterien und Nerven geschädigt und aus meiner einst so lebenslustigen Schwester eine schwache, hinfällige Frau gemacht, die um ihr Leben fürchtete, wann immer die lähmenden Brustschmerzen sie überfielen. Nach der Operation nahm sie sich fest vor, ein neues Leben zu beginnen. Sie befolgte die Ernährungsratschläge, die wir in diesem Buch geben, und verbesserte dadurch auch ihre Lebensqualität. Ich bin sehr dankbar dafür, dass meine Schwester immer noch bei uns ist, Jahre nachdem diese Krise ihr Leben bedroht hat. Obwohl ihr die Ärzte einen baldigen Tod wegen diabetischer Komplikationen prognostizierten, wollte sie gesund werden und bleiben.

Ich war entschlossen, mit meiner Freundin Brenda Davis dieses Buch zu schreiben, denn ich wusste, dass meine Schwester und Millionen andere Typ-2-Diabetiker ohne einen radikalen Behandlungsplan nicht mehr lange leben würden. Dieses Buch ist ein Programm. Dieses Buch ist der Plan.

Was ist Diabetes?

Diabetes ist zwar seit Jahrtausenden bekannt, aber zu einer weltweiten Epidemie wurde die Krankheit erst in den vergangenen zwanzig Jahren, nicht nur bei Erwachsenen, sondern auch bei Kindern. Leider ist eine Form des Diabetes, nämlich der Typ 2, heute eine Zivilisationskrankheit. Da wir zu viel essen und uns zu wenig bewegen, schädigt und zerstört die Krankheit mit der Zeit den Körper. Das Sprichwort „Steter Tropfen höhlt den Stein" beschreibt diesen heimtückischen, langwierigen Prozess präzise.

Der Begriff „Diabetes" entstand, als Heiler vor langer Zeit den Urin von Kranken kosteten, um festzustellen, ob er süß schmeckte. Das Wort ist vom griechischen Wort für „Siphon" abgeleitet, einer treffenden Beschreibung des starken Harndranges, an dem Diabetiker leiden. Später entstand die Bezeichnung Diabetes mellitus, wobei *mellitus* das lateinische Wort für „Honig" oder „süßer Geschmack" ist. Bei Diabetikern gelangt überschüssiger Blutzucker (Glukose*) in den Urin, so dass dieser „süß wird". Das erklärt auch den volkstümlichen Begriff „Zuckerkrankheit".

In der alten Zeit kam Diabetes selten vor, aber wer daran erkrankte, war zum Tode verurteilt. Es gab viele Therapien, Arzneien und Hungerdiäten. Manchen Heilern gelang es, das Leben ihrer Patienten um ein paar Wochen oder sogar Monate zu verlängern, aber es gab keine echte Hoffnung zu überleben. Das änderte sich erst, als Forscher an der Universität Toronto im Jahr 1920 das Insulin isolierten. Im Jahr 1921 wurde es aus den Bauchspeicheldrüsen von geschlachteten Kühen gewonnen und zum ersten Mal klinisch getestet. Es verlängerte das Leben eines Jungen mit Typ-1-Diabetes erheblich.

Wie wird Diabetes definiert?

Diabetes ist eine Krankheit, die den Körper daran hindert, Insulin herzustellen oder richtig zu verwerten. Insulin ist ein Peptidhormon

* Auch Glucose geschrieben.

(Peptide sind kurzkettige Eiweiße), das die Langerhansschen Inseln in der Bauchspeicheldrüse (Pankreas) produzieren. Es hilft dem Organismus, Kohlenhydrate zu verwerten, also die Zucker- und Stärkearten in unserer Nahrung. Typisch für die älteste bekannte Form des Diabetes, den Typ 1, ist die Zerstörung der Insulin bildenden Zellen im Pankreas. Der Körper erzeugt dann kein Insulin mehr oder nur noch eine unbedeutende Menge. Dieser Typ 1 wird auch *juveniler* (jugendlicher) *Diabetes* genannt, weil seine Opfer meist Kinder und Jugendliche sind. Eine andere Bezeichnung ist *insulinabhängiger Diabetes*, da die Kranken auf eine tägliche Insulindosis angewiesen sind, die mit einer Pumpe oder Spritze verabreicht wird.

Typ 1 ist eine Autoimmunkrankheit, die entsteht, wenn der Organismus Antikörper bildet, die das Pankreas angreifen. Wir wissen nicht, warum das geschieht, aber man verdächtigt Viren und andere Umweltfaktoren. Weitere Risikofaktoren sind unter anderem bestimmte genetische Defekte (Gene sind die Träger der Erbanlagen). Der Typ 1 tritt meist plötzlich auf. Derzeit leiden nur fünf bis zehn Prozent der Diabetiker an diesem Typ 1.

Wird ein Typ-1-Diabetiker nicht behandelt, kommt es zu einer Hyperglykämie; das heißt, der Zuckergehalt des Blutes wird zu hoch und die Folgen sind zunehmende Müdigkeit, dann Verwirrung und schließlich das Koma (tiefe Bewusstlosigkeit). Selbst bei einer Insulintherapie müssen Typ-1-Diabetiker mit zahlreichen Komplikationen rechnen, darunter mit Erblindung, Herzinfarkt, Schlaganfall, Nierenversagen, Nervenschäden und schlechter Wundheilung, die zur Amputation der Zehen, Füße oder Unterschenkel führen kann.

Die weitaus meisten Diabetiker auf der Welt leiden am Typ-2-Diabetes. Leider ist diese Krankheit zu einer weltweiten Epidemie geworden, nicht nur bei Erwachsenen, sondern auch bei jungen Menschen, vor allem in den Industrieländern. Im Jahr 2000 wurde bei einem vierjährigen Kind in Arkansas Diabetes Typ 2 festgestellt und es ist heutzutage nicht ungewöhnlich, wenn Zehnjährige daran leiden. Obwohl der Typ 1, der juvenile Diabetes, bei Kindern immer noch die häufigste Form des Diabetes ist, holt der Typ 2 schnell auf.

Typ-2-Diabetes entsteht, wenn der Körper nicht mehr genug Insulin bilden kann, um den Blutzucker zu verarbeiten, oder wenn er das produzierte Insulin nicht mehr wirksam nutzen kann. Typ 2 wurde früher als „Erwachsenendiabetes“ oder nicht insulinabhängiger Diabetes bezeichnet, weil er bis vor kurzem meist bei alternden, übergewichtigen Erwachsenen vorkam. Heute macht er 50 bis 90 Prozent aller Diabetesfälle aus. Die Krankheit beginnt schleichend und die Symptome werden oft übersehen oder falsch diagnostiziert. Außerdem kann es sein, dass der Körper das Insulin, das er bildet, aus bisher unbekannten Gründen nicht mehr verwertet. Dieser Zustand besteht manchmal jahrelang, ohne dass der Blutzuckerspiegel steigt und er löst erhebliche Veränderungen in der Körperchemie aus. Nach und nach steigt der Blutdruck und das Herz wird geschädigt, obwohl ein Diabetes möglicherweise erst Jahre später diagnostiziert wird.

Diabetes Typ 2 geht meist mit Übergewicht, hohem Blutzuckerspiegel – verursacht von falscher Ernährung und Bewegungsmangel – hohem Cholesterinspiegel, hohem Triglyceridspiegel und Bluthochdruck einher. Er ist eine Krankheit der Exzesse (zu viele Kalorien) und der falschen Lebensweise (zu wenig Bewegung). Wird der Typ-2-Diabetes nicht behandelt, treten ähnliche Symptome auf wie beim Typ 1.

Eine viel seltenere Form des Diabetes, der Schwangerschaftsdiabetes, ist ein vorübergehender Zustand, der nach der Entbindung endet. Er kommt bei zwei bis vier Prozent aller Schwangerschaften vor und bei der Hälfte der erkrankten Frauen entwickelt sich später ein Diabetes Typ 2. Bei ihren Kindern ist das Diabetesrisiko ebenfalls erhöht. Ein nicht behandelter Schwangerschaftsdiabetes kann das Herz und die Leber des Fetus schädigen und zu schweren Geburtsfehlern oder Totgeburten führen, wenn der Blutzuckerspiegel der Mutter nicht normalisiert wird.

Typ-2-Diabetes ist oft heimtückisch. Etwa die Hälfte der Kranken bleibt ahnungslos, weil viele Symptome, für sich genommen, auch bei anderen Krankheiten vorkommen. Wenn Sie mehrere der folgenden Symptome bei sich bemerken, sollten Sie sich unbedingt auf Diabetes testen lassen.

Typische Diabetessymptome

- Häufiger Harndrang
- Starker Durst
- Starker Hunger
- Ungewöhnlicher Gewichtsverlust
- Starke Müdigkeit
- Reizbarkeit
- Verschwommenes Sehen
- Schlechte Wundheilung

Ihr Arzt lässt dann eine oder mehrere Blutproben im Labor untersuchen, um zu einer Diagnose zu gelangen. Sie können Ihr Blut auch zu Hause mit einem Glukosemonitor testen und danach zum Arzt gehen. Sind die Ergebnisse positiv, wiederholt man sie an einem anderen Tag, um die Diagnose zu bestätigen. Allerdings gibt es meist kaum Zweifel daran, dass ein sehr hoher Wert beim ersten Test zutrifft.

Eine Epidemie breitet sich aus

Typ-2-Diabetes kann im Körper heimlich Verwüstungen anrichten, lange bevor ernste Symptome auftreten. In den letzten Jahren haben die Experten erkannt, dass die Kranken monate- oder gar jahrelang an diesem *Prädiabetes* (Vorstadium des Diabetes) leiden, ehe die Diagnose „Diabetes Typ 2" gestellt wird. Prädiabetes gilt heute als Krankheit mit erhöhtem Blutzuckerspiegel. Mehr als 16 Millionen Amerikaner sind davon betroffen. Ohne Behandlung gehen sie einen steinigen Weg, an dessen Ende ein ausgewachsener Diabetes Typ 2 steht.

Für viele Menschen ist die Insulinresistenz der erste Schritt zum Diabetes; sie ist bisweilen schon vorhanden, ehe man einen Diabetes diagnostizieren kann. Symptome der Insulinresistenz sind Bluthochdruck, Bauchfett, hohe Blutfettwerte, niedrige HDL-Werte (HDL ist das „gute Cholesterin"), Übergewicht und ein hoher Harnsäurespiegel. Das Herzinfarktrisiko ist erhöht. Dieses Krankheitsbild wird auch „metabolisches Syndrom" (Stoffwechselsyndrom) oder „Syndrom X" genannt. Gewichtsabnahme und genügend Bewegung können eine Insulinresistenz heilen.

Anzeichen für eine Insulinresistenz

Die Gesundheitsbehörden der USA gehen von einer Insulinresistenz aus, wenn drei der folgenden Symptome vorliegen:

- ein Taillenumfang von mindestens 102 cm bei Männern und 89 cm bei Frauen
- ein Triglyceridwert von mindestens 150 mg/dl (1,7 mmol/l)
- ein HDL-Wert unter 40 mg/dl (1 mmol/l) bei Männern und 50 mg/dl (1,3 mmol/l) bei Frauen
- ein Blutdruck von mindestens 135/80
- ein Blutzuckerspiegel von mindestens 110 mg/dl (6,1 mmol/l) nüchtern

---

Um die Insulinresistenz zu verstehen, können Sie sich vorstellen, dass die Körperzellen „Torhüter" besitzen, die man Insulinrezeptoren nennt. Insulin ist ein unentbehrliches Hormon, das von den Betazellen im Pankreas gebildet wird und Glukose in die Zellen befördert. Es wandert von der Bauchspeicheldrüse in jede Zelle des Körpers und öffnet sie, so dass die Glukose eindringen kann. Die Zelle kann die Glukose sofort in Energie umwandeln, als schnelle Energiereserve speichern oder als Fett ablagern.

Wenn die Rezeptoren normal arbeiten, reagieren sie empfindlich auf Insulin und entnehmen dem Blut Glukose. Sobald sie unempfindlich gegenüber dem Insulin werden, öffnen sie sich nicht mehr und die Glukose bleibt im Blut, obwohl dort Insulin vorhanden ist. Die Glukose wird also nicht als Brennstoff verbraucht und regt daher die Bildung von noch mehr Insulin an. Da der Körper das Insulin aber nicht verwertet, ist das Pankreas „verwirrt" und pumpt immer mehr Insulin ins Blut. Der Körper bleibt jedoch „stur" und eines Tages reagiert er gar nicht mehr auf das Hormon. Insulinresistenz führt somit dazu, dass der Blutzucker nicht verbrannt (verstoffwechselt) wird, so dass der Glukosespiegel steigt. Diabetes und zahlreiche andere Störungen einschließlich Herzkrankheiten sind die Folge.

Die Hauptursache der Insulinresistenz ist Fettleibigkeit (in der Medizin Obesitas oder Adipositas genannt). Beides zusammen ergibt eine „Diabesitas" und diese ist das neue Gesicht der heutigen Typ-2-Diabetes-Epidemie. Solange wir ein normales Gewicht haben, regulieren die Fettzellen das Insulin, indem sie Hormone freisetzen, die den Appetit stillen, sobald der Blutzuckerwert hoch ist. Wenn wir auf diesen natürlichen Appetitzügler ansprechen und nur so viel essen, dass der Körper genug Brennstoff hat, gibt es wenig überschüssige Glukose im Blut, die als Fett gespeichert werden muss.

Wenn wir jedoch Tag für Tag zu viel essen und die Appetithemmer des Körpers überwältigen, schwimmen die Zellen ständig in einem Insulinsee. Dann weigern sie sich, Glukose aufzunehmen und zu verbrennen, um den Organismus mit Energie zu versorgen. Der hohe Insulinspiegel regt seinerseits die Zellvermehrung an, um die unnötige Glukose zu speichern – und das Ergebnis sind Fettpolster. Da Muskelgewebe mehr Kalorien verbraucht als Fettgewebe, kann der Körper umso mehr Fett verbrennen, je mehr Muskelgewebe wir haben; dann ist es weniger wahrscheinlich, dass unverbrauchte Kalorien zu Fett werden. Je mehr Fettgewebe wir haben, desto größer ist die Gefahr, dass sich der heimtückische Kreislauf der Insulinresistenz entwickelt, der den Blutzuckerspiegel erhöht und die Bildung von Fettpolstern fördert.

Wie Sie sehen, sind Bewegung und Normalgewicht wichtige Waffen im Kampf gegen Diabetes. Aber wir müssen auch noch andere Faktoren berücksichtigen.

Wie fühlen sich Insulinresistenz und Prädiabetes an?

Wir schmieden eine zweite wichtige Waffe im Kampf gegen Diabetes, wenn wir die Warnsignale der Insulinresistenz beachten, ehe es zu einem Schaden kommt und wir echte Diabetiker werden. Die meisten Insulinresistenten fühlen sich müde und sehen auch so aus. Ihr Gedächtnis ist schlecht und bei körperlichen oder geistigen Anstrengungen geht ihnen schnell „die Puste aus“. Wenn die Zellen nicht normal auf Insulin reagieren, haben sie zu wenig Energie und wenn wir immer mehr Insulin benötigen, um Nährstoffe zu verwerten, macht uns der höhere Insulinspiegel schlapp, ähnlich wie nach einer zu üppigen Mahlzeit. Diese lähmende Erschöpfung tritt immer häufiger auf, wenn sich eine Insulinresistenz und schließlich ein Diabetes entwickelt.

Außer auf Insulinresistenz und hohen Blutzucker müssen wir auch auf Unterzuckerung (Hypoglykämie) achten. Sicherlich haben Sie schon von diesem Symptom gehört oder sie sogar manchmal erlebt, etwa wenn Sie eine Mahlzeit ausgelassen oder zu lange aufgeschoben haben. Wie bereits erwähnt, können wir auch nach dem Essen müde werden, wenn der Blutzucker- und der Insulinspiegel stark steigen. Diese übertriebene Insulinreaktion treibt nämlich rasch Glukose in die Zellen, worauf der Blutzucker jäh fällt. Diesen Vorgang nennt man reaktive Hypoglykämie. Sie verstärkt die

Müdigkeit und löst eine weitere Reaktion aus, weil der Körper versucht, ein zu starkes Absinken des Blutzuckerspiegels zu verhindern, indem er zusätzliches Adrenalin ausschüttet. Die Folgen sind jedoch Symptome wie Angst, Zittern, Reizbarkeit, Schwitzen und weite Pupillen. Eine Reaktion führt also zur nächsten und jede ist für den Organismus eine Belastung. Er bemüht sich, seine Insulinreaktion auf den schwankenden Blutzuckerspiegel in den Griff zu bekommen und muss irgendwann die Folgen tragen: Diabetes mit allen seinen schwächenden Komplikationen.

Der schlüpfrige Abhang der diabetischen Komplikationen

Wir alle sind manchmal müde. Wir altern und werden an irgendetwas sterben. Aber Diabetes wird bei immer jüngeren Menschen festgestellt und der Körper muss die gefährlichen Folgen der Insulinresistenz und des hohen Blutzuckerspiegels umso länger erdulden, je früher er an Diabetes erkrankt. Aber der Organismus ist nicht nur dem hohen Insulinspiegel und der damit verbundenen Gewichtszunahme ausgesetzt, sondern es werden offenbar auch wichtige Moleküle geschädigt, die andere Aufgaben haben. Schmerzen, Entzündungen und Gewebeschäden nehmen zu. Schon ein kleiner Anstieg des Blutzuckerspiegels führt dazu, dass die Zellen in Zuckermolekülen geradezu schwimmen.

Da diese Zuckermoleküle klebrig sind, haften sie an Proteinen und Enzymen und vernetzen Bindegewebsschichten. Die Arterien versteifen, die Linsen der Augen verlieren ihre Geschmeidigkeit und wir müssen mit einer gezuckerten, sirupartigen Körperflüssigkeit und deren Folgen leben. Diese Veränderung der Umwelt, in der die Zellen arbeiten, hat tief greifende Auswirkungen. Arteriosklerose (Arterienverhärtung), Herz- und Nierenkrankheiten sowie Schlaganfälle treten häufiger auf. Die Zuckermoleküle heften sich auch an die Nerven in den Beinen, so dass wir Wärme und Schmerzen nicht mehr deutlich spüren. Es ist, als würden die Drähte rosten, die unsere Schaltzentrale, das Gehirn, mit dem Nervensystem verbinden. Selbst die Drähte, die den Herzschlag steuern, werden

Diabetes Typ 2 ... ein paar Fakten

- Zahl der Diabetiker in Nordamerika: über 18 Millionen
- Zahl der jährlichen Neuerkrankungen in Nordamerika: fast 1 Million
- Zunahme der Diabetesfälle in Nordamerika zwischen 1958 und 1997: 500 %
- Zunahme der Typ-2-Diabetiker in den Dreißigerjahren zwischen 1990 und 1998: 70 %
- Anteil der Diabetiker an der nordamerikanischen erwachsenen Bevölkerung: etwa 8 %
- Nordamerikaner mit Insulinresistenz: etwa 25 %
- Zunahme der Zahl übergewichtiger Kinder seit 1975: 200 %
- Nordamerikaner über 65 mit Diabetes: etwa 18 %
- Risiko von Herz- und Gefäßkrankheiten bei Diabetikern im Vergleich zu Nichtdiabetikern: 2-4 Mal höher
- Risiko von Schlaganfällen bei Diabetikern im Vergleich zu Nichtdiabetikern: 2-4 Mal höher
- Diabetiker mit Bluthochdruck: 60-65 %
- Diabetiker mit leichten diabetischen Nervenschäden: 60-70 %
- Diabetesrisiko bei Indianern im Vergleich zur Allgemeinbevölkerung: 3-5 Mal höher
- Typ-2-Quote bei Kindern und Teenagern mit neu diagnostiziertem Diabetes: 33 %

nicht verschont. Die Blutversorgung der Herzmuskeln nimmt ab, die Schrittmacherzellen und das Erregungsleitungssystem des Herzens werden geschädigt. Dadurch steigt die Gefahr von Rhythmusstörungen.

Schließlich schwindet auch die Widerstandskraft gegen Infektionen. Ein hoher Blutzuckerspiegel macht aus tapferen Immunzellen Schwächlinge, die wie gelähmt sind, wenn Bakterien, Viren oder Pilze eindringen. Darum gehen Pilzinfektionen so oft mit einem hohen Blutzuckerspiegel einher. Er ist ein idealer Nährboden für Hefen und andere Pilze, und die Aufmerksamkeit des Immunsystems lässt nach, wenn zu viel Insulin und Glukose im Blut ist.

Wir können das Problem frühzeitig erkennen, wenn wir genau aufpassen. Wer oft müde ist und häufig Harndrang verspürt, sollte seinen Blutzucker bestimmen lassen. Wenn der erste Test nicht eindeutig ist, aber noch Anlass zur Sorge besteht, muss man den Glukosestoffwechsel prüfen, entweder mit einer genau abgemessenen Menge Traubenzucker (Glukosebelastung genannt) oder indem man den Blutzuckerwert nach einer Mahlzeit misst. Aber auch das genügt nicht immer, denn der Insulinspiegel kann bereits erhöht sein, lange bevor der Blutzuckerspiegel nach dem Essen messbar steigt. Ein Glukosetoleranztest, der den Insulinspiegel sowohl vor als auch nach dem Traubenzucker-Probetrunk misst, ist oft ein besseres Mittel, um Schäden vorzubeugen.

Wir beginnen erst zu verstehen, dass die Arterien auch dann häufiger geschädigt werden, wenn der Triglyceridspiegel im Blut nach dem Essen steigt. Nicht nur ein höherer Blutzuckerspiegel schadet also den Geweben, sondern auch höhere Blutfettwerte, vor allem wenn gleichzeitig eine Glukoseintoleranz oder Insulinresistenz vorliegt. Hohe Blutzuckerwerte hemmen die Enzyme, die Triglyceride abbauen, und infolgedessen sammeln sich diese Fette im Blut an und fördern die Entstehung einer Arteriosklerose.

All diese Stoffwechselveränderungen zeigen, dass es dem Körper immer schwerer fällt, Kohlenhydrate zu verarbeiten. Darum nimmt die Gefahr von Herzkrankheiten zu. Wenn das Insulin im Organismus an Wirkung verliert, steigt nicht nur der Blutzuckerspiegel, sondern auch Blutfette wie Triglyceride und Cholesterin* sammeln sich an, vor allem nach dem Essen. Dann werden die Gewebe noch länger in ein süßes, fettiges Serum getaucht.

Metabolische Fettleibigkeit

Da die Symptome des Diabetes zunächst oft auf andere Störungen schließen lassen, ist die Krankheit nicht immer leicht zu diagnos-

---

* Manchmal auch Cholesterol geschrieben.

tizieren und wird im Anfangsstadium häufig übersehen. Um die Verwirrung noch zu vergrößern, ist eine Insulinresistenz sogar bei schlanken Menschen mit relativ wenig Körperfett möglich. Diesen Zustand bezeichnet man als *metabolische Fettleibigkeit.* Schuld daran sind möglicherweise abnorme Moleküle, die man heutzutage Nahrungsmitteln zusetzt, damit sie besser schmecken und länger halten. Mit diesen fremden Substanzen, die nach Ansicht mancher Forscher eine Insulinresistenz auslösen können, muss der Organismus irgendwie fertig werden.

Einer der Hauptgründe dafür, dass Nahrungsmittel verderben oder ranzig werden, ist die Oxidation der darin enthaltenen Fette. Die moderne Ernährungswissenschaft versucht, unsere Nahrung haltbarer zu machen und dadurch zu „verbessern". Stattdessen beschwört sie weitere, unerwartete Gesundheitsrisiken herauf. Eine davon ist die metabolische Fettleibigkeit. Gehärtete (hydrogenisierte), also chemisch veränderte Fette werden hergestellt, indem man gesunde Produkte wie ungesättigtes Pflanzenöl mit Wasserstoff verbindet und auf diese Weise verfestigt, so dass man sie länger lagern kann. Beim Härten entstehen Transfette, die sehr stabil sind, so dass Nahrungsmittel selbst nach Wochen im Regal noch frisch schmecken und aussehen.

Gehärtete und Transfette findet man in pflanzlichem Backfett, Margarine und Hunderten von Produkten von Backwaren bis zu tiefgefrorenen Fertiggerichten. Es ist denkbar, dass sie die Reaktion des Körpers auf Insulin stören. Eine Studie mit 80.000 Krankenschwestern, bei der 15 Jahre lang die Entwicklung chronischer Krankheiten untersucht wurde, zeigt einen sehr deutlichen Zusammenhang zwischen gehärtetem Fett und dem Diabetesrisiko. Bessere Haltbarkeit von Nahrungsmitteln mag uns vorteilhaft und harmlos erscheinen, doch die Wirklichkeit sieht anders aus: Diese unnatürlichen Fette sind wahrscheinlich für die lebenswichtigen Abläufe innerhalb der Zellen ungeeignet.

Möglicherweise verändern gehärtete Fette die Struktur und Form der Zellmembranen, so dass selbst ein kleines Molekül wie Insulin den Schlüssel nicht mehr benutzen kann, der ins Schloss der Torhüter passt. Und wenn die Zellen verschlossen sind, bleibt die Glukose im Blut, anstatt in Energie umgewandelt zu werden. Es ist gefährlich, an diesem wundervollen System aus Torhütern und Schlössern herumzupfuschen, denn es sorgt für die Effizienz des Stoffwechsels und ist somit lebenswichtig. Wenn wir auf gehärtete und teilweise gehärtete Fette verzichten, können unsere Zellen Insulin ungestört aufnehmen und verarbeiten. Das ist eine vernünftige Maßnahme, um Insulinresistenz und Diabetes zu vermeiden.

Gefahr erkannt, Gefahr gebannt

Jetzt verstehen wir die beiden Diabetesformen und die Ursachen des Diabetes Typ 2 besser und können daher auch unser Risiko leichter einschätzen. Wenn wir wissen, bei wem das Risiko am höchsten ist, können wir mehr unternehmen, um es auszuschalten!

Da der Typ-2-Diabetes heute epidemische Ausmaße hat, beschäftigen wir uns in diesem Buch hauptsächlich mit diesem Diabetestyp. Aber die beschriebenen Maßnahmen verbessern auch die Lebensqualität von Typ-1-Diabetikern und verringern die Risiken bei Müttern mit Schwangerschaftsdiabetes und bei ihren ungeborenen Kindern.

Das *New England Journal of Medicine* berichtete 2002, die Therapien bei Insulinresistenz, Prädiabetes und Diabetes stützten sich vor allem auf die zahlreichen positiven Wirkungen folgender Maßnahmen:

- Ernährung und Bewegung
- Stressabbau
- gesündere Lebensweise im Allgemeinen

Dies sind auch die Werkzeuge, die wir Ihnen auf dem Weg zum Sieg über Diabetes empfehlen. Sie sind nicht nur wirksam, was die Verhütung und Behandlung von Diabetes und seinen Vorstufen anbelangt, sondern sie können Studien zufolge sogar wirksamer sein als Diabetesmedikamente – bei geringeren Nebenwirkungen. Ernährung und Bewegung sollten auf jeden Fall die Grundlage einer systematischen Diabetestherapie sein. Unserer Meinung nach kann auch seelische Gesundheit den körperlichen Zustand verbessern; darum geben wir Ihnen auch einige praktische Tipps für die Seele.

Dieses Buch will Ihnen helfen, Ihren Blutzucker- und Blutfettspiegel vor und nach dem Essen zu normalisieren. Außerdem sollten Sie einen normalen Blutdruck anstreben – systolisch 120 und diastolisch 80, um Schäden an Herz, Nieren, Arterien und Nerven vorzubeugen. Das geschieht am besten, indem Sie Ihre Lebensweise grundlegend ändern, so wie die folgenden Kapitel es beschreiben.

Manchmal mögen Medikamente nützlich oder notwendig sein, selbst wenn Sie nach besten Kräften versuchen, gesünder zu leben. Wenn ein Typ-2-Diabetes bereits ein gefährliches Stadium erreicht hat, tragen Medikamente dazu bei, die Krankheit rasch in den Griff zu bekommen und weitere Gewebeschäden zu verhindern. Neuere und bessere Medikamente, die Blutzucker und Blutfett normalisieren, werden ständig eingeführt. Vor allem Losartan (z. B. Lorzaar®) und Irbesartan (z. B. Aprovel® und Karvea®) können offenbar teilweise vor dem metabolischen Syndrom schützen. Sobald der Zustand eines Kranken sich gebessert hat, können gesunde Ernährung und Bewegung ihm helfen, den Diabetes zu besiegen. In solchen Fällen ist es am besten, eine gesündere Lebensweise mit den besten verfügbaren Medikamenten zu verbinden, um die Erfolgsaussichten zu steigern.

Insulinresistenz, Prädiabetes und Diabetes Typ 2 sprechen gut auf eine Behandlung an und sind oft sogar heilbar. Und wenn man bedenkt, dass immer mehr Kinder und Erwachsene an „Diabesitas“ erkranken, müssen wir lernen, das Problem zu erkennen, während es sich noch entwickelt und unsere Lebensweise zu verbessern.

Tom: Neulich erinnerte mich ein junger Patient daran, wie wichtig es ist, schon in jungen Jahren gesund zu leben. Brendan wurde von seiner Mutter gebracht, die sich Sorgen machte, weil ihr übergewichtiger Sohn, der sich am liebsten mit Videospielen beschäftigte, für seine 14 Jahre viel zu müde war. Er machte in der Tat einen abnorm erschöpften und lustlosen Eindruck, und ich fragte mich, ob es ein „Teenagerproblem“ war, oder ob er Drogen nahm oder an einer Depression litt. Er erzählte mir, er müsse nachts häufig aufstehen und sich in der Schule oft entschuldigen, um Wasser zu lassen. Brendan war 180 Zentimeter groß und wog stattliche 104 Kilo. Ein großer Teil seines Gewichts bildete einen „Rettungsring" am Bauch.

Dank dieser Hinweise wusste ich ziemlich genau, was dem Jungen fehlte und als ich seinen Blutzucker maß, bestätigte sich mein Verdacht: Der 14-Jährige war Diabetiker, aber er litt nicht an juvenilem Diabetes mit stark erhöhtem Blutzucker, sondern an Erwachsenendiabetes oder Diabetes Typ 2. Sein Pankreas produzierte eine Menge Insulin, aber er war übergewichtig und bewegte sich zu wenig; darum konnte sein Körper das viele Insulin, das den Blutzucker abbauen sollte, nicht verwerten. Sein Fettgewebe saugte das Insulin wie ein Schwamm auf und nahm dabei zu, während die Muskelzellen derart mit Insulin überschwemmt wurden, dass sie kaum auf den Blutzuckerschwall reagieren konnten. Der Körper versuchte, die Insulinproduktion drastisch zu erhöhen, um die Resistenz der Muskelzellen zu überwinden und die Folgen waren katastrophal. Da Insulin den Körper veranlasst, Kalorien in Form von Fett zu speichern, wurde Brendan von den vielen Kalorien, die er konsumierte, immer dicker. Nur intensive körperliche Bewegung hätte so viele Kalorien verbrennen können.

Die größte Hürde für den Jungen war die Einsicht, dass er auf einem langen Abhang nach unten schlitterte und dass die Lösung ganz einfach war. Schon Mark Twain sagte: „Wenn du die Richtung nicht änderst, landest du dort, wo du jetzt hingehst." Zum Glück war Brendan aufmerksam, interessiert und motiviert. Er wollte etwas gegen die Umstände unternehmen, die ihn in diese unangenehme Lage gebracht hatten. Ich erklärte ihm, was ein Blutzucker- und Insulingleichgewicht ist und wie es zu einer Insulinresistenz kommt. Er kapierte es nicht nur, sondern nahm den Ball auf und lief damit zum Tor – zur Gesundheit.

Als ich Brendan zwei Wochen später wieder sah, hatte er bereits abgenommen, trainierte in einem Fitnesscenter und war zu dem Schluss gekommen, dass Fußball mit der Schulmannschaft interessanter ist als Videospiele, zumindest für ein paar Stunden am Tag. Seine Lebensweise verbesserte sich und bald würde er gesund sein. Sein Programm – richtig essen, richtig leben, ruhig bleiben, freundlich sein – beschreiben die folgenden Kapitel.

Kapitel 2

Diabetes und Ernährung

Diabetes und Ernährung gehören zusammen wie ein Tennisball und ein Schläger. Viele Leute glauben, Diabetiker seien zu einer lebenslangen Diät verdammt, zu einer strengen Ernährung mit komplizierten Tabellen, zahllosen Verboten, speziellen Diätprodukten und Instrumenten zum täglichen Abwiegen und Messen. Die Menschen fürchten sich vor Diabetes und täglichen Insulininjektionen, aber vor der „Diabetikerdiät“ haben viele noch größere Angst.

Darum überrascht es Sie vielleicht zu hören, dass Typ-2-Diabetiker ohne Austauschlisten und ohne Küchenwaage auskommen. Es gibt heute genügend Beweise dafür, dass wir mit Diabetes einfacher und viel wirksamer umgehen können.

Gesunde Lebensweise – unsere stärkste Verbündete

Eines wissen wir mit absoluter Gewissheit: Es gibt enorme Unterschiede, was die Zahl der Diabetiker in den einzelnen Völkern und Bevölkerungsgruppen anbelangt. Bei manchen Naturvölkern, die traditionell leben, körperlich sehr aktiv sind und sich überwiegend pflanzlich ernähren – z. B. die Bantus in Tansania und die Mapuche in Chile – ist Diabetes fast unbekannt. Andererseits liegt die Zahl der Diabetiker bei Eingeborenenvölkern, die unsere Lebensweise übernommen haben (Bewegungsmangel, viele Kalorien, hoher Fleischkonsum, verarbeitete Nahrungsmittel), über 50 Prozent. Das gilt unter anderem für die Pima-Indianer in Arizona und die Mikronesier in Nauru. Diese Menschen haben einen erstaunlich guten Stoffwechsel, der ihr Überleben sichern soll. Mit anderen Worten, ihre Gene sind so programmiert, dass sie Hunger ertragen können und wenn sie zu reichlich essen, wird diese Effizienz zum Nachteil – sie werden übergewichtig und bekommen Diabetes. Die interessante Frage lautet nun: Ist Diabetes bei ihnen heilbar, wenn sie zu ihrer traditionellen Lebensweise zurückkehren, also weniger essen, eine ballaststoffreiche, überwiegend pflanzliche Kost bevorzugen und sich intensiv bewegen?

Vor mehr als zwei Jahrzehnten wurde eine fast einzigartige Studie durchgeführt, um diese Frage zu beantworten. Zehn Ureinwohner aus Westaustralien mit Diabetes Typ 2 und Übergewicht lebten sieben Wochen lang als Jäger und Sammler wie ihre Ahnen. Sie waren nun also körperlich viel aktiver und der Fettanteil ihrer Nahrung fiel von etwa 40 auf 13 Prozent. Die Teilnehmer verloren durchschnittlich acht Kilo Gewicht und ihr Nüchternblutzuckerspiegel fiel um 43 Prozent. Seither haben andere Forscher ähnliche Ergebnisse erzielt. Beispielsweise bekamen 20 fettleibige Hawaiianer drei Wochen lang eine traditionelle fettarme Kost, die reichlich natürliche Kohlenhydrate enthielt. Der Nüchternblutzuckerspiegel fiel um fast 25 Prozent, das Gewicht um durchschnittlich 7,6 Kilo; der Triglycerid- und der Cholesterinspiegel sowie der Blutdruck sanken deutlich.

Ähnliche Maßnahmen bei der Allgemeinbevölkerung lieferten ebenso eindrucksvolle Resultate. Im Rahmen einer Studie ernährten sich 13 Männer mit Diabetes Typ 2 zwei Wochen lang kohlenhydrat- und ballaststoffreich. Alle fünf Männer, die Medikamente nahmen und vier Männer, die auf Insulin angewiesen waren, konnten nun darauf verzichten. Der Nüchternblutzuckerwert fiel ebenso wie der Triglycerid- und Cholesterinspiegel. Eine größere Studie mit mehr als 650 Typ-2-Diabetikern kam zu ähnlichen Ergebnissen: 71 Prozent der Teilnehmer, die Medikamente einnahmen und 39 Prozent der Insulinabhängigen brauchten diese Therapie nicht mehr. Außerdem sanken der Blutzuckerspiegel (nüchtern), der Blutdruck, der Cholesterinwert und das Körpergewicht. Eine weitere Studie, die 12 Wochen dauerte, verglich Menschen, die sich nach den Vorschlägen der amerikanischen Diabetikergesellschaft (ADA) ernährten, mit Teilnehmern, deren Kost sehr fettarm und rein pflanzlich war. Bei Letzteren fiel der Blutzuckerspiegel (nüchtern) um 28 Prozent – das waren fast 60 Prozent mehr als bei der ADA-Gruppe! Zudem verloren sie beinahe doppelt so viele Pfunde

---

Viele Jahre lang galt eine kohlenhydratreiche Kost als gefährlich für Diabetiker. Dabei wurde übersehen, dass die Quelle der Kohlenhydrate ebenso wichtig ist wie die Menge. Immer wenn eine Studie nachweist, dass eine kohlenhydratreiche Ernährung den Triglycerid- und den Blutzuckerspiegel zu stark erhöht, kann man sich denken, woraus diese Ernährung bestand, nämlich aus ballaststoffarmen, verarbeiteten Nahrungsmitteln wie Weißbrot, Frühstücksflocken, weißem Reis, weißen Nudeln, Brezeln und Backwaren. Wenn eine Studie belegt, dass eine kohlenhydratreiche Kost die Triglycerid- und Blutzuckerwerte günstig beeinflusst, ist die Herkunft der Kohlenhydrate ebenfalls vorhersehbar: Es sind ballaststoffreiche, ganze, naturbelassene, pflanzliche Lebensmittel wie Vollkornprodukte, Hülsenfrüchte, Gemüse, Obst, Nüsse und Samenkerne.

---

und auch der HbA1c-Wert verbesserte sich doppelt so stark (dabei wird gemessen, wie viel Glukose sich mit dem Eiweiß in den roten Blutkörperchen verbunden hat). Zwei Drittel der Veganer konnten ihre Diabetesmedikation verringern, während die Medikation bei der ADA-Gruppe gleich blieb.

Der Erfolg dieser Studien ist kaum zu ignorieren, vor allem wenn man berücksichtigt, dass die Kranken mehr als 70 Prozent ihrer Gesamtkalorien in Form von Kohlenhydraten verzehrten – bei der üblichen ADA-Diät sind es nur 45 bis 50 Prozent. Die meisten Leute hätten vermutet, dass die vielen Kohlenhydrate den Blutzuckerspiegel in die Höhe treiben. Warum war das nicht der Fall? Es lag zweifellos daran, wie die Kohlenhydrate „verpackt" waren: in ganzen, ballaststoffreichen Lebensmitteln.

Die heute übliche Diät für Typ-2-Diabetiker (weniger als 30 Prozent der Kalorien aus Fett, unter 10 Prozent aus gesättigtem Fett und 20–35 Gramm Ballaststoffe täglich) ist also nicht die beste Lösung. Wir wissen zwar, dass diese Diäten eine gewisse Wirkung haben; aber eine gründliche Ernährungsumstellung ist viel günstiger. Wir sollten also eine ballaststoffreiche, überwiegend pflanzliche Ernährung anstreben. Vorher müssen wir allerdings die optimale Zusammensetzung dieser Kost bestimmen:

- Wie viel Fett sollen Diabetiker zu sich nehmen?
- Welche Fettarten sind am gesündesten?
- Welche Kohlenhydrate sind am besten?
- Wie viele Ballaststoffe sind notwendig, um den Blutzuckerspiegel am besten in den Griff zu bekommen?
- Welche Ernährungsweise fördert die Gewichtsabnahme am stärksten?

Die heute üblichen Diäten für Diabetiker haben zwar eine gewisse Wirkung, aber einfache, naturbelassene pflanzliche Lebensmittel sind viel wirksamer, was die Vorbeugung und Behandlung des Diabetes anbelangt.

Ziele der Therapie

Das höchste Ziel der Diabetestherapie besteht darin, die Insulinfunktion wiederherzustellen, also die Insulinresistenz zu beseitigen. Das erreichen wir durch eine gründliche Umstellung der Ernährungs- und Lebensweise, vor allem durch Bewegung und Gewichtsabnahme. Die drei Hauptziele der Ernährungstherapie sind

1. Schutz vor Herzkrankheiten
2. Normalisierung des Körpergewichts
3. Ein stabiler Blutzuckerspiegel

Es geht also darum, die kurz- und langfristigen Folgen des Diabetes zu verhindern. Dazu gehören Krankheiten der Augen, Nieren, Nerven und Blutgefäße sowie des Herzens. Die Lebensqualität und der allgemeine Gesundheitszustand sollen verbessert werden. Wir wollen nun die Faktenlage prüfen und herausfinden, mit welcher Ernährung wir alle diese Ziele am besten erreichen.

Ziel 1: Schutz vor Herzkrankheiten

Welche Ernährung hält das Herz gesund? Am häufigsten wird die Diät der amerikanischen Herzgesellschaft (AHA) empfohlen: weniger als 30 Prozent der Gesamtkalorien aus Fett, 10 Prozent aus gesättigtem Fett und 300 mg Cholesterin. Diese Diät kann das Risiko von Herzkrankheiten durchaus verringern, aber zur Behandlung von Herzkrankheiten ist sie weniger geeignet, denn sie senkt den Cholesterinspiegel nur um bescheidene 5 bis 6 Prozent. Bessere Ergebnisse liefern scheinbar gegensätzliche Diäten: die sehr fettarmen vegetarischen und die relativ fettreichen mediterranen Diäten.

Sehr fettarme vegetarische Diäten

Sehr fettarme vegetarische und vegane Diäten sind mächtige Verbündete, die uns helfen, Herzkrankheiten zu verhindern und zu behandeln. Mehrere Forscher haben nachgewiesen, dass diese Diäten nicht nur den Cholesterinspiegel stärker senken als die AHA-Diät, sondern Herzkrankheiten oft sogar heilen können.

Die größte Anerkennung fand die bahnbrechende Studie von Dr. Dean Ornish über Herzgesundheit und Lebensweise. Ornish verordnete schwer Herzkranken ein Programm, das aus einer sehr fettarmen vegetarischen Diät, Stressabbau, aerobem Training und Gruppentherapie bestand. Diese Gruppe wurde mit einer Kontrollgruppe verglichen, die das Trainings- und Ernährungsprogramm der AHA befolgte. Nach einem Jahr war der LDL-Cholesterinspiegel in Ornishs Gruppe um fast 38 Prozent gesunken; bei der Kontrollgruppe waren es nur 6 Prozent. Angina (Schmerzen im Brustkorb) nahm in der Ornish-Gruppe um 91 Prozent ab, während sie in der Kontrollgruppe um 165 Prozent zunahm. Eindrucksvollen 82 Prozent der Ornish-Gruppe ging es besser, während die Krankheit in der Kontrollgruppe fortschritt.

Im Rahmen einer Studie von Dr. Caldwell Esselstyn von der Cleveland-Klinik hielten sich elf Patienten an eine sehr fettarme vegetarische Diät und nahmen cholesterinsenkende Medikamente. 70 Prozent der Teilnehmer wurden gesund. In den acht Jahren vor dieser Studie hatten dieselben Patienten insgesamt 48 Herzprobleme (z. B. Herzinfarkt); während der zwölfjährigen Studie gab es nur einen Vorfall dieser Art.

Die Ergebnisse dieser und anderer Studien haben die sehr fettarmen pflanzlichen Diäten für Menschen, die koronare Herzkrankheiten verhindern oder behandeln wollen, äußerst attraktiv gemacht.

Fettreiche „Mittelmeerdiäten"

Viele Menschen glauben, dass fettreiche Diäten zwar den Blutzuckerspiegel senken (weil sie arm an Kohlenhydraten sind), aber dem Herzen schaden. Das ist nicht unbedingt richtig. Studien deuten darauf hin, dass manche fettreichen Diäten das Herz sogar schützen. Die wichtigste Studie ist die Lyon-Herzstudie mit 605 Teilnehmern, die einen Herzinfarkt hinter sich hatten. Die Teilnehmer befolgten

Wie sieht eine Mittelmeerdiät aus?

Gemüse, Hülsenfrüchte, Vollkornbrot und Olivenöl sind typisch für diese Ernährungsweise. Ihr Schwerpunkt liegt auf vielen verschiedenen, möglichst naturbelassenen und möglichst frisch geernteten und örtlich angebauten pflanzlichen Produkten. Frisches Obst ist der typische Nachtisch, Süßigkeiten werden nur ein paar Mal in der Woche gegessen. Olivenöl ist das wichtigste Fett; Backfett, Margarine, Butter und andere harte Fette werden selten verwendet. Der Anteil der Fette an den Gesamtkalorien liegt zwischen 30 und 35 Prozent, aber nicht mehr als 7 bis 8 Prozent sind gesättigte Fette. Tierische Nahrungsmittel werden in Maßen verzehrt, rotes Fleisch nur einige Male im Monat, Geflügel etwas häufiger, Fisch zwei- bis dreimal in der Woche. Hinzu kommen vier oder weniger Eier wöchentlich und einige Milchprodukte, vor allem Käse und Joghurt. Wein wird mäßig getrunken, meist zu den Mahlzeiten. Männer trinken etwa ein bis zwei Gläser, Frauen ein Glas am Tag.

Wie sieht eine sehr fettarme vegetarische Diät aus?

Die Grundlage bilden viele verschiedene Gemüsesorten, Obst, Vollkornprodukte und Hülsenfrüchte. Zusätzliches Fett (Öl, Margarine, Butter, Backfett, fetthaltige Salatsoßen und Mayonnaise) wird fast völlig gemieden, ebenso fettreiche pflanzliche Lebensmittel wie Nüsse, Kerne, Avocados und Oliven. Diese Kost enthält meist weniger als 10 Prozent Fett und nur etwa 2 Prozent gesättigtes Fett. Manche sehr fettarmen vegetarischen Diäten lassen Eiweiß und Magermilchprodukte in kleinen Mengen zu, andere sind streng vegan (ohne Fleisch, Eier und Milchprodukte).

entweder die Diät der AHA (303 Patienten) oder eine „Mittelmeerdiät“ (302 Patienten). Der Gesamtfettgehalt unterschied sich sehr wenig, aber die mediterrane Kost enthielt viel weniger gesättigtes Fett und Cholesterin, und die essentiellen Fettsäuren waren viel ausgewogener. Nach zwei Jahren war das Risiko, an Herzinfarkt oder Schlaganfall zu sterben, bei der mediterranen Gruppe um 76 Prozent gesunken – ein bislang unerreichtes Ergebnis.

Ein scheinbarer Widerspruch

Wie ist es möglich, dass beide Diäten so unterschiedlich sind und uns dennoch so wirksam vor Herzkrankheiten schützen? Die Mittelmeerdiäten und die sehr fettarmen vegetarischen Diäten unterscheiden sich zwar sehr in Bezug auf den Fettgehalt, sind sich aber in anderer Hinsicht erstaunlich ähnlich. Beide basieren auf Gemüse, Hülsenfrüchten, Vollkornprodukten und Obst und sind daher reich an pflanzlichem Eiweiß, Ballaststoffen, Vitaminen, Mineralien und anderen wichtigen Substanzen, die alle das Herz schützen. Beide Diäten enthalten wenig gesättigtes Fett, Cholesterin und tierisches Eiweiß und keine Transfettsäuren. Der Hauptunterschied besteht darin, dass eine der beiden Diäten Olivenöl und fettreiche pflanzliche Lebensmittel wie Nüsse, Kerne, Oliven und Avocados enthält, die offensichtlich nicht den Schaden anrichten, den wir bei anderen fettreichen Diäten beobachten.

Das Beste von Beidem

Sowohl die sehr fettarmen vegetarischen Diäten als auch die Mittelmeerdiät haben Vor- und Nachteile. Wie schön wäre es, wenn wir die Vorteile beider Diäten verbinden könnten! Die Weltgesundheitsorganisation und die UNO-Organisation für Nahrung und Landwirtschaft empfehlen, höchstens 30 Prozent der Kalorien in Form von Fett zu verzehren und halten 15 bis 30 Prozent für gesund. Die optimale Fettzufuhr für Diabetiker passt gut in diese Bandbreite, wobei die individuellen Empfehlungen je nach Gewicht und Kalorienbedarf schwanken. Es ist jedoch überaus wichtig zu verstehen, dass die Fettmenge ebenso wichtig ist wie die Fettart.

Das Krankheitsrisiko ist enger mit der Fettart als mit der Fettmenge verknüpft. Wenn das Fett hauptsächlich aus Pflanzen stammt (Nüsse, Kerne, Soja, Avocados, Oliven), können wir völlig gesund

sein, obwohl der Fettanteil relativ hohe 30 % der Gesamtkalorien beträgt. Stammt das Fett aus Tieren und ist obendrein verarbeitet (z. B. gehärtet) worden, können schon bei relativ geringem Fettkonsum schädliche Folgen auftreten.

Mögliche Nachteile sehr fettarmer Diäten

Sehr fettarme Diäten können für Typ-2-Diabetiker vier Probleme aufwerfen, die wir berücksichtigen müssen, wenn wir einen optimalen Ernährungsplan erstellen.

1. *Sehr fettarme Diäten liefern zu wenig langkettige Omega-3-Fettsäuren. Das sind mehrfach ungesättigte Fettsäuren, wie man sie in Fischöl, Leinöl, Walnüssen und grünem Blattgemüse findet* (mehr dazu auf Seite 102–107). Das ist kein unbedeutender Aspekt, denn Omega-3-Fettsäuren schützen nachweislich vor Herzkrankheiten, senken den Triglyceridspiegel, verdünnen das Blut und beugen Herzrhythmusstörungen vor. Diese Wirkungen sind gerade für Typ-2-Diabetiker wichtig, weil sie oft mit hohen Triglyceridwerten kämpfen und häufiger herzkrank werden. Zudem gibt es solide Belege dafür, dass Omega-3-Fettsäuren diabetische Komplikationen lindern, etwa Nerven- und Nierenschäden. Sehr fettarme vegetarische Diäten (ohne zusätzliches Fett und mit wenig fettreichen Pflanzen wie Soja, Nüsse und Kerne) liefern in der Regel nur etwa 25 bis 30 Prozent der Omega-3-Fettsäuren, die ein Mensch benötigt.

2. *Bei einer sehr fettarmen Diät kann die Resorption von fettlöslichen Vitaminen, Mineralien und Phytochemikalien (wichtigen pflanzlichen Wirkstoffen, siehe Seite 83–88) gestört sein.* Studien belegen, dass Fett in moderater Menge die Resorption einiger Nährstoffe verbessert. Das gilt für die fettlöslichen Vitamine A, D und E sowie für Carotinoide, manche Mineralien und Phytochemikalien. Eine optimale Resorption dieser schützenden Nährstoffe ist vor allem für chronisch Kranke wichtig, auch für Diabetiker.

3. *Der Gesamtnährwert der Diät kann sich verringern, wenn der Fettgehalt bei der Auswahl von Lebensmitteln Vorrang hat.* Viele Anhänger einer sehr fettarmen Diät haben geradezu Angst vor Fett

und meiden fanatisch alles, was Fett enthält, möglicherweise auch vollwertige Lebensmittel wie Nüsse, Kerne, Avocados, Oliven und sogar Sojaprodukte wie Tofu. Diese Lebensmittel gehören jedoch zu den besten Lieferanten von Vitamin E und Selen (das vor Gewebeschäden schützt), anderen Spurenelementen und vielen wertvollen Phytochemikalien (siehe Seite 83). Alle diese Produkte fördern die Gesundheit.

4. *Sehr fettarme Diäten mit stark verarbeiteten Kohlenhydraten können den HDL-Spiegel (das „gute Cholesterin") senken und den Triglyceridspiegel erhöhen.* Ein hoher Triglycerid- und ein niedriger HDL-Wert vergrößern das Risiko, herzkrank zu werden. Das gilt jedoch nur dann, wenn die Kohlenhydrate aus verfeinerten Nahrungsmitteln stammen, die Weißmehl und Fabrikzucker enthalten. Vollkornprodukte verändern den Triglycerid- und den HDL-Spiegel weitaus weniger drastisch. Mehrere Studien belegen, dass Diäten mit naturbelassenen Lebensmitteln den Triglyceridspiegel sogar senken. Der HDL-Wert kann dabei ebenfalls sinken oder gleich bleiben – er sinkt meist, wenn man weniger Cholesterin zu sich nimmt, weil HDL vor allem die Aufgabe hat, überschüssiges Cholesterin aus dem Blut zu entfernen, und wenn weniger Cholesterin vorhanden ist, sinkt der HDL-Bedarf. Selbst wenn der HDL-Spiegel ein wenig sinkt, geht der LDL-Wert meist noch stärker zurück, so dass der Gesamtcholesterinspiegel sich verbessert. Ein relativ niedriger HDL-Wert ist bei vielen Menschen zu beobachten, die sich hauptsächlich vegetarisch ernähren und sehr selten herzkrank werden.

Mögliche Nachteile fettreicher Diäten

Fettreiche Diäten haben für Typ-2-Diabetiker ebenfalls Nachteile.

1. *Fettreiche Diäten können zu Insulinresistenz führen und die Insulinbildung stören.* Alle fettreichen Diätformen verursachen im Gegensatz zu kohlenhydratreichen Diäten Insulinresistenz. Die schlimmste Wirkung hat offenbar das gesättigte Fett. Auch ein hoher Fettkonsum kann die Insulinproduktion stören, wobei die Transfettsäuren am gefährlichsten sind (siehe Seite 64–67).

2. *Fettreiche Diäten können zu Fettleibigkeit führen.* Fett enthält mehr als doppelt so viele Kalorien wie Eiweiß und Kohlenhydrate, aber keine Ballaststoffe, so dass man leicht zu viel davon isst. Außerdem verwandelt sich Nahrungsfett leichter in Körperfett als Kohlenhydrate oder Eiweiß. Menschen, die mehr Fett essen, erkranken häufiger an Fettleibigkeit, vor allem wenn sie sich auch noch wenig bewegen, und ihr Risiko, chronisch krank zu werden, ist höher.

3. *Fettreiche Diäten können die Nährstoffdichte (die Nährstoffmenge je Kalorie) verringern, so dass eine ausreichende Nährstoffzufuhr schwierig wird.* Das ist vor allem für Menschen ein Problem, die abnehmen wollen, also ihre Kalorienzufuhr verringern müssen. Noch problematischer wird es, wenn die Hauptfettlieferanten konzentrierte Fette und Öle wie Pflanzenöl, Butter, Margarine und Mayonnaise sowie die damit zubereiteten Speisen sind, nicht aber Nüsse, Kerne, Sojaprodukte, Avocados und andere naturbelassene Lebensmittel. Raffinierte Fette und Öle enthalten keine Vitamine (außer Vitamin E), Mineralien, Proteine, Ballaststoffe und andere schützende Substanzen. Nicht raffinierte Öle enthalten diese Nährstoffe in kleinen Mengen. Wenn diese Fette und Öle in der Nahrung reichlich vertreten sind, ist es schwierig, den Bedarf an Nährstoffen zu decken, mit denen wir ohnehin unterversorgt sind (z. B. Kalzium und Magnesium).

4. *Fettreiche Diäten können die Oxidation von Körpergeweben verstärken.* Freie Radikale sind reaktive Sauerstoffmoleküle, die ein oder mehrere unpaarige Elektronen enthalten (die meisten Moleküle sind stabil, weil sie nur Elektronenpaare enthalten). Diese Elektronen reagieren rasch mit anderen Molekülen und machen sie zu freien Radikalen, die eine ganze Kette von oxidativen Schäden in Gang setzen (mehr über Oxidation lesen Sie auf Seite 80–82). Freie Radikale reagieren vor allem mit instabilen Fetten und Menschen, die große Mengen Fett und wenig pflanzliche Antioxidantien zu sich nehmen, neigen eher zu oxidativen Schäden. Freie Radikale werden heute mit vielen Krankheiten in Zusammenhang gebracht, darunter Herzkrankheiten, Krebs, Diabetes, Arthritis und neurologische Störungen.

Ziel 2: Ein gesundes Gewicht

Das zweite große Ziel der Ernährungstherapie ist ein gesundes Körpergewicht. Über 80 Prozent (nach manchen Schätzungen bis zu 97 Prozent) der Typ-2-Diabetiker sind übergewichtig, etwa 40 Prozent fettleibig. Wenn das Körperfett zunimmt, verschlimmert sich die Insulinresistenz. Übergewicht trägt auch zu Bluthochdruck und Herzkrankheiten bei. Mehrere neue Studien belegen positive Wirkungen einer Gewichtsabnahme bei Typ-2-Diabetikern: Die Insulinresistenz geht zurück, die Blutzucker-, Triglycerid- und Cholesterinspiegel sowie der Blutdruck sinken. Ein normales Gewicht ist mit Sicherheit einer der wichtigsten Aspekte der Ernährungstherapie. Es ist Voraussetzung für eine dauerhafte Linderung oder gar Heilung eines Diabetes Typ 2.

Welche Ernährungsweise ist am besten, wenn wir abnehmen wollen? Den Vorzug verdient zweifellos eine Ernährung, die sich auf ganze, ballaststoffreiche, pflanzliche Nahrungsmittel stützt. Mehrere wichtige Studien belegen einen Zusammenhang zwischen dem Gesamtfettgehalt der Nahrung und der Fettleibigkeit. Mehrere neue Studien zeigen, dass wir uns mit fettarmen, naturbelassenen Lebensmitteln (Gemüse, Obst, Vollkornprodukte, Hülsenfrüchte) satt essen und dennoch abnehmen können. Für Typ-2-Diabetiker, die einige Pfunde zu viel haben, ist also eine moderat fettarme Ernährung am vernünftigsten. 20 bis 25 Prozent der Kalorien sollten aus Fett stammen; das wären bei insgesamt 2200 Kalorien 50 bis 65 Gramm Fett am Tag. Diese Menge liegt zwischen der Mittelmeerdiät und der sehr fettarmen vegetarischen Diät. Um genügend essenzielle Fettsäuren, Mineralien und andere Nährstoffe aufzunehmen, ist eine begrenzte Menge von fetthaltigen Lebensmitteln – z. B. Nüsse, Kerne, Oliven und Avocados – zu empfehlen. Hochwertige Öle wie natives Olivenöl sind ebenfalls erlaubt. Natürlich ist die Ernährung nur zur Hälfte für ein gesundes Körpergewicht verantwortlich – ausreichende Bewegung ist ebenso wichtig. In Kapitel 4 lesen Sie mehr darüber, wie Sie ein normales Gewicht erreichen.

Ein normales Körpergewicht ist für Typ-2-Diabetiker von größter Bedeutung. Gewichtsabnahme ist notwendig, damit der Blutzucker stabil bleibt und unabdingbar, um die Krankheit zu heilen.

Ziel 3: Ein normaler Blutzuckerspiegel

Das dritte und letzte Ziel der Ernährungstherapie ist ein normaler Blutzuckerspiegel. Wenn das Blut zu viel Glukose enthält, drohen Augen-, Nieren- und Nervenschäden. Um den Blutzucker in den Griff zu bekommen, müssen wir zunächst wissen, welche Nahrungsmittel ihn am stärksten beeinflussen, das heißt, wie stark und wie schnell bestimmte Speisen den Blutzucker erhöhen. Nur dann können wir verhindern, dass der Blutzucker zu schnell oder zu hoch steigt. Natürlich haben auch andere Faktoren Einfluss auf den Blutzucker, etwa körperliche Bewegung und Stressabbau (siehe Kapitel 8). Was die Ernährung anbelangt, sind folgende Aspekte am wichtigsten:

1. Kohlenhydrate
2. Ballaststoffe
3. Fett
4. Die Zahl der Mahlzeiten

Um den Blutzucker in den Griff zu bekommen, müssen wir wissen, wie schnell und wie hoch er steigt.

Kohlenhydrate

Den größten Einfluss auf den Blutzuckerspiegel haben die Kohlenhydrate. Das ist keine Überraschung, denn Kohlenhydrate sind unterschiedliche Formen von Zucker. Viele Menschen glauben, „einfache Kohlenhydrate“ (Zucker) seien böse, „komplexe Kohlenhydrate“ (Stärke) dagegen viel harmloser. Das ist nicht nur eine grobe Vereinfachung, sondern falsch. Einfache Kohlenhydrate sind sowohl in stark verarbeiteten Produkten wie Tafelzucker enthalten als auch in sehr nahrhaften ganzen Lebensmitteln wie Obst und Gemüse. Komplexe Kohlenhydrate finden wir in Fabriknahrungsmitteln wie Weißbrot und Gebäck, aber auch in nährstoffreichen Lebensmitteln wie Vollweizen und Bohnen. So betrachtet wird die alte und simple Unterscheidung zwischen einfachen und komplexen Kohlenhydraten sinnlos. Wie der Blutzucker reagiert, hängt von vielen Faktoren ab, nicht nur davon, ob wir Zucker oder Stärke essen. Diese Faktoren sind:

1. *Die Menge der Kohlenhydrate.* Je mehr Kohlenhydrate wir essen, desto höher steigt der Blutzuckerspiegel.

2. *Die Zuckerart (Glukose, Fruktose, Sukrose, Laktose*).* Glukose vermehrt den Blutzucker stärker als Sukrose (Tafelzucker) oder Laktose (Milchzucker), die ihrerseits einen höheren Anstieg bewirken als Fruktose (Fruchtzucker). Mehr über die einzelnen Kohlenhydrate lesen Sie auf Seite 69–72.

3. *Die Art der Stärke (Amylose oder Amylopektin).* Ja, es gibt verschiedene Stärkearten! Amylopektin wird schneller abgebaut und resorbiert als Amylose. Stärkehaltige Lebensmittel enthalten diese beiden Stärkearten in unterschiedlichen Mengen. Reis enthält zum Beispiel mehr Amylopektin als Nudeln und erhöht den Blutzuckerspiegel deshalb stärker.

4. *Die Art und Menge der Ballaststoffe.* Eine ballaststoffreiche Kost verlangsamt die Resorption von Kohlenhydraten. Lösliche Faserstoffe sind dabei noch wirksamer als unlösliche. Mehr über Ballaststoffe lesen Sie auf Seite 93–98.

5. *Die Zubereitung (gekocht, roh, trocken, flüssig, teigig, gemahlen usw.).* Durch Verarbeiten und Kochen werden Nahrungspartikel kleiner, so dass sie den Blutzucker stärker beeinflussen. Dichte Nahrungsmittel (sie enthalten weniger Luft) steigern den Blutzucker weniger als lockere. Das heißt zum Beispiel, dass Nudeln einen geringeren Anstieg verursachen als Brot.

---

* Auch Sucrose, Fructose usw. geschrieben.

6. *Sonstige Bestandteile, auch in den Nahrungsmitteln, die wir zusammen mit dem kohlenhydratreichen Nahrungsmittel essen.* Fett und einige andere Nahrungsbestandteile verlangsamen die Verdauung. Schokolade erhöht den Blutzuckerspiegel beispielsweise weniger als brauner Reis, weil sie zwar reichlich Zucker, aber auch reichlich Fett enthält. Es gibt jedoch andere Gründe, warum brauner Reis empfehlenswerter ist als Schokolade.

Ein Instrument, das glykämischer Index (GI) heißt, hilft uns, diese Informationen praktisch zu nutzen. Mit Hilfe des GI können wir Nahrungsmittel nach ihrer Wirkung auf den Blutzucker einteilen. Man bestimmt den GI, indem man Versuchspersonen Speisen in Portionen verabreicht, die 50 Gramm Kohlenhydrate enthalten und in den folgenden drei Stunden den Blutzuckerspiegel sorgfältig misst und die Reaktionskurve aufzeichnet. So kann man ablesen, wie hoch der Blutzucker steigt und wie lange er hoch bleibt. Diese Kurve wird dann mit der Kurve eines Standardnahrungsmittels verglichen, meist mit Glukose oder Weißbrot. Das Standardnahrungsmittel erhält den Wert 100 und der Wert der Testnahrung wird in Prozent angegeben, so dass man sieht, wie stark und wie lange die Testnahrung den Blutzucker erhöht. Tabelle 2.1 zeigt den GI verschiedener Nahrungsmittel.

Der glykämische Index misst aber nicht nur, wie schnell Zucker ins Blut gelangt oder wie hoch der Blutzuckerspiegel steigt. Er verrät auch, was „unter der Kurve" liegt. Ein Nahrungsmittel, das eine breite, sanft ansteigende Kurve erzeugt (einen allmählichen, lange anhaltenden Anstieg), kann also den gleichen GI haben wie ein anderes Nahrungsmittel, das eine zackige Spitze hervorruft (einen schnellen, hohen Anstieg mit raschem Fall). Je mehr Glukose in den ersten drei Stunden ins Blut gelangt, desto höher ist der GI. Der GI ist somit ein nützliches Instrument für Diabetiker, aber er ist nicht perfekt. Wir dürfen auch die anderen Faktoren nicht vergessen, zum Beispiel den gesamten Nährwert und die Zusammensetzung eines Nahrungsmittels. Abbildung 2.1 zeigt, dass zwei Nahrungsmittel mit gleichem GI ganz verschiedene Blutzuckerkurven und damit auch ganz verschiedene Auswirkungen auf die Gesundheit haben können.

Ein neueres Instrument, die *glykämische Belastung* (GB) kann den Einfluss eines Nahrungsmittels auf den Blutzucker möglicherweise besser bestimmen als der GI. Die GB ist definiert als die Menge der Kohlenhydrate in einem Nahrungsmittel multipliziert mit dem GI. Sie berücksichtigt also auch die Menge der verzehrten Kohlenhydrate. Die GB einer *kleinen* Nahrungsmenge mit *hohem* GI kann ebenso groß sein wie die GB einer *größeren* Nahrungsmenge mit *niedrigem* GI. Obwohl die GB seltener verwendet wird, dürfen wir nicht übersehen, dass eine Kost mit hoher GB das Risiko, an Diabetes Typ 2 zu erkranken, vergrößert. Zudem senkt sie den HDL-Spiegel und erhöht den Triglyceridspiegel.

Ballaststoffe

Der Einfluss der Ballaststoffe auf den Blutzucker ist bei Wissenschaftlern umstritten. Viele Jahre lang war man sich darin einig, dass Ballaststoffe sowohl die Resorption von Kohlenhydraten als auch den Anstieg des Blutzuckers hemmen. Diese Wirkung ist jedoch ziemlich gering, solange wir nicht erheblich mehr Ballaststoffe als

Abbildung 2.1
Glykämische Reaktion von zwei Nahrungsmitteln

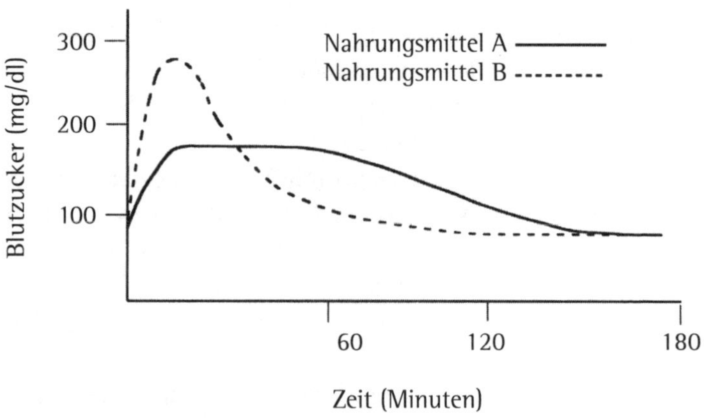

Tabelle 2.1
Glykämischer Index (GI)* einiger Nahrungsmittel
(Glukose = 100)

Nahrungsmittel	GI
Getreide	
brauner Reis	55
Cornflakes	84
Gerste	25
Haferkekse	55
Hafermehl	61
Roggenkörner	34
schweres Brot	45
Weißbrot	70
weißer Reis	56
weiße Spaghetti	41
Weizenkörner	41
Weizenvollkornbrot	69
Zerealien mit Kleie	42
Gemüse	
Erbsen oder Mais, gefroren	47-48
Kartoffelbrei	70
Kartoffeln, gekocht	56
Möhren	71
Speiserüben	64
Süßkartoffeln	54
Obst	
Äpfel	36
Bananen	53
Grapefruit	25
Mangos	55
Orangen	43
Orangensaft	57
Wassermelone	72

Nahrungsmittel	GI
Hülsenfrüchte	
andere meist	26-38
Erdnüsse	14
gebackene Bohnen	48
Sojabohnen	18
Zucker	
Fruktose	23
Laktose	46
Sukrose	65
Milchprodukte	
Vollmilch	27
Eiscreme	61
entrahmte Milch	32
Sonstiges	
Kartoffelchips	54
Popcorn	55
Schokolade	49

* Die Werte in dieser Tabelle sind Durchschnittswerte und den *International Tables of Glycemic Index* (1995) entnommen.

üblich zu uns nehmen. Die meisten positiven Wirkungen haben lösliche Ballaststoffe. Studien belegen, dass

- 10–20 Gramm Ballaststoffe am Tag (so viel nehmen Nordamerikaner im Durchschnitt zu sich) wenig Einfluss auf den Blutzucker haben;
- 20–35 Gramm (dies ist die empfohlene Menge) eine günstige Wirkung haben, die allerdings geringer ist als man früher glaubte;
- 35–50 Gramm oder mehr eine deutlich positive Wirkung haben – Vegetarier, die auch Milchprodukte und Eier essen, nehmen täglich etwa 30–40 Gramm Ballaststoffe zu sich, Veganer sogar 40–50 Gramm.

Vegetarier, die auf Fleisch, Geflügel und Fisch verzichten, aber auch Eier und Milchprodukte essen, nennt man Lakto-ovo-Vegetarier.

Vegetarier, die keinerlei tierische Produkte essen, auch keine Eier und Milchprodukte, nennt man Veganer. Sie lehnen auch Gelatine (die aus Knochen und Bindegewebe hergestellt wird) und oft sogar Honig (als Bienenprodukt) ab.

Fett

Haben Art und Menge eines Fettes Einfluss auf den Blutzucker? Die Antwort scheint einfach zu sein, denn wir brauchen ja kein Insulin, um Fett zu verwerten. Man sollte daher annehmen, dass eine fettreiche Diät für den Blutzucker am günstigsten ist. Aber so einfach ist es nicht. Sowohl die Art als auch die Menge eines Fettes beeinflusst nämlich die Glukose- und die Insulintoleranz.

Die Fettmenge

Fettreiche Diäten können die Glukosetoleranz verringern, weil sie das Insulin daran hindern, sich mit Insulinrezeptoren zu verbinden, was zu einer Insulinresistenz führt. Außerdem können sie den Glukosetransport in die Zellen stören. Studien belegen, dass fettreiche Diäten im Vergleich zu natürlichen, kohlenhydratreichen Diäten die Insulinresistenz verschlimmern. Einige Studien haben zudem nachgewiesen, dass fettreiche Diäten den Übergang von einer gestörten Glukosetoleranz zum Diabetes Typ 2 beschleunigen. Anders als Kohlenhydrate löst Fett zwar keine Insulinschwemme aus, aber zu viel Fett macht es uns schwer, den Blutzuckerspiegel in den Griff zu bekommen.

Die Fettart

Die Art des Fettes hat auf den Blutzucker (und auf das Risiko, herzkrank zu werden) offenbar einen größeren Einfluss als die Menge. Das Fett im Essen beeinflusst das Körperfett und dieses den Transport von Flüssigkeiten durch die Zellmembranen sowie die Insulinfunktion.

Gesättigtes Fett

Eine hohe Zufuhr von gesättigtem Fett vergrößert die Gefahr einer Glukoseintoleranz und erhöht den Blutzuckerspiegel (nüchtern) und den Insulinspiegel. Wenn die Körpergewebe viel gesättigtes Fett enthalten, steigt der Insulinspiegel, die Zellen reagieren schwächer auf Insulin und das Risiko, an Diabetes Typ 2 zu erkranken, steigt.

Ungesättigtes Fett

Wer viel einfach und mehrfach ungesättigtes Fett zu sich nimmt (z. B. Olivenöl und andere Pflanzenöle), erkrankt seltener an Diabetes Typ 2 und hat nüchtern einen niedrigeren Blutzuckerspiegel. Außerdem verbessert ein höherer Anteil von langkettigen mehrfach ungesättigten Fetten (EPS und DHS, siehe Seite 102–106) in bestimmten Geweben die Reaktion der Zellen auf Insulin. Das gilt auch, wenn wir gesättigtes durch einfach ungesättigtes Fett ersetzen. Einige Studien deuten jedoch darauf hin, dass keine günstige Wirkung mehr eintritt, wenn 37 oder mehr Prozent der Gesamtkalorien aus Fett stammen.

Transfettsäuren

Es gibt nur sehr wenige Studien über die Wirkung von Transfettsäuren auf den Blutzucker. Zwar deutet einiges darauf hin, dass Transfettsäuren die Insulinbildung steigern, aber wir wissen nichts über ihren Einfluss auf den Blutzucker. Aber es gibt einige Indizien dafür, dass Transfettsäuren das Diabetesrisiko erhöhen und eindeutige Hinweise auf ein höheres Risiko, herzkrank zu werden.

Praktischer Tipp

Zu viel Fett und zu viel gesättigtes Fett haben eine negative Wirkung auf den Blutzucker. Wieder einmal bietet eine pflanzliche Kost mit moderatem Fettanteil (der aus ganzen pflanzlichen Lebensmitteln stammt) den besten Schutz.

Die Anzahl der Mahlzeiten

Spielt es eine Rolle, ob Sie zwei- oder sechsmal am Tag essen? Wäre der Blutzuckerspiegel stabiler, wenn Sie den ganzen Tag über etwas knabbern würden? Vor fünfzig Jahren wiesen Forscher nach, dass häufigere Mahlzeiten den Blutzuckerspiegel von Typ-2-Diabetikern stabilisieren. Seither werden Diabetikern meist mehrere kleine Mahlzeiten am Tag empfohlen. Neuere Studien zeigen sowohl Vorteile als auch Nachteile dieser Methode auf.

Eine Studie untersuchte den Blutzuckerspiegel bei Versuchspersonen, die jeden Tag das Gleiche aßen, jedoch an einem Tag stündlich etwas knabbern durften und am nächsten Tag drei Mahlzeiten und einen Imbiss bekamen. Die Knabberdiät stabilisierte den Blutzuckerspiegel deutlich besser. Eine andere Studie verglich die Wirkung von zwei Mahlzeiten am Tag mit der Wirkung von sechs Mahlzeiten und stellte fest, dass der Blutzuckerspiegel viel stabiler war, wenn die Teilnehmer sechs Mahlzeiten zu sich nahmen. Zudem waren die Blutzuckergipfel nicht so hoch.

Mindestens zwei große Studien haben allerdings nur eine geringe oder gar keine günstige Wirkung häufiger Mahlzeiten festgestellt. Eine Forschergruppe testete vier Wochen lang drei und neun Mahlzeiten am Tag und fand keinen Unterschied, was Blutzuckerspiegel und Insulinreaktion anbelangt. Andere Wissenschaftler gaben ihren Versuchsteilnehmern zwar die gleiche Kost, verteilten sie aber auf eine unterschiedliche Zahl von Mahlzeiten. Sie stellten nur geringe Unterschiede beim Blutzuckerspiegel und bei der Insulinsekretion fest.

Wie also lautet das Urteil? Fünf bis sechs kleinere Mahlzeiten am Tag anstelle der üblichen drei großen können zwar helfen, Blutzuckerextreme und die Insulinreaktion zu dämpfen, aber die Beweise dafür sind nicht schlüssig. Allerdings scheinen häufigere Mahlzeiten auch nicht zu schaden, vorausgesetzt, dass sie keine Gewichtszunahme bewirken. Das ist ein wichtiger Punkt. Manche Fachleute glauben, dass wir mehr Kalorien konsumieren, wenn wir häufiger essen und das ist Typ-2-Diabetikern keinesfalls anzuraten. Wenn Ihre Kalorienzufuhr ein gesundes Gewicht fördert und Sie regelmäßige, ausgewogene Mahlzeiten zu sich nehmen, können Sie die Kalorien also nach Belieben über den Tag verteilen.

Stoff zum Nachdenken

Viele Jahre lang glaubten Typ-2-Diabetiker, sie hätten eine chronische, also unheilbare Krankheit, die man bestenfalls gut bewältigen könne – mit einer entmutigenden Diät, Tabellen, einer Waage und speziellen Diabetikerprodukten.

Heute geben Berichte über dramatische Besserungen und sogar Heilungen den Kranken neue Hoffnung. Die Menschen begreifen allmählich, dass Typ-2-Diabetes nicht die Folge einer Infektion mit Bakterien oder Viren oder eines Insulinmangels ist. Er entsteht, weil eine falsche Ernährungs- und Lebensweise zu Insulinresistenz führt. Wenn Sie an dieser Krankheit leiden, kann eine Umstellung des Lebensstils die Insulinfunktion erheblich verbessern, manchmal sogar wiederherstellen. Dic gutc Nachricht lautct: Die Ernährung, die das bewirken kann, basiert auf einfachen, ganzen Lebensmitteln. In den nächsten Kapiteln erfahren Sie mehr darüber.

Kapitel 3

Ernährung kann Diabetes besiegen

Brenda: Mein Vater sagte oft, er wolle lieber 50 Jahre lang seine Zigaretten und Kartoffelchips genießen, als 75 Jahre alt werden und auf solche Genüsse verzichten. Und er fügte hinzu: „Vielleicht überfährt mich morgen ein LKW." Er foppte mich mit seinen Argumenten und streckte seinen Bauch heraus, wenn er mit seinen Leckereien vorbeiging. Das ärgerte mich furchtbar.

Er war noch nicht ganz fünfzig, als er den ersten Schlaganfall hatte. Ich war nicht überrascht. Er war seit etwa 20 Jahren nicht mehr beim Arzt gewesen und als er im Krankenhaus ankam, war sein Zustand nicht schlechter, als wir erwartet hatten. Sein Blutdruck lag bei 240/120, der Blutzucker über 500 mg/dl (28 mmol/l). Selbstverständlich spritzte man ihm sofort Insulin. Ein Angiogramm zeigte, dass das jahrelange Rauchen und der Konsum fettreicher Speisen seine Blutgefäße stark verengt und geschädigt hatten, so sehr, dass es dem Arzt schwer fiel, die Schläuche einzuführen – er musste sogar die Aorta punktieren. Später folgte eine große Operation, bei der die Blutgefäße mit Transplantaten verstärkt wurden. Wenn er nicht aufhöre zu rauchen, erklärten die Ärzte, werde er keine drei Monate mehr leben und wenn er aufhöre, würden ihm vielleicht drei Jahre bleiben.

Ich werde nie vergessen, wie ich an seinem Krankenbett saß und ihn sagen hörte: „Ich will nicht sterben." Es war furchtbar. Mein Papa hatte immer eine Antwort parat, egal wie schwierig die Umstände waren. Doch dieses Mal war es anders. Ich glaube, in diesen Stunden begriff er, wie wichtig Gesundheit ist. Leider wissen viele Menschen ihre Gesundheit erst zu schätzen, wenn sie bereits verloren ist.

Gesundheit kann man nicht kaufen oder verkaufen und sie ist auch nicht in Tabletten enthalten. Sie ist die Folge kluger Entscheidungen über viele Jahre hinweg. Diese Erkenntnis kann das Leben verändern! Zum Glück war mein Vater einsichtig. Er hörte auf zu rauchen und aß morgens heißen Haferbrei anstatt Eier mit Speck und mehr Gemüse und Hülsenfrüchte anstatt Hamburger und Chips. Er begann Rad zu fahren und Rollschuh zu laufen und spielte Golf und Curling. Seit seinem Schlaganfall sind jetzt zwanzig Jahre vergangen und es geht ihm besser, als die Ärzte es je für möglich hielten. Aber trotz all seiner Bemühungen werden seine Beine nie mehr optimal durchblutet sein und er wird immer Schmerzen spüren, wenn er bergauf geht.

Zweifellos hatte mein Vater recht, als er sagte: „Vielleicht überfährt mich morgen ein LKW." Aber das ist meiner Meinung nach kein Grund, vor einen LKW zu springen! Wir können nicht wirklich entscheiden, wie wir sterben, aber wir können entscheiden, wie wir leben. Ich hoffe, dass alle, die ihre Gesundheit im Namen der Freiheit vernachlässigen, begreifen, dass die Entscheidung für die Gesundheit kein Opfer ist, sondern ein Privileg, für das wir dankbar sein müssen. Vor über hundert Jahren sagte der berühmte schweizerische Autor und Philosoph Henri Frederick Amiel: „In der Gesundheit ist Wahrheit und Gesundheit ist die höchste aller Freiheiten." Er war ein weiser Mann.

Dieses Kapitel hilft Ihnen, Ihre Ernährung gründlich umzustellen, damit Sie mit Ihrem Essen nicht mehr Krankheiten fördern, sondern Ihre Gesundheit. Dazu sind zwei ganz einfache Schritte notwendig.

Schritt 1: Raus mit dem Müll!

Mit anderen Worten: Meiden Sie Lebensmittel, die der Gesundheit schaden und Ihren Diabetes verschlimmern. Am gefährlichsten sind:

- gesättigtes Fett
- Transfettsäuren
- Cholesterin

- raffinierte Kohlenhydrate
- zu viele tierische Produkte
- zu viel Salz
- zu viel Alkohol
- Oxidantien

Schritt 2: Reichlich Schutzfaktoren essen

Essen Sie Lebensmittel, die viele schützende Wirkstoffe enthalten, vor allem

- Phytochemikalien
- Antioxidantien
- Ballaststoffe
- pflanzliches Eiweiß
- essenzielle Fettsäuren

Schritt 1: Raus mit dem Müll!

Vielleicht kennen Sie die Redensarten „Es gibt weder gute noch schlechte Nahrungsmittel“ und „Alles kann gesund sein“. Diese Behauptungen sind häufig zu hören. Gemeint ist, dass jedes Nahrungsmittel in moderaten Mengen Teil einer nahrhaften Kost sein kann. Das ist durchaus vernünftig und meist auch zutreffend, sofern die tägliche Kost überwiegend aus gesunden Nahrungsmitteln besteht und wir nur gelegentlich Leckereien verzehren. Aber was geschieht, wenn jene Nahrungsmittel den Löwenanteil stellen, die wenig oder nichts Nahrhaftes enthalten und unseren Körper nicht schützen? Dann werden wir krank. Herzkrankheiten und Diabetes sind heute in den reichen Ländern zu Epidemien geworden und es ist kein Zufall, dass bis zu 70 Prozent unserer Bevölkerung an Krankheiten sterben, deren Ursachen in der Lebensweise liegen und dass über 60 Prozent übergewichtig sind. Die Idee, dass es keine guten oder schlechten Nahrungsmittel gebe, dient eher dazu, den Konsum ungesunder Produkte zu rechtfertigen, als die Verbraucher so aufzuklären, dass sie kluge Entscheidungen treffen können.

Es ist schwer zu verstehen, warum so viel Geld für beschönigende Kampagnen ausgegeben wird, obwohl die Menschen dringend lernen müssen, welche Ernährung die Gesundheit fördert und Krankheiten verhindert. Vielleicht hat das mehr mit Politik als mit Ernährung zu tun. Die Leute, die das Geld für solche Kampagnen zur Verfügung stellen, wollen in der Regel nicht Obst, Gemüse, Vollkornprodukte oder Nüsse vermarkten, denn Fleisch, Milchprodukte, Süßigkeiten und Limonaden bringen viel mehr Profit. Könnte es sein, dass diese Leute und Gruppen lieber „alles in Maßen" propagieren, als den Menschen zu raten, mehr Gemüse und Hülsenfrüchte und weniger Fleisch und Fabriknahrung zu essen? Wer ehrlich ist, kann nicht bestreiten, dass tiefgefrorenes Schweinefleisch in einer gesunden Kost keinen Platz hat, einerlei, wie man es serviert.

Manche Nahrungsmittel oder Bestandteile schaden der Gesundheit, andere schützen sie. Wenn Sie eine typisch amerikanische Mahlzeit näher betrachten, verstehen Sie, warum wir eine bessere Aufklärung über gesundes Essen brauchen. Der durchschnittliche doppelte Cheeseburger, eine mittlere Portion Pommes frites und eine mittelgroße Flasche Cola liefern enorme 68 Gramm Fett (17 Teelöffel), wobei fast die Hälfte davon gesättigt ist, etwa 15 Gramm Transfettsäuren und fast 150 Milligramm Cholesterin. Diese Mahlzeit ist arm an Ballaststoffen (das wenige Getreide wurde zu Weißmehl verarbeitet) und enthält viel Salz (etwa 1,2 Gramm), viel tierisches Eiweiß und keine schützenden Phytochemikalien. Obendrein werden die Pommes frites oft in gehärtetem Baumwollsamenöl gebraten – und kaum eine andere Nutzpflanze auf Erden wird stärker mit Pestiziden traktiert. Als ob das nicht genug wäre, entstehen bei zu starkem Erhitzen dieser Produkte Karzinogene (Krebs auslösende Substanzen) und wenn man sie nicht ausreichend erhitzt, besteht die Gefahr einer Lebensmittelvergiftung, etwa durch die gefürchteten Kolibakterien.

Gesättigtes Fett

Wie wir im vorigen Kapitel gesehen haben, gilt gesättigtes Fett als schlechtes Fett. Es kann den Cholesterinspiegel erhöhen und Herzkrankheiten, Insulinresistenz und mehrere Krebstypen begünstigen. Die meisten Nordamerikaner essen täglich etwa 30 bis 40 Gramm gesättigtes Fett, etwa das Doppelte dessen, was noch als unbedenklich gilt. Die Hauptlieferanten des gesättigten Fettes sind Produkte tierischer Herkunft. Gesättigtes Fett ist bei Zimmertemperatur hart und je härter ein Fett ist, desto stärker ist es gesättigt. Milchfett ist zu über 60 Prozent gesättigt, Rinderfett zu rund 40 Prozent, Geflügelfett zu etwa 30 Prozent und Fischöl zu 20 bis 33 Prozent. Pflanzenfette sind dagegen nur zu 6 bis 25 Prozent gesättigt, meist zu 10 bis 15 Prozent.

Die wichtigen Ausnahmen sind tropische Öle. Kokosfett ist zu über 85 Prozent gesättigt, Palmkernöl zu über 80 Prozent und Palmöl zu etwa 50 Prozent. Da diese Öle jedoch in der nordamerikanischen Küche keine große Rolle spielen, liefern sie weniger als 2 Prozent des Gesamtfettes. Was ihre Wirkung auf die Gesundheit anbelangt, gehen die Ansichten auseinander. Manche Experten glauben, dass sie genauso schädlich sind wie tierische gesättigte Fette, andere halten sie für besser, weil sie Ballaststoffe und schützende Phytochemikalien enthalten, aber kein Cholesterin. Studien deuten darauf hin, dass tropische Öle, in Maßen gegessen, als Teil einer ballaststoffreichen, cholesterinarmen oder –freien pflanzlichen Kost das Herzinfarktrisiko nicht erhöhen. Wenn sie jedoch Teil der typischen nordamerikanischen Kost sind, die ohnehin zu viel gesättigtes Fett und Cholesterin enthält, schütten wir Öl ins Feuer.

Wie viel gesättigtes Fett sollen wir essen? Die WHO empfiehlt Typ-2-Diabetikern, nicht mehr als 7 Prozent der täglichen Gesamtkalorien in Form von gesättigtem Fett zu verzehren. Welche Menge das ist, hängt vom Energiebedarf ab. Bei einer kalorienreduzierten Diät (1400 – 1800 Kalorien am Tag) wären es nicht mehr als 11 bis 14 Gramm oder etwa ein Drittel dessen, was die meisten Amerikaner zu sich nehmen. Wer mehr Kalorien braucht (2000 – 2400) sollte höchstens 16 bis 19 Gramm gesättigtes Fett am Tag essen,

Tabelle 3.1
Gesättigtes Fett in verschiedenen Nahrungsmitteln

Nahrungsmittel	Gesamtfett in Gramm	gesättigtes Fett in Gramm	gesättigtes Fett in % des Gesamtfettes
Doppelter Cheeseburger	44,0	18,0	41 %
Rippchen, 85 g	26,1	10,8	41 %
Eiscreme, 250 ml	14,6	9,0	62 %
Schweinekotelett, 85 g	21,1	7,9	37 %
T-Bone-Steak, 85 g	18,8	7,4	39 %
Brathähnchen, 2 Teilstücke	27,0	7,1	27 %
Pommes frites, große Portion	31,0	6,5	21 %
Rindfleisch, extra mager, 100 g	16,3	6,4	40 %
Cheddar-Käse, 28 g	9,4	6,0	64 %
Milchmixgetränk, 325 ml	9,5	5,9	62 %
Kartoffelchips, 57 g	19,6	5,2	27 %
Vollmilch, 250 ml	8,2	5,1	62 %
Schmalz, 1 EL (15 ml)	12,8	5,0	39 %
Apfelkuchen, 1 Stück	19,4	4,7	24 %
Avocado, 1 mittelgroße	30,0	4,5	15 %
Eier, 2 gekochte	10,6	3,2	30 %
Milch, 2 %, 250 ml	4,7	2,9	62 %
Hühnerbrust, gebacken, 85 g	7,7	2,1	28 %
Lachs, 85 g	10,5	2,1	20 %
Sojaöl, 1 EL (15 ml)	13,6	1,9	14 %
Olivenöl, 1 EL (15 ml)	13,5	1,8	14 %
Walnüsse, 28 g	18,5	1,7	9 %
Schinken, mager, 85 g	4,9	1,6	33 %
Sonnenblumenkerne, 28 g	14,1	1,5	11 %
Sonnenblumenöl, 1 EL (15 ml)	13,6	1,4	10 %
Mandeln, 28 g	15,0	1,2	8 %
Rapsöl, 1 EL (15 ml)	14,0	1,0	7 %
Leinsamen, 28 g	9,4	0,9	10 %

Forts.: **Tabelle 3.1 Gesättigtes Fett in verschiedenen Nahrungsmitteln**

Nahrungsmittel	Gesamtfett in Gramm	gesättigtes Fett in Gramm	gesättigtes Fett in % des Gesamtfettes
Tofu, fest, ½ Tasse (125 ml)	5,6	0,81	14%
Oliven, 10 große	4,7	0,6	13%
Kichererbsen, 1 Tasse (250 ml), gekocht	4,3	0,44	10%
Kabeljau, 85 g	0,75	0,2	20%
Vollkorn*, 1 Tasse, gekocht	1,0	0,17	17%
Hülsenfrüchte*, 1 Tasse, gekocht	0,8	0,15	19%
Gemüse*, 1 Tasse, gekocht	0,3	0,05	17%
Lattich, 2 Tassen (500 ml)	0,22	0,03	13%
Obst*, 1 Portion	0,2	0,02	10%

*die meisten Sorten

Quelle: US-Landwirtschaftsministerium

etwa die Hälfte des amerikanischen Durchschnitts. Aus Tabelle 3.1 können Sie entnehmen, wie viel gesättigtes Fett und Gesamtfett in verschiedenen Nahrungsmitteln durchschnittlich enthalten ist.

Nun verstehen Sie, warum manche Produkte nicht zu einer Ernährungsweise passen, die Krankheiten verhindern oder heilen soll. Nehmen wir an, Sie benötigen 1600 Kalorien am Tag und versuchen, nicht mehr als 7 Prozent dieser Kalorien (12 Gramm) in Form von gesättigtem Fett zu essen. Wenn Sie nur ein T-Bone-Steak essen, nehmen Sie 10 Gramm gesättigtes Fett zu sich, bleiben also im Limit - aber die anderen Mahlzeiten müssten dann fast frei von gesättigtem Fett sein! Falls Sie ein größeres Steak verspeisen, ist die Grenze des Erlaubten bereits überschritten.

Andererseits könnten Sie auf Fleisch verzichten und sich auf pflanzliche Nahrungsmittel beschränken. Dann dürfen Sie alle folgenden Nahrungsmittel essen und erreichen trotzdem Ihr Ziel, nicht mehr als 12 Gramm gesättigtes Fett zu konsumieren:

- 10 Portionen Ost und Gemüse
- 6 Portionen Vollkorn
- 1 Portion Hülsenfrüchte
- 1 Portion Tofu
- 28 Gramm Nüsse
- 28 Gramm Samenkörner

So berechnen Sie den Gehalt an gesättigtem Fett:

Sie brauchen folgende Daten:

1. Die Gesamtkalorien (GK), die Sie zu sich nehmen
2. Die Menge des gesättigten Fettes (GF) in Gramm im Essen

1 Gramm Fett liefert 9 Kalorien

GF x 9 (Zahl der Kalorien je Gramm Fett) = Kalorien im gesättigtem Fett, das Ihr Essen enthält

(GF : GK) x 100 = Kalorien im gesättigten Fett in Prozent

Beispiel:

Kalorienzufuhr: 1600

gesättigtes Fett im Essen: 12 Gramm

12 Gramm x 9 Kalorien je Gramm = 108 Kalorien

(108 Kalorien : 1600) x 100 = 6,75 % der Kalorien aus gesättigtem Fett

---

Praktischer Tipp

Das gesättigte Fett sollte nicht mehr als 7 % der Gesamtkalorien liefern. Falls Sie kein Vegetarier sind: Essen Sie a) Fisch statt Fleisch, b) fettfreie Milchprodukte, c) tropische Öle in Maßen, wenn überhaupt.

Transfettsäuren

Erinnern Sie sich an die Zeit, als man entdeckte, dass gesättigtes Fett der Gesundheit schadet? Schmalz und tropische Öle waren verpönt und die Hersteller beeilten sich, geeigneten Ersatz für das gesättigte Fett in Keksen, Kräckern und anderen Produkten zu finden, um den Wünschen der Verbraucher zu entsprechen. Die Lösung hörte sich wunderbar an: „100 % pflanzlich". Man härtete Pflanzenöle durch Hinzufügen von Wasserstoff unter Druck und aromatisierte sie, damit sie wie hartes tierisches Fett aussahen und schmeckten. Diese „Margarine" sollte die Butter, neues Backfett das Schmalz ersetzen. Die Hersteller freuten sich, weil die neuen Produkte wirtschaftlich waren und schwer ranzig wurden – das heißt, man konnte sie länger lagern. Zudem eigneten sie sich dank ihres hohen Rauchpunktes hervorragend zum Einfrieren (wenn Fett zu rauchen beginnt, sinkt seine Qualität). Man konnte damit also schnell und bei hoher Temperatur kochen.

Auch die Verbraucher waren erfreut. Sie glaubten, sie hätten jetzt gleichwertige Alternativen, ohne dass der Geschmack des Essens darunter leiden würde. Was aus Pflanzen gewonnen wurde, konnte ja nicht ungesund sein! Aber wenn wir einer Pflanze Öl entziehen (wobei Vitamine, Mineralien, Ballaststoffe und Phytochemikalien verloren gehen) und dann Wasserstoff in das Öl pressen, damit es fest wird, haben wir uns weit von der ursprünglichen Sojabohne oder vom Maiskern entfernt – und ebenso weit vom gesundheitlichen Wert der ganzen Pflanze. Schlimmer noch: Das Härten verändert die Chemie einiger ungesättigter Fette und macht daraus schädliche Transfette. Diese werden auf den Etiketten meist nicht erwähnt und sind daher eine versteckte Gefahr für die Gesundheit.

Etwa 90 Prozent der Transfettsäuren im Essen entstehen beim Härten von Pflanzenölen. Die restlichen 10 Prozent bilden sich durch bakterielle Gärung im Verdauungskanal von Wiederkäuern, zum Beispiel Kühen und Schafen. Transfettsäuren sind zwar ungesättigte Fettsäuren, doch die gewöhnlichen ungesättigten Fettsäuren haben eine gekrümmte molekulare Form, während die Moleküle der Transfettsäuren eher gerade und starr aussehen und daher den gesättigten Fettsäuren ähneln.

Viele Jahre lang schrieb man den Transfettsäuren einen geringen Einfluss auf die Gesundheit zu. Dafür gab es zwei Gründe. Erstens nehmen wir erheblich weniger Transfettsäuren als gesättigte Fettsäuren zu uns (2–4 % der Kalorien gegenüber 12–14 %). Zweitens haben Studien gezeigt, dass Transfettsäuren das Gesamtcholesterin

Tabelle 3.2
Transfettsäurengehalt verschiedener Nahrungsmittel

Nahrungsmittel	Gesamtfett (g)	Transfettsäuren (g)
Popcorn aus der Mikrowelle, 100 g	25,0	7,5
Pommes frites, große Portion	23,7	5,0
Kekse mit Schokosplittern, 4 Stück	12,0	5,0
Berliner mit Honigglasur, 1 Stück	15,0	3,8
Backfett, 1 EL (15 ml)	14,0	3,7
Kuchen, gelb, m. Zuckerguss, 1 Stück	12,8	3,2
Margarine, hart, 1 EL (15 ml)	12,0	3,1
Kräcker, 8 Stück	7,0	2,6
Margarine, weich, 1 EL (15 ml)	12,0	1,4
Kartoffelchips, 57 g	19,6	1,1

Quelle: US-Landwirtschaftsministerium

um ein Fünftel weniger erhöhen als gesättigte Fettsäuren. Diese Zahlen waren trügerisch, um es milde auszudrücken. Der Einfluss der Transfettsäuren auf das Gesamtcholesterin ist zwar geringer, aber sie schaden dem Herzen mehr als die gesättigten Fettsäuren. Transfettsäuren erhöhen nicht nur den Gesamtcholesterinspiegel, sondern sie senken auch das HDL (das „gute Cholesterin"), steigern eine besonders gefährliche Form von LDL (das „böse Cholesterin"), nämlich Lp(a) und erhöhen möglicherweise den Triglyceridspiegel. Man schätzt, dass Transfettsäuren zwei- bis viermal so schädlich sind wie gesättigte Fettsäuren.

Eine neuere Studie mit 84.000 Krankenschwestern belegt, dass Transfettsäuren das Risiko, an Diabetes Typ 2 zu erkranken, deutlich vergrößern, während mehrfach ungesättigte Fettsäuren es senken. Die Forscher schätzten, dass das Diabetes-Typ-2-Risiko um 40 Prozent sinkt, wenn man Transfettsäuren durch mehrfach ungesättigte Fettsäuren ersetzt.

Die WHO empfahl 2002, dass Transfettsäuren weniger als ein Prozent der Gesamtkalorien ausmachen sollten. Wenn jemand

1600 Kalorien am Tag zu sich nimmt, wären das nur 1,8 Gramm Transfettsäuren.

Praktisch gesehen bedeutet das, dass wir Nahrungsmittel meiden sollten, die gehärtetes oder teilweise gehärtetes Fett enthalten – sie sind ganz einfach gesundheitsschädlich. Am größten ist der Gehalt an Transfettsäuren in Kräckern, Keksen, Schokoriegeln, Chips und anderen Naschereien sowie in Backwaren, Margarine, Backfett und tiefgefrorenen Produkten. Die kleinen Mengen in Brot, Würzen und anderen Produkten sind weniger gefährlich. Tabelle 3.2 zeigt, wie viele Transfettsäuren einige beliebte Nahrungsmittel enthalten.

Praktischer Tipp

Meiden Sie Produkte, die gehärtetes oder teilweise gehärtetes Fett enthalten, besonders wenn es ein Hauptbestandteil oder das dominierende Fett ist. Meiden Sie auch tiefgefrorenes Fast Food. Wenn Sie Margarine essen, kaufen Sie eine, die nicht gehärtet wurde. Lesen Sie die Etiketten!

Cholesterin

Haben Sie sich je gefragt, wie viel Cholesterin eine Schale Cashews oder eine ganze Avocado enthält? Die Antwort lautet: gar keines. Cholesterin wird von Tieren gebildet, nicht von Pflanzen und darum enthalten alle tierischen Produkte Cholesterin, während alle pflanzlichen Lebensmittel frei davon sind. Wenn Sie Pflanzenöl oder einen anderen pflanzlichen Artikel kaufen, auf dem „cholesterinfrei“ steht, ist das nichts weiter als ein Werbetrick!

Cholesterin ist ein wachsartiges, fettähnliches Sterol. Es ist ein unentbehrlicher Bestandteil jeder Zelle und wird benötigt, um Zellmembranen, Gallensalze und Steroidhormone – u. a. Geschlechtshormone und einige Stresshormone – zu bilden. Der menschliche Körper erzeugt täglich etwa 800 bis 1000 mg Cholesterin und braucht kein zusätzliches Cholesterin aus der Nahrung. Gegen zu viel Cholesterin im Essen bestehen mehrere Bedenken: Es erhöht den Cholesterinspiegel im Blut und vergrößert die Gefahr von Blutgerinnseln, Herzinfarkten und Schlaganfällen. Darum raten wir Typ-2-Diabetikern, weniger als 300 mg Cholesterin am Tag zu konsumieren. Wenn der LDL-Spiegel über 100 mg/dl (2,6 mmol/l) liegt, empfehlen wir eine Cholesterinaufnahme von unter 200 mg täglich.

Pflanzen – vor allem fettreiche Pflanzen wie Nüsse, Kerne und Avocados – enthalten auch Phytosterole (*phyto* bedeutet „Pflanze"). Obwohl diese Sterole dem Cholesterin chemisch ähnlich sind, haben sie nachweislich positive Wirkungen (siehe Seite 84).

Besonders reich an Cholesterin sind Innereien und Eier. Im Gegensatz zu einer verbreiteten Meinung ist der Cholesteringehalt von Fleisch, Geflügel und Fisch ziemlich gleich, weil Cholesterin hauptsächlich im Muskelgewebe gespeichert wird. Tabelle 3.3 zeigt den Cholesteringehalt einiger Nahrungsmittel.

Tabelle 3.3
Cholesteringehalt verschiedener Nahrungsmittel

Nahrungsmittel	Cholesterin (mg)	Nahrungsmittel	Cholesterin (mg)
Hirn, 85 g	1800	Butter, 1 EL (15 ml)	30
Geflügelleber, 85 g	570	Eiscreme, 10 % Milchfett, ½ Tasse	30
Rindsleber, 85 g	330	harter Käse, 28 g	30
Niere, 85 g	330	Milch, 2 %, 1 Tasse	20
1 ganzes Ei	210	Milch, 1 %, 1 Tasse	10
Shrimps, 85 g	165	entrahmte Milch, 1 Tasse	5
Kalb- und Rehfleisch, 85 g	100	Nüsse und Kerne	0
Rind, Schwein, Lamm, Geflügel, 85 g	75	Hülsenfrüchte	0
Fisch 85 g	50-75	Gemüse und Obst	0
Vollmilch, 1 Tasse (250 ml)	35		

Quelle: US-Landwirtschaftministerium

Praktischer Tipp

Schränken Sie den Verzehr cholesterinreicher Nahrungsmittel ein. Essen Sie insgesamt weniger als 300 mg Cholesterin am Tag, am besten weniger als 200 mg.

Verfeinerte (raffinierte) Kohlenhydrate

Wenn wir einem Weizenkorn nur das weiße Mehl entnehmen, entfernen wir die Kleie (die meisten Ballaststoffe) und den Keim (mit seinen Nährstoffen wie Eiweiß, Vitamin E und Mineralien). Übrig bleibt fast nur Stärke. 95 Prozent der Phytochemikalien, 90 Prozent der Ballaststoffe und 75 Prozent der Vitamine und Mineralien gehen verloren. Aus dem Weißmehl werden viele beliebte Produkte hergestellt, zum Beispiel Brot, Nudeln, Frühstücksflocken, Kräcker, Brezeln, Kekse und andere Backwaren. Manchmal fügt man dem Mehl ein paar Vitamine hinzu, um Mangelkrankheiten vorzubeugen. Das wird „Anreicherung" genannt. Am häufigsten beigemischt werden die B-Vitamine Thiamin, Riboflavin, Niacin und Folsäure sowie Eisen. Leider fehlen dann immer noch die Phytochemikalien, viele Vitamine (darunter Vitamin E) und Mineralien (z. B. Zink, Magnesium, Chrom, Mangan, Selen und Kupfer). Obwohl die Anreicherung wünschenswert ist, bleibt das Produkt im Vergleich zum ganzen Korn minderwertig. In Nordamerika sind über 98 Prozent des Mehles Weißmehl.

Zucker und weißer Reis sind ebenfalls verfeinerte Kohlenhydrate. Der Unterschied besteht darin, dass Weißmehl Stärke ist (ein langkettiges Polysaccharid), Zucker dagegen ein Mono- oder Disaccharid (entweder ein Zuckermolekül oder zwei miteinander verbundene Zuckermoleküle). Die meisten Menschen denken an den weißen Tafelzucker, wenn sie das Wort „Zucker" hören; aber er ist nur eines von mehreren Süßmitteln. Andere häufig verwendete Zuckerarten sind Melasse, Honig, Maissirup, Ahornsirup, brauner Zucker, Invertzucker, Dextrose, Maltose, Glukose und Fruktose.

Tabelle 3.4
Zuckergehalt verschiedener Nahrungsmittel

Nahrungsmittel	Zucker TL (ml)
Orangenlimonade, 375 ml	13 TL (65 ml)
Zimtbrötchen, 210 g	12 TL (60 ml)
McDonald's Vanille-Shake, 625 ml	12 TL (60 ml)
Pfannkuchensirup, 1/4 Tasse (60 ml)	10 TL (50 ml)
Pepsi, 375 ml	10 TL (50 ml)
fettarmer Fruchtjoghurt, 250 ml	7 TL (35 ml)
Fruchtsaftgetränk, 250 ml	7 TL (35 ml)
Snickers, 1 Riegel	6 TL (30 ml)
Obstkuchen, 1 Stück	6 TL (30 ml)
Jell-O, 1/2 Tasse (125 ml)	5 TL (25 ml)
harter Schokoriegel 28 g	5 TL (25 ml)
Milchschokolade, 28 g	4 TL (20 ml)
gebackene Bohnen (Dose), 1 Tasse	4 TL (20 ml)
dunkle Schokolade, 28 g	3 1/2 TL (17,5 ml)
gesüßte Frühstücksflocken, 28 g	3 TL (15 ml)

Quelle: US-Landwirtschaftsministerium

Tafelzucker wird aus Zuckerrüben oder Zuckerrohr hergestellt und enthält 99,9 Prozent reine Sukrose (eine Verbindung aus zwei einfachen Zuckermolekülen: Glukose und Fruktose). Wie die anderen raffinierten Kohlenhydrate hat Tafelzucker fast alle wertvollen Bestandteile verloren.

Vor hundert Jahren aßen die Menschen etwa 9 kg Zucker im Jahr oder 6 Teelöffel am Tag. Heute essen wir durchschnittlich rund 35 kg im Jahr oder 25 Teelöffel am Tag. Das sind 22 Prozent unserer Gesamtkalorien. Ein Drittel davon konsumieren wir mit Getränken wie Limonaden und Fruchtsäften. Unser Zuckerkonsum hat zwischen 1982 und 1996 um 27 Prozent zugenommen. Den größten Anteil daran haben unter anderem die Limonaden. Vor fünfzig Jahren enthielt eine typische Limonade in einem Fast-Food-Restaurant 250 ml Sodawasser und 7 Teelöffel Zucker. Heute enthält eine typische Kinderlimonade 375 ml Sodawasser und

10 Teelöffel Zucker und in einer großen Limonade (1 Liter) sind 27 Teelöffel Zucker enthalten. Das amerikanische Landwirtschaftsministerium empfiehlt, Zuckerzusätze bei einer 1600-Kalorien-Kost auf höchstens 6 Teelöffel und bei einer 2200-Kalorien-Kost auf 12 Teelöffel täglich zu beschränken. Die WHO ist der Ansicht, dass die freien Zucker weniger als 10 Prozent der Gesamtkalorien ausmachen sollen. Vergessen Sie nicht, dass diese Grenzwerte für Nichtdiabetiker gelten. Es ist also denkbar, dass Diabetiker noch weniger Zucker konsumieren sollten. Den Zuckergehalt einiger beliebter Nahrungsmittel zeigt Tabelle 3.4.

Früher galt Zucker als absolutes Tabu für Diabetiker. Das gilt heute nicht mehr. Klinische Studien zeigen, dass Zucker die Insulinreaktion nicht viel stärker erhöht als verfeinerte Stärke mit dem gleichen Kaloriengehalt. Deshalb sind Experten der Ansicht, dass Diabetiker Zucker in Maßen essen dürfen. Das hört sich vernünftig an, aber ein wichtiges Detail wird oft übersehen. Obwohl Zucker anscheinend nicht viel schlimmer ist als Stärke, ist er deshalb nicht harmlos. Anstatt den Zucker reinzuwaschen, sollte man lieber vor verfeinerten Kohlenhydraten in allen Formen (Stärke und Zucker) einschließlich Mehlprodukte, weißer Reis *und* Zucker warnen. Isolierte Stärke und isolierter Zucker sind zwar nicht giftig und man kann sie in Maßen essen – aber nicht in größeren Mengen. Derzeit stammen bis zu 70 Prozent unserer Kalorien aus verfeinerten Kohlenhydraten: Zucker und Stärke. Das hat verheerende Folgen für die Gesundheit. Raffinierte Kohlenhydrate stören nicht nur die Insulinreaktion, sie erhöhen möglicherweise den Blutfettspiegel (vor allem den Triglyceridwert) und steigern das Krankheitsrisiko. Außerdem verdrängen sie nährstoffreiche Lebensmittel, die uns schützen, und haben kaum einen gesundheitlichen Wert.

Praktischer Tipp

Essen Sie möglichst wenig raffinierte Kohlenhydrate (Zucker und Stärke). Eine vernünftige Obergrenze für Diabetiker sind 2 Portionen am Tag.

Zu viel Natrium

Was enthält mehr Salz: 28 Gramm Kartoffelchips oder 28 Gramm Cornflakes?

In Cornflakes ist fast doppelt so viel Salz enthalten! Wie ist das möglich? Dem Rohmaterial von verarbeiteten Nahrungsmitteln wird oft eine Menge Salz als Geschmacksverstärker beigemischt. Bei Kartoffelchips und gesalzenen Erdnüssen haftet das Salz außen, so dass sie salzig schmecken; aber man mischt es nicht ins Rohmaterial.

Die Worte „Salz“ und „Natrium“ werden oft synonym verwendet; aber in Wahrheit ist Natrium ein Bestandteil des Salzes. Salz enthält 60 Prozent Natrium und 40 Prozent Chlorid (darum nennen Chemiker es Natriumchlorid). Salz ist die wichtigste Natriumquelle in unserem Essen, wenn auch nicht die Einzige.

Natrium ist ein lebenswichtiges Mineral. Wir brauchen es für den Wasserhaushalt, die Weiterleitung von Nervenimpulsen und die Verdauung. Dennoch konsumieren die meisten Menschen viel mehr Salz, als sie brauchen und das kann der Gesundheit schaden. Zu viel Salz erhöht das Risiko, an Magenkrebs, Osteoporose oder Bluthochdruck zu erkranken. Typ-2-Diabetiker leiden oft an hohem Blutdruck (Schätzungen zufolge sind es 60 Prozent, dreimal so viel wie Nichtdiabetiker), was die Gefahr von Herzinfarkten, Schlaganfällen und Nierenkrankheiten erhöht. Es ist sehr umstritten, ob Natrium wirklich den Blutdruck erhöht. Ein Teil der Verwirrung rührt daher, dass Natrium den Blutdruck nicht bei jedem Menschen in gleichem Umfang beeinflusst. Manche Menschen reagieren sehr empfindlich

Tabelle 3.5
Natriumgehalt gebräuchlicher Nahrungsmittel

Nahrungsmittel	Natriumgehalt (mg)
Bohnen in der Dose, 1 Tasse (250 ml)	1008
Suppe, 1 Tasse (250 ml)	1000
mit Dill eingelegte Gurke, 1 mittelgroße	833
Nachos mit Käse, 6-8 Stück	815
Mais in der Dose, 1 Tasse (250 ml)	572
Tomaten in der Dose, 1 Tasse (250 ml)	564
Makkaroni und Käse, 1 Tasse (250 ml)	560
Brezel, 28 g	486
Käsepizza, 1 Teilstück	336
Sojasoße, 1 TL (5 ml)	302
Thunfisch in der Dose, 85 g	301
Cornflakes, 28 g	300
Oliven, 10 kleine	270
Pommes frites, mittlere Portion	265
Erdnüsse, gesalzen	230
Fertigbratensoße, 10 g	218
Schokoladenkuchen mit Zuckerguss, 1 Stück	213
Ketchup, 1 EL (15 ml)	178
Käse, 28 g	175
Kartoffelchips, 28 g	160
Weizenvollkornbrot, 1 Scheibe	150
Haferkekse, 2 Stück	136
Kräcker, 14 g	109

Quelle: US-Landwirtschaftsministerium

darauf, andere nicht. Mehrere Studien belegen, dass ein moderater Salzkonsum nicht schadet und vielleicht sogar nützlich ist.

Die empfohlene Tagesmenge für Natrium liegt zwischen 500 mg (ungefährliche *Mindest*menge) und 2400 mg am Tag (als *Obergrenze*), aber eine Zufuhr von 1800 mg wäre wahrscheinlich gesünder. 2400 mg entsprechen etwa 6 Gramm oder 1 Teelöffel Salz. Amerikaner nehmen durchschnittlich 2400 bis 7000 mg Natrium am Tag zu sich.

Relativ kleine Mengen Natrium sind auch in naturbelassenen Nahrungsmitteln (nicht nur aus dem Meer) enthalten. Etwa 75 Prozent des Salzes, das wir essen, stammen aus verarbeiteten Nahrungsmitteln, 20 Prozent aus dem Salzstreuer am Tisch oder beim Kochen und 5 Prozent aus dem Natrium in naturbelassenen Nahrungsmitteln. Der tatsächliche Salzgehalt eines Nahrungsmittels ist nicht so leicht zu schätzen, wie man meinen könnte (siehe Tabelle 3.5). Wir können unseren Salzkonsum erheblich verringern, wenn wir nur wissen, worin viel Salz enthalten ist.

Tipps rund ums Salz

1. Ganze Lebensmittel sollten die Basis Ihrer Ernährung sein. Essen Sie verarbeitete Produkte nur maßvoll.

2. Achten Sie auf den Natriumgehalt von Würzen. Verwenden Sie salzfreie Kräutermischungen zum Kochen. Kaliumchlorid eignet sich ebenfalls als Salzersatz. Wenn Sie Medikamente nehmen, müssen Sie Ihren Arzt fragen, ob Sie Salzersatz verwenden dürfen.

3. Lesen Sie die Etiketten. Natrium wird fast immer aufgeführt. Kaufen Sie Produkte, die wenig Salz oder Natrium enthalten.

4. Verwenden Sie den Salzstreuer beim Kochen und Essen sparsam und bitten Sie auch im Restaurant darum. Wenn Sie beim Kochen salzen, tun Sie es zum Schluss – so reduzieren Sie die Salzmenge!

5. Essen Sie frische oder tiefgefrorene Gemüse und Hülsenfrüchte anstatt Dosenkost. Falls Sie dennoch Dosengemüse verwenden,

können Sie den Salzgehalt verringern, wenn Sie es unter dem Wasserhahn spülen.

6. Essen Sie wenig Pickles (z. B. eingelegte Gurken) – sie schwimmen in Salz!

Praktischer Tipp

Nehmen Sie weniger als 2400 mg Natrium am Tag zu sich. Essen Sie wenig verarbeitete Nahrungsmittel und Fertigwürzen. Benutzen Sie den Salzstreuer beim Kochen und beim Essen sparsam.

Zu viel Alkohol

Dass zu viel Alkohol der Gesundheit schadet, ist bekannt. Aber welche Folgen hat mäßiger Alkoholkonsum? Studien deuten darauf hin, dass Alkohol in moderaten Mengen vor Herzkrankheiten und Schlaganfällen schützt, jedoch den Triglyceridspiegel und das Risiko für einige Krebsarten erhöht. Das Risiko, an Diabetes zu erkranken, scheint ebenfalls ein wenig zu sinken. Bei Typ-2-Diabetikern kann mäßiger Alkoholgenuss im Vergleich zu Abstinenzlern und starken Trinkern die Insulinreaktion verbessern. Bevor Sie jedoch eine Flasche öffnen, um diese Neuigkeiten zu feiern, sollten Sie an die Folgen des übermäßigen Trinkens denken.

Zu viel Alkohol kann bei Typ-2-Diabetikern ernste Probleme hervorrufen: stärkere Blutzuckerschwankungen, steigende Triglyceridwerte und erhöhten Blutdruck. Chronischer, starker Alkoholkonsum schädigt zudem die Bauchspeicheldrüse.

Alkoholische Getränke können bei Diabetikern sowohl zu Hyper- als auch zu Hypoglykämie führen, je nachdem, wie viel sie trinken und ob sie nüchtern oder beim Essen trinken. In moderaten Mengen und zum Essen getrunken, hat Alkohol nur eine sehr geringe Wirkung auf den Blutzucker- und Insulinspiegel. Wer auf nüchternen Magen trinkt, muss jedoch mit Hypoglykämie rechnen, vor allem wenn er Insulin bekommt.

Nach Ansicht von Fachleuten sollten Männer nicht mehr als zwei alkoholische Getränke am Tag zu sich nehmen und Frauen sollten sich mit einem Getränk begnügen. Die amerikanische Diabetikervereinigung meint, dass diese Empfehlung auch für die meisten Typ-2-Diabetiker gilt. Ein Getränk wird meist als 155 ml Wein, 45 ml Spirituosen oder 375 ml Bier definiert. Schwangere und Menschen mit bestimmten Krankheiten (z. B. Pankreatitis oder Leberkrankheiten) sollten Alkohol vollständig meiden.

Praktischer Tipp

Wenn Sie Alkohol trinken, sollten Sie sich als Frau auf ein Getränk und als Mann auf zwei Getränke am Tag beschränken. Um das Risiko einer Hypoglykämie zu verringern, trinken Sie am besten während einer Mahlzeit oder zu einem Imbiss. Ersetzen Sie nie Essen durch Alkohol! Wenn Sie Medikamente nehmen, müssen Sie Ihren Arzt nach möglichen Wechselwirkungen fragen.

Zu viel tierisches Eiweiß

Viele Menschen schimpfen auf Fett oder Kohlenhydrate, aber kaum jemand verurteilt das Eiweiß. Für Typ-2-Diabetiker ist Eiweiß noch wichtiger als für Gesunde.

Es ist kein Wunder, dass einige der beliebtesten modernen Diäten sehr eiweißreich sind – sie liefern zwei- bis dreimal so viel Protein wie Experten empfehlen. Und die Leute, die sich daran halten, sind entzückt darüber, dass sie jetzt auch viel Fleisch essen dürfen. Wenn Sie eine solche Diät befolgen, nehmen Sie bei 2000 Gesamtkalorien etwa 150 Gramm Eiweiß am Tag zu sich. Diese große Menge verändert den Blutzuckerspiegel offenbar nicht, aber sie kann dennoch schädlich sein, vor allem wenn das Eiweiß tierischer Herkunft ist.

Wenn Sie mehr als 20 Prozent Ihrer Gesamtkalorien in Form von Protein zu sich nehmen, kann dies die Nierenfunktion hemmen und das ist für Diabetiker gefährlich. Fast ein Drittel aller Diabetiker leiden an Nierenkrankheiten und wenn eine solche Krankheit erst einmal begonnen hat, geht es mit den Betroffenen meist stetig bergab.

Mehrere Studien deuten darauf hin, dass pflanzliches Eiweiß weniger schädlich ist als tierisches und die Nieren sogar schützt. Zu viel Eiweiß schadet nicht nur den Nieren, sondern führt zu Kalziumverlust im Urin, was die Gefahr einer Osteoporose erhöht. Tierisches Eiweiß steigert zudem den Cholesterinspiegel um etwa fünf Prozent, während pflanzliche Proteine ihn um rund fünf Prozent senken. Nahrungsmittel, die viel tierisches Eiweiß enthalten, sind auch reich an gesättigtem Fett und Cholesterin, die beide den Cholesterinspiegel erhöhen und dem Herzen schaden.

Trotz all dieser Bedenken herrscht heute die Meinung vor, dass Diabetiker viel Eiweiß benötigen und obendrein wird meist mageres Fleisch als Proteinquelle empfohlen. Die meisten Typ-2-Diabetiker haben jedoch einen normalen Eiweißstoffwechsel und brauchen daher kein zusätzliches Protein. Manche brauchen es zwar, jedoch aus anderen Gründen, als gemeinhin angenommen wird. Viele Jahre lang glaubten die Experten, Eiweiß hemme die Resorption von Kohlenhydraten und stabilisiere daher den Blutzuckerspiegel. Neuere Studien widerlegen diese Ansicht. Wenn Sie beispielsweise 50 Gramm Kohlenhydrate essen, reagiert der Blutzucker darauf nicht anders, als wenn Sie die gleiche Menge zusammen mit Eiweiß verzehren. Wenn das Eiweiß allerdings einen Teil der Kohlenhydrate ersetzt (Beispiel: Sie essen 40 Gramm Kohlenhydrate und 10 Gramm Protein), bleibt der Blutzucker stabiler – nicht weil Sie Eiweiß gegessen haben, sondern weil Sie weniger Kohlenhydrate gegessen haben.

Warum sollten Diabetiker also mehr Eiweiß zu sich nehmen? Dafür gibt es zwei Gründe. Erstens nimmt der Eiweißstoffwechsel zu, wenn der Blutzuckerspiegel stärker schwankt. Zweitens ändert sich bei Diabetikern der Stoffwechsel so, dass er bei Gewichtsabnahme den Eiweißabbau weniger gut verhindern kann. Diabetiker,

Tabelle 3.6
Eiweißgehalt verschiedener Nahrungsmittel

Nahrungsmittel	Gesamteiweiß (g)	in Prozent der Gesamtkalorien
Huhn, geröstet, 85 g	24,3	52 %
Lachs, 85 g	23,4	52 %
T-Bone-Steak, 85 g	20,5	38 %
Kabeljau, 85 g	19,4	92 %
Schweinekotelett, 85 g	19,0	28 %
Linsen, 1 Tasse (250 ml)	17,9	30 %
Tofu, fest, 1/2 Tasse (125 ml)	17,4	40 %
Rindfleisch, gemahlen, 85 g	15,9	33 %
weiße Bohnen, 1 Tasse (250 ml)	15,8	24 %
Tempeh, 1/2 Tasse (125 ml)	15,8	36 %
Gemüsehamburger, 1 Stück	12,0	36 %
Eier, 2 Stück	11,0	35 %
Soja, fest, 1/4 Tasse, trocken	11,0	56 %
Sojawürstchen, 1 Stück, 43 g	10,0	85 %
Kürbiskerne, 1/4 Tasse (60 ml)	8,5	17 %
Sonnenblumenkerne, 1/4 Tasse, 60 ml	8,0	17 %
Milch, 2 %, 1 Tasse (250 ml)	8,0	25 %
Mandeln, 1/4 Tasse (60 ml)	7,4	13 %
Käse, 28 g	7,0	25 %
Sojamilch, 1 Tasse (250 ml)	5-8,0	19-21 %
Spinat, 1 Tasse, gekocht	5,4	40 %
Cashews, 1/4 Tasse (60 ml)	5,2	10 %
Mais, 1 Tasse (250 ml), gekocht	5,2	11 %
Brokkoli, 1 Tasse (250 ml), gekocht	4,6	35 %
Pilze, 1 Tasse (250 ml), gekocht	3,4	26 %
Haferbrei, 1/2 Tasse (125 ml), gekocht	3,0	17 %
Kartoffel, 1 mittelgroße	2,8	8 %
Weizenvollkornbrot, 1 Scheibe	2,7	15 %
brauner Reis, 1/2 Tasse (125 ml), gekocht	2,5	8 %
grüne Bohnen, 1 Tasse (250 ml), gekocht	2,4	18 %
Blumenkohl, 1 Tasse (250 ml), gekocht	2,2	26 %
Gerste, 1/2 Tasse (125 ml), gekocht	1,8	7 %
Orange, 1 mittelgroße	1,2	7 %
Banane, 1 mittelgroße	1,2	4 %
Apfel, 1 mittelgroßer	0,3	1 %

Quelle: US-Landwirtschaftsministerium

die abnehmen, brauchen daher zusätzliches Eiweiß. Wenn Ihr Blutzuckerspiegel instabil ist oder wenn Sie abnehmen wollen, steigt daher Ihr Eiweißbedarf um etwa 20 Prozent oder rund ein Gramm je Kilogramm Körpergewicht. Wenn Sie 80 Kilo wiegen, sollten Sie also täglich 80 Gramm Protein essen (16 Gramm über der normalen Tagesmenge). Den Eiweißgehalt verschiedener Nahrungsmittel können Sie Tabelle 3.6 entnehmen.

Praktischer Tipp

Nehmen Sie etwa 15 % Ihrer Gesamtkalorien in Form von Eiweiß zu sich, aber nicht mehr als 20 %. Das sind bei den meisten Menschen 60 bis 90 Gramm Protein am Tag. Ersetzen Sie tierisches Eiweiß so weit wie möglich durch pflanzliches.

Oxidantien

Sauerstoff ist lebenswichtig, aber er ist auch ein hochreaktives Element. Wo Sauerstoff ist, da ist auch Oxidation – es gibt kein Entkommen, denn Oxidation ist bei zahlreichen Lebensprozessen unvermeidlich, etwa bei der Energieproduktion in den Mitochondrien der Zellen und bei der Zerstörung von Viren und Bakterien durch das Immunsystem. Oxidation ist also in gewissem Umfang notwendig; aber wenn sie nicht in Schach gehalten wird, kann sie den Körper zerstören.

Was genau ist eine Oxidation? Es ist ein Vorgang, bei dem „Treibstoff" verbrannt wird, um Energie für die Zellen zu erzeugen. Wie bereits erwähnt, ist dieses Wort auch im Begriff „Oxidantien" enthalten. Das sind freie Radikale, die mit anderen Molekülen in der Zelle reagieren und eine schädliche Kettenreaktion in Gang setzen. Sie greifen Fett, Eiweiß, Kohlenhydrate, DNS und RNS an. Ungesättigte Fette auf den Zellmembranen sind die Hauptziele, denn je ungesättigter ein Fett ist, desto instabiler ist es und desto eher fällt es den freien Radikalen zum Opfer. Oxidantien fördern diese Reaktionen, Antioxidantien hemmen sie. Wenn sich im Körper zu viele Oxidantien bilden, können die Antioxidantien sie nicht mehr unschädlich machen. Dann werden wichtige Moleküle geschädigt oder sogar zerstört, auch in den Zellmembranen. Diese Schäden gehören offenbar zu den Hauptursachen des Alterns und vieler Krankheiten. Das gilt besonders für Krebs, Herzkrankheiten, Immunstörungen und chronische Altersbeschwerden.

Bei Diabetikern bilden sich anscheinend mehr freie Radikale als bei Gesunden und darum ist die Gefahr von oxidativen Schäden bei ihnen größer. Hyperglykämie scheint das Risiko weiter zu erhöhen. Darum müssen Diabetiker Oxidantien in der Umwelt und im Essen so weit wie möglich meiden und genügend Antioxidantien zu sich nehmen (siehe Seite 89).

Schäden durch freie Radikale (Oxidantien) sind Mitursachen der Alterung und fast aller chronischer Krankheiten. Bei Diabetikern ist die Gefahr oxidativer Schäden offenbar noch größer.

Welche Oxidantien sind am gefährlichsten? Luftschadstoffe, Tabakrauch, Strahlung, Sonnenlicht, Stress, Gifte und viele Chemikalien können eine Oxidation auslösen. Das Gleiche gilt für viele Schadstoffe in Nahrungsmitteln, zum Beispiel Pestizide, Herbizide, Fungizide, Hormone, PCBs, DDT und Dioxin. Ranziges Fett ist ebenfalls sehr schädlich. Je ungesättigter ein Fett ist, desto eher verursacht es oxidative Schäden. Freie Metalle wie Eisen und Kupfer können schwach reaktive Moleküle in hochreaktive Sauerstoffradikale verwandeln. Naturbelassene Lebensmittel enthalten Bausteine für entzündungshemmende Botenstoffe und sind daher sehr wichtig, wenn wir das Gleichgewicht zwischen Oxidantien und Antioxidantien zu unseren Gunsten verändern wollen.

So verringern Sie Schäden durch Oxidantien

Manche Oxidantien in der Umwelt sind im Wesentlichen unvermeidbar, aber Sie können das oxidative Risiko durch gesunde Ernährung erheblich reduzieren:

- Kaufen, lagern und verwenden Sie fettreiche Nahrungsmittel sorgfältig. Erhitzen Sie Fette nicht zu hoch. Öle dürfen nicht rauchen, wenn sie erhitzt werden und wenn es doch einmal geschieht, sollte man sie wegwerfen. Bewahren Sie hoch ungesättigte Öle wie Leinöl und Hanfsamenöl im Kühlschrank auf. Fetteiche pflanzliche Produkte ohne Schutzmantel – z. B. geschälte Nüsse und Kerne sowie Weizenkeime – gehören ebenfalls in den Kühlschrank.
- Meiden Sie Pestizide, Herbizide, Fungizide, Hormone, DDT, Dioxin, PCBs und Furane. Kaufen Sie Bioprodukte, wann immer es möglich ist. Essen Sie wenig tierische Produkte, vor allem wenn sie fettreich sind, denn viele dieser Chemikalien werden im Fett gespeichert. Dioxin und PCBs sind besonders problematisch. Mehr als 90 % des Dioxins, das wir aufnehmen, stammt aus dem Essen und je höher ein Produkt in der Nahrungskette anzusiedeln ist, desto konzentrierter ist das Gift: Kleine Tiere fressen belastete Pflanzen und werden dann von einem größeren Tier gefressen.

Die höchsten Konzentrationen finden wir in Süßwasserfischen (vor allem wenn das Wasser verseucht ist), Meeresfrüchten und Meeresfischen. Andere wichtige Quellen sind Rindfleisch, Schweinefleisch, Geflügel, Eier und Milchprodukte. Pflanzliche Nahrung enthält sehr wenig Dioxin. Tiere und Menschen speichern solche Chemikalien im Fettgewebe.

- Nehmen Sie genügend, aber nicht zu viel Eisen und Kupfer zu sich. Diese Metalle verbinden sich normalerweise mit Proteinen oder werden im Gewebe gespeichert; aber als „freie" Metalle im Blut sind sie starke Oxidantien. Fleischesser haben viel mehr überschüssiges Eisen gespeichert als Vegetarier, weil Fleisch viel Eisen enthält. Dieses Häm-Eisen resorbiert der Körper unbegrenzt, während er das von Natur aus chelatisierte pflanzliche Eisen nur in begrenzten Mengen aufnimmt.

Schritt 2: Reichlich Schutzfaktoren essen

Viele Menschen verzichten auf die gefährlichsten Nahrungsbestandteile wie gesättigtes Fett und Cholesterin und glauben dann, sie bräuchten nichts weiter zu tun. Das ist ein Irrtum. Es ist zwar ein äußerst wichtiger erster Schritt, ungesunde Produkte vom Tisch zu verbannen, aber damit ist die Schlacht erst halb gewonnen. Zum Glück ist die zweite Hälfte angenehmer: Sie essen eine Vielfalt von wohlschmeckenden und nahrhaften Lebensmitteln. Beginnen Sie mit einer soliden Grundlage aus naturbelassenen pflanzlichen Produkten, die wenig gefährliche Chemikalien enthalten und Sie daher nicht krank machen, sondern schützen. Das alte Sprichwort „Du bist, was du isst", ist vernünftiger, als Sie es je ahnten! Jede einzelne Zelle Ihres Körpers stammt aus Ihrem Essen. Wollen Sie wirklich Müll als Baumaterial für diese Zellen verwenden? Der folgende Abschnitt behandelt die wichtigsten Schutzstoffe in der Nahrung – lesen Sie ihn sorgfältig, denn diese Substanzen sind Ihre wichtigsten Verbündeten.

Phytochemikalien

Die Menschen wissen seit langem, dass Gemüse, Obst, das volle Korn, Hülsenfrüchte, Nüsse und Kerne gesund sind. Früher nahmen die Experten an, Vitamine, Mineralien und Ballaststoffe seien dafür verantwortlich. Natürlich hatten sie recht – aber nur teilweise. In den letzten paar Jahrzehnten haben die Wissenschaftler ein ganzes Arsenal schützender Substanzen in jedem ganzen pflanzlichen Lebensmittel entdeckt. Der Sammelbegriff für diese Stoffe lautet „Phytochemikalien" oder „sekundäre Pflanzenstoffe". Das sind natürliche Substanzen, die das Wachstum steuern, Insekten oder Pilze abwehren und für die Farben und Düfte der Pflanzen sorgen. Zum Glück arbeiten diese hochwirksamen kleinen Schutzstoffe auch für uns, wenn wir Pflanzen essen und ihre Wirkungen sind wahrhaft erstaunlich.

Viele Phytochemikalien sind starke Antioxidantien (siehe Seite 89) und machen freie Radikale unschädlich. Andere haben eine starke Krebs hemmende Wirkung, blockieren die Tumorbildung, bremsen die Zellvermehrung und helfen als Enzyme, den Körper von möglichen Karzinogenen zu befreien. Phytochemikalien schützen auch vor Herz-Kreislauf-Krankheiten, weil sie die Bildung von Cholesterin hemmen, den Cholesterinspiegel und den Blutdruck senken, Blutgerinnsel verhindern, die Blutgefäße weiten und Schäden an den Gefäßwänden reduzieren. Eine Gruppe dieser Stoffe, Phytoöstrogene (pflanzliche Östrogene) genannt, heften sich zwar an die Östrogenrezeptoren, haben aber nur 0,1 bis 0,2 Prozent der Wirkung, die Östradiol, das wichtigste menschliche Östrogen, entfaltet. Ist der Östrogenspiegel hoch, können Phytoöstrogene die schädliche Wirkung des Östradiols verringern, indem sie seine Rezeptoren „besetzen“ und ihm so den Zutritt verwehren. Es gibt Hinweise darauf, dass dieser Vorgang vor hormonabhängigen Krebsarten schützt. Wenn der Östrogenspiegel niedrig ist, können die schwachen Phytoöstrogene immerhin so viel Östrogenwirkung aufbringen, dass sie Osteoporose und Herzkrankheiten verhindern.

Eine weitere wichtige Wirkstoffgruppe sind die Phytosterole (pflanzliche Sterole), die zwar chemisch dem Cholesterin ähneln, aber im Körper ganz andere Wirkungen haben. Sterole hemmen offenbar die Resorption von Cholesterin im Darm. Studien deuten darauf hin, dass sie den Cholesterinspiegel senken, Brust-, Prostata- und Dickdarmkrebs hemmen und Entzündungen lindern. Außerdem stabilisieren sie möglicherweise den Blutzuckerspiegel – ein Bonus für Diabetiker. Phytosterole sind in Nüssen, Kernen, Pflanzenölen, Getreide, Hülsenfrüchten, grünem Blattgemüse und anderen Pflanzen enthalten. Die durchschnittliche westliche Kost enthält 180 bis 410 Milligramm Phytosterole am Tag, während eine überwiegend vegetarische Kost 600 bis 800 Milligramm täglich liefert.

Die Liste der nützlichen Wirkungen von Phytochemikalien geht noch weiter: Sie stärken das Immunsystem, hemmen Viren,

Bakterien, Pilze, Hefen und Entzündungen und lindern die Bewegungskrankheit (z. B. Seekrankheit). Erstaunlicherweise schenkt die Landwirtschaft der Größe und dem Aussehen ihrer Produkte immer noch mehr Aufmerksamkeit als dem Nährwert. Übrigens sind Bioprodukte auch in dieser Hinsicht überlegen. Wenn Pflanzen in Böden mit gesunder Mikroflora wachsen, sind sie ihrerseits besser ernährt und enthalten daher – zumindest in der Theorie – mehr schützende Wirkstoffe. Falls Sie das alles etwas verwirrend finden, denken Sie einfach daran, dass Lebensmittel, die reichlich Phytochemikalien enthalten, für Diabetiker äußerst wertvoll sind, weil sie die erhöhte oxidative Belastung verringern.

Welche Lebensmittel sind die besten Lieferanten von Phytochemikalien? Gemüse und Obst ist besonders nützlich, aber auch Hülsenfrüchte, Getreide, Nüsse und Kerne sind vorzügliche Quellen. Essen Sie also reichlich bunte, ganze, pflanzliche Produkte. Mit bestimmten Lebensmitteln können Sie ein phytochemikalisches Fest feiern. Herausragend sind insofern dunkelgrünes Blattgemüse (z. B. Grünkohl, Mangold und Spinat), Kreuzblüter (u. a. Brokkoli und Brokkolisprossen), Knoblauch, Tomaten, Blaubeeren, Zitrusfrüchte, Leinsamen und Sojabohnen. Einige von ihnen wollen wir uns näher ansehen.

Phytochemikalische Superstars

- **GRÜNKOHL.** Er enthält im Vergleich mit 19 anderen Gemüsesorten die meisten Antioxidantien, vor allem Lutein (siehe Seite 90), das die Augen vor Makuladegeneration schützt, die bei Diabetikern häufig vorkommt und die Hauptursache für Erblindungen ist. Außerdem ist Grünkohl reich an Betacarotin (ein Antioxidant), Indolen (sie fördern die Ausscheidung von Giften), Sulphoraphan (Krebs hemmend) und Quercetin (entzündungshemmend).
- **BROKKOLI.** Dieser Kreuzblüter enthält einen ähnlichen Wirkstoffcocktail wie Grünkohl. Seine Indole können den Körper veranlassen, weniger gefährliche Östrogene zu bilden und ihn

dadurch vor hormonabhängigen Krebsarten schützen. Wissenschaftler haben herausgefunden, dass Brokkolisprossen zehn- bis hundertmal mehr Sulphoraphan enthalten als Brokkoli.

- **KNOBLAUCH.** Dank seiner einzigartigen chemischen Zusammensetzung senkt dieses Zwiebelgewächs den Blutdruck, macht das Blut flüssiger, weitet die Blutgefäße und zerstört Krebszellen. Knoblauch und seine Verwandten regen außerdem das Immunsystem an, bekämpfen Bakterien, Viren, Pilze und Hefen und lindern Asthma. Kein Wunder, dass Hippokrates Infektionen und Lungenentzündung mit Knoblauch behandelte!

- **TOMATEN.** Die rote Farbe verdankt die Tomate dem Lykopin, einem starken Antioxidans. Mehrere Studien deuten darauf hin, dass es vor Prostatakrebs schützt und das Wachstum von Prostatatumoren verlangsamt. Zudem gibt es klare Hinweise darauf, dass Lykopin vor Krankheiten der Arterien und des Herzens schützt.

- **BLAUBEEREN.** Es gibt kaum ein Lebensmittel auf Erden, das unsere Zellen so gut schützt wie Blaubeeren. Sie stecken voller Überraschungen. Forscher der Tufts University untersuchten, wie wirksam über 40 Gemüsesorten und Früchte freie Radikale unschädlich machen. Blaubeeren waren die Spitzenreiter – sie waren fünf Mal wirksamer als die meisten anderen Obst- und Gemüsesorten. Ihr wichtigster aktiver Bestandteil ist eine Phenolverbindung namens Anthocyanin, ein starkes Antioxidans, das den Beeren ihre blaue Farbe gibt (Anthocyanin macht auch Pflaumen, dunkle Weintrauben und andere Beeren blau, rot oder purpurrot). Blaubeeren enthalten auch mehrere andere Phenole, darunter Flavonole und Phenolsäuren, und schützen nicht nur vor freien Radikalen, sondern auch vor Harnwegsinfektionen. Sie erfrischen „müde Augen" und verlangsamen möglicherweise den Alterungsprozess.

- **ZITRUSFRÜCHTE.** Orangen, Grapefruits, Zitronen und Limonen enthalten nicht nur Vitamin C und Folsäure, sondern eine wundervolle Mischung von Phytochemikalien. In einer Orange sind über 170 verschiedene pflanzliche Wirkstoffe enthalten, darunter 60 Flavonoide, 40 Limonoide und 20 Carotinoide (mehr darüber auf Seite 89–90). Flavonoide sind starke Antioxidantien, die spürbar vor Krebs und Herz-Kreislauf-Krankheiten schützen. Limonoide senken den Cholesterinspiegel und stimulieren entgiftende Enzyme.

- **SOJABOHNEN.** Diese Bohnen enthalten reichlich Eiweiß und Sterole sowie Phytoöstrogene wie Lignane und Isoflavone. Die wichtigsten Isoflavone in der Sojabohne sind Genestein und Daidzein, starke Antioxidantien, die zudem das Enzym Tyrosinkinase hemmen, das Tumore wachsen lässt. Studien deuten darauf hin, dass Isoflavone auch Herzkrankheiten, einige Krebsarten und Osteoporose verhindern helfen. Es gibt auch Hinweise darauf, dass sie das Gehirn schützen. Über ihre Fähigkeit, Symptome der Wechseljahre zu lindern, wurde viel geschrieben, aber die Forschungsergebnisse sind widersprüchlich – wenn sie diese Wirkung haben, ist sie anscheinend gering.
- **LEINSAMEN.** Dies sind die Champions unter den Samenkernen und die beste Quelle von Lignanen (starken Krebshemmern). Sie enthalten mehr Alphalinolensäure als jedes andere Lebensmittel und Omega-3-Fettsäuren stellen 57 % ihres Fettes. Diese Fettsäuren hemmen Krebs und schützen vor Herz-Kreislauf-Krankheiten. Wie andere Kerne (und Nüsse) enthalten Leinsamen außerdem Flavonoide, Phenolsäuren, Phytinsäuren und Tocotrienole (die zur Gruppe der E-Vitamine gehören).
- **GRÜNTEE.** Dank seiner Polyphenole und Catechine ist Grüntee ein populärer phytochemischer Superstar geworden. Er enthält besonders viel Epigallocatechingallat, ein starkes Krebs hemmendes Antioxidans.

Wichtig ist, dass der Gehalt an Phytochemikalien in verarbeiteten Produkten drastisch sinkt. Weißmehl hat beispielsweise 95 % der pflanzlichen Wirkstoffe des ganzen Korns verloren. Viele Menschen glauben, dass Phytochemikalien beim Kochen zerstört werden; aber das ist nicht unbedingt der Fall. Oft verbessert das Kochen sogar die

Verfügbarkeit dieser Stoffe. Lykopin wird zum Beispiel viel besser aus gekochten als aus rohen Tomaten resorbiert, vor allem wenn Olivenöl zum Gericht gehört. Kochen verändert jedoch die Struktur der Phytochemikalien und das hat unterschiedliche Folgen für die Gesundheit. Wenn wir Knoblauch in Wasser kochen, entstehen beispielsweise Vinyldithiine (die Asthma lindern); wenn wir ihn in Öl garen, entwickeln sich Ajoine (sie hemmen Substanzen, die Entzündungen verschlimmern und den Blutdruck steigern). Wenn Sie möglichst viele Phytochemikalien zu sich nehmen wollen, sollten Sie also viele verschiedene rohe und gegarte Lebensmittel essen.

Viele Leute fragen, ob es genügt, eine Pille zu schlucken, um genügend Phytochemikalien aufzunehmen. Viele Multipräparate enthalten heute nicht nur Vitamine, sondern unter anderem auch Lutein als sekundären Mikronährstoff. Aber es gibt zahlreiche Gründe anzunehmen, dass wir mit ganzen Lebensmitteln besser bedient sind als mit Extrakten. Studien, die einzelne Phytochemikalien getestet haben, sind ziemlich widersprüchlich, manche sogar entmutigend. Ein Beispiel dafür ist Betacarotin. Es gibt starke Hinweise darauf, dass eine Kost, die reich an Betacarotin und anderen Carotinoiden ist, vor Lungenkrebs schützt. Als man jedoch in zwei großen Studien Carotinkapseln verabreichte, stieg das Risiko. Das könnte unter anderem daran liegen, dass Phytochemikalien als Team arbeiten und dass zwei oder mehrere dieser Stoffe zusammenwirken müssen, um die gewünschte Wirkung zu erzielen. Wir wissen noch nicht genug über die komplexen Wechselwirkungen dieser Substanzen, um sie vertrauensvoll in Kapseln schlucken zu können. Zudem sind ganze Lebensmittel reich an Ballaststoffen, Vitaminen, Mineralien, Sterolen und anderen schützenden Verbindungen – und sie schmecken hundertmal besser!

Praktischer Tipp

Wenn Sie mehr Phytochemikalien zu sich nehmen wollen, sollten Sie mehr pflanzliche Lebensmittel mit unterschiedlichen Farben essen. Ihr Ziel sollten mindestens sieben Portionen Obst und Gemüse am Tag sein.

Antioxidantien

Viele Verbraucher haben noch nie von Phytochemikalien gehört, aber die meisten kennen Antioxidantien. Das sind Verbindungen, die stets bereit sind, sich auf gefährliche freie Radikale zu stürzen. Diese Schutztruppe verringert nachweislich die oxidative Belastung, die mit fast jeder Krankheit einhergeht und es gibt überzeugende Beweise dafür, dass sie Diabetiker vor Komplikationen wie Blindheit, Nierenversagen, Amputationen und frühem Tod schützen. Eine Studie mit Diabetikern und Nichtdiabetikern, deren Blutzuckerspiegel stark schwankte und bei denen erste Anzeichen von Komplikationen aufgetreten waren, belegte, dass der Vorrat an Antioxidantien bei diesen Kranken erschöpft war. Der Zusammenhang zwischen einem Mangel an Antioxidantien und einem hohen Blutzuckerspiegel war überraschend deutlich. Die Abwehr von freien Radikalen war bei Patienten mit schlecht eingestelltem Diabetes und frühen Anzeichen von Komplikationen nur halb so stark wie bei Kranken ohne Diabetes. Das ist ein sehr guter Grund, genügend Lebensmittel mit Antioxidantien zu essen.

Auch der Körper produziert Antioxidantien, zum Beispiel Superoxiddismutase, Katalase und Glutathionperoxidase. Diese Enzyme brauchen jedoch ein Mineral aus der Nahrung als Partner, um Radikale zerstören zu können. Der bekannteste dieser Kofaktoren ist Selen, aber manche Enzyme benötigen Mangan, Zink, Kupfer oder Eisen. Die am besten erforschten Antioxidantien in der Nahrung sind Vitamin C, Vitamin E, Phytochemikalien und Carotinoide. Zu den anderen Antioxidantien, die für Diabetiker offenbar wichtig sind, gehören Glutathion, Taurin und Alphaliponsäure.

Carotinoide

Diese gelben, orangefarbenen und roten Pflanzenfarbstoffe sind auch in dunkelgrünem Gemüse enthalten – das Chlorophyll verdeckt die hellen Farben nur. Pflanzen stellen etwa 600 verschiedene Carotinoide her und ungefähr 10 Prozent von ihnen kann der Körper in Vitamin A umwandeln. Möhren, Süßkartoffeln, Kürbisse und andere Pflanzen, von denen man sagt, dass sie viel Vitamin A enthalten, liefern uns genau genommen kein aktives Vitamin A, sondern Carotinoide, die man auch „Provitamin A" nennt. Die einzelnen Carotinoide haben ganz verschiedene Wirkungen. Das bekannteste ist das Betacarotin, unsere wichtigste pflanzliche Vitamin-A-Quelle; andere sind Alphacarotin, Gammacarotin, Canthaxanthin, Cryptoxanthin, Lykopin, Lutein und Zeaxanthin. Sie alle sind nicht nur Vitaminvorstufen, sondern auch Antioxidantien, die freie Radikale vertilgen.

Die aktive Form von Vitamin A, ein sehr schwaches Antioxidans, ist in tierischen Produkten enthalten. Während die Carotinoide in Pflanzen nachweislich vor Krebs, Herzkrankheiten und Diabetes Typ 2 schützen, scheint Ergänzungsmitteln diese Wirkung zu fehlen. Die Forscher nehmen an, dass wir viele Carotinoide und andere schützende Verbindungen brauchen, die zusammenarbeiten müssen.

Zwei Carotinoide sind für Diabetiker besonders interessant: Lutein und Zeaxanthin. Diese Antioxidantien verringern das Risiko, an Makuladegeneration und Star zu erkranken. Als Antioxidans ist Lutein schätzungsweise zehnmal wirksamer als Vitamin E. Die gelben Farbstoffe Lutein und Zeaxanthin filtern schädliche UV-Strahlen und blaues Licht aus dem Sonnenlicht und schützen dadurch vor Augenschäden. Die besten Luteinquellen sind dunkelgrünes Gemüse – z. B. Grünkohl, Spinat und Brokkoli – sowie Kürbisse, Mais, Erbsen und andere Pflanzen. Zeaxanthin ist vor allem in dunkelgrünem Gemüse, Mais, roten Paprikaschoten, Orangen, Mangos, Papayas, Pfirsichen, Pflaumen, Aprikosen und Melonen enthalten.

Denken Sie daran, dass für die Resorption von Carotinoiden Fett notwendig ist. Als man im Rahmen einer Studie dem Essen der Versuchsteilnehmer (7 % der Kalorien stammten aus Fett) 4 Teelöffel (20 ml) Olivenöl hinzufügte, absorbierten sie fünfmal mehr Carotinoide. Zum Glück genügt ein Fettanteil von rund 20 % der täglichen Gesamtkalorien für eine optimale Resorption. Wenn Sie also wieder einmal dunkelgrünes Blattgemüse, Tomaten, Möhren und rote Paprikaschoten essen und eine köstliche Soße mit nativem Olivenöl bemischen, brauchen Sie kein schlechtes Gewissen zu haben – das ist besser als die fettfreien, wässerigen Mixturen, die so viele Leute für besonders nahrhaft halten.

Vitamin C

Vitamin C, ein starkes, wasserlösliches Antioxidans, verhindert schädliche chemische Reaktionen im Blut, in der Zellflüssigkeit und in der Flüssigkeit, die unsere Zellen einhüllt. Diabetiker schützt dieses Vitamin offenbar vor Blutzuckerschwankungen und Komplikationen, besonders vor Augenschäden.

Einige kleine Studien zeigen, dass Typ-2-Diabetiker im Vergleich zu Nichtdiabetikern wenig Vitamin C (Ascorbinsäure) im Blut haben. Die Ursache könnte eine stärkere Ausscheidung im Urin sein. Insgesamt deuten die Forschungen darauf hin, dass Vitamin C das Diabetesrisiko deutlich senkt und die Symptome spürbar lindert.

Es ist immer noch sehr umstritten, ob Vitamin C als Pulver oder Tabletten für Typ-2-Diabetiker nützlich ist. Manche Fachleute glauben, dass 200 Milligramm Vitamin C am Tag ausreichen und dass man sie am besten aufnimmt, indem man mehrere Portionen Gemüse und Obst isst. Andere sind der Meinung, dass Typ-2-Diabetiker täglich 1000 bis 2000 Milligramm Vitamin C zusätzlich einnehmen sollten. Die meisten Fachleute stimmen allerdings darin überein, dass die empfohlene Tagesmenge (75 mg für Frauen und 90 mg für Männer) für Typ-2-Diabetiker nicht genügt.

Wenn Sie Vitamin C als Ergänzungsmittel nehmen wollen, sollten Sie daran denken, dass hohe Dosen den Magen reizen und Übelkeit oder Durchfall auslösen können. Außerdem kann Vitamin C die Wirkung einiger Diabetesmedikamente schwächen. Fragen Sie also Ihren Arzt, ehe Sie es einnehmen. Vitamin C wird am besten in zwei Dosen genommen. Falls Sie gegen die Säure empfindlich sind, können Sie eine gepufferte Form kaufen, die allerdings erheblich teurer ist.

Vitamin E

Es ist ziemlich einfach, reichlich Carotinoide und Vitamin C aus der Nahrung aufzunehmen. Den Bedarf an Vitamin E zu decken, ist dagegen schwieriger. Der durchschnittliche Nordamerikaner nimmt nur etwa die Hälfte der empfohlenen Tagesmenge von 15 Milligramm zu sich; das entspricht 22 I. E. natürlichem Vitamin E (d-alpha-Tocopherol) oder 33 I. E. synthetischem Vitamin E (dl-alpha-Tocopherol). Vitamin E gehört zu den bekanntesten Antioxidantien und ist deshalb so wichtig, weil es sich selbst opfert, um Fett und fettlösliche Substanzen – z. B. Vitamin A – vor freien Radikalen zu schützen. Es stabilisiert die Zellmembranen, schützt die weißen Blutkörperchen, verbessert die Durchblutung und verhindert offenbar auch Schäden an den Blutgefäßen der Augen und Nieren. Einige Studien lassen darauf schließen, dass Vitamin E zudem die Wirkung von Insulin verbessert.

Die besten Vitamin-E-Quellen sind Nüsse, Kerne, Weizenkeime, Vollkornprodukte, Blattgemüse, Brokkoli, Avocados und Pflanzenöle. Kalt gepresstes, nicht raffiniertes Öl enthält mehr Vitamin E als raffinierte Öle. Essen Sie täglich mehrere Lebensmittel aus dieser Gruppe und erhitzen Sie Ihr Öl nicht zu stark, da Vitamin E sonst zerstört wird. Es gibt einige Hinweise darauf, dass Vitamin-E-Kapseln für Typ-2-Diabetiker nützlich sind. Kaufen Sie ein Präparat, das natürliches Vitamin E enthält (d-alpha-Tocopherol oder besser gemischte Tocopherole und Tocotrienole). Verschiedenen Studien zufolge ist eine Tagesdosis von 400 bis 1000 Milligramm am Tag vernünftig.

Glutathion

Glutathion ist ein wichtiger Teil des antioxidativen Abwehrsystems. Der Körper kann es herstellen, aber es ist auch in Obst und Gemüse enthalten und hat erstaunlich viele Wirkungen. Glutathion spielt eine Schlüsselrolle im Immunsystem, bei der DNS-Reparatur und beim Ausscheiden von Giften. Außerdem kann es die Vitamine C und E recyceln, also wieder in ihre aktive Form umwandeln.

Bei Diabetikern und älteren Menschen nimmt der Glutathiongehalt der Augenlinsen ab und das ist anscheinend eine Mitursache für grauen Star. Glutathion in Kapseln ist unwirksam, weil der Darm Glutathion nicht resorbiert. Fachleute sind der Ansicht, dass man den Glutathionspiegel am besten steigern kann, indem man die körpereigene Synthese ankurbelt, zum Beispiel mit Alphaliponsäure (siehe Seite 239), den Vitaminen C, E, B_6 und Riboflavin sowie den Mineralien Kupfer und Selen.

Praktischer Tipp

Um Antioxidantien in optimaler Menge aufzunehmen, sollten Sie viele verschiedene bunte, naturbelassene Lebensmittel essen, vor allem Obst und Gemüse. Empfehlenswert sind 5 bis 10 Portionen am Tag, aber 8 Portionen oder mehr sind offenbar besonders wirksam. Sprechen Sie aber mit Ihrem Arzt, wenn Sie Ergänzungsmittel nehmen möchten, denn es könnte Wechselwirkungen mit Medikamenten geben. Einige Antioxidantien verringern beispielsweise die Wirkung des Medikaments Zocor, das den Cholesterinspiegel senkt.

Ballaststoffe

Ballaststoffe sind Pflanzenfasern, die wir nicht verdauen können. Alle pflanzlichen Lebensmittel enthalten Ballaststoffe, sie verleihen ihnen ihre Struktur. Der Körper von Tieren wird dagegen von Knochen gestützt und darum enthalten Fleisch und Milchprodukte keine Ballaststoffe. Man teilt die Ballaststoffe oft in zwei Gruppen ein. Struktur bildende Substanzen wie Zellulose, manche Hemizellulosen und Lignine sind nicht wasserlöslich. Weizenkleie ist zum Beispiel reich an wasserunlöslichen Ballaststoffen. Wenn man sie mit Wasser vermischt, absorbiert es sie, löst sich aber nicht auf und wird auch nicht klebrig. Fast alle ganzen pflanzlichen Lebensmittel enthalten unlösliche Ballaststoffe. Gel bildende Fasern wie Pektin, Gummi und pflanzliche Schleimstoffe sind wasserlöslich. Ein Beispiel ist Haferkleie, die klebrig wird, wenn man sie mit Wasser vermischt. Andere gute Quellen sind Bohnen, Erbsen, mehrere Früchte, Gerste, Leinsamen, manche Gemüsesorten und Flohsamen (ein mildes Abführmittel). Die meisten pflanzlichen Lebensmittel enthalten eine Mischung aus löslichen und unlöslichen Ballaststoffen, wobei Letztere meist bei weitem überwiegen.

Sowohl lösliche als auch unlösliche Fasern sind gesund. Die unlöslichen säubern die Verdauungswege, weil sie den Stuhl voluminöser machen, so dass er schneller ausgeschieden wird. Lösliche

Tabelle 3.7
Ballaststoffgehalt verschiedener Nahrungsmittel

Ballaststoffmenge (runde Zahlen)

Nahrungsmittel/Portion

Extrem ballaststoffreiche Nahrungsmittel (12-20 g)

die meisten Hülsenfrüchte, gekocht, 1 Tasse (250 ml)

grüne Erbsen, gekocht, 1 Tasse (250 ml)

Weizenkleie, ½ Tasse (125 ml)

Sehr ballaststoffreiche Nahrungsmittel (8-11 g)

Limabohnen, Sojabohnen, Langbohnen, gekocht, 1 Tasse (250 ml)

Getreide (Bulgur, Buchweizengrütze), gekocht, 1 Tasse (250 ml)

Trockenfrüchte: 4 Feigen oder Birnen, 7 Pfirsiche, 20 Aprikosen

Erbsensuppe, 1 Tasse (250 ml)

Frühstückszerealien mit Weizenkleie, 1 Tasse (250 ml)

Stachelbeeren, Brombeeren, 1 Tasse (250 ml)

Ballaststoffreiche Nahrungsmittel (5-7 g)

Gerste, Maismehl, Vollkornnudeln, Haferkleie, gekocht, 1 Tasse (250 ml)

Weizenvollkornflocken, 1 Tasse (250 ml)

Roggenvollkornbrot, 2 Scheiben

Kartoffeln und Süßkartoffeln, 1 mittelgroße, gebacken

Gemüse (Brokkoli, Rosenkohl, Kürbis, Aubergine, Okra, dunkelgrüne Blattgemüse, Steckrüben, Möhren), gekocht, 1 Tasse (250 ml)

Artischocke, 1 mittelgroße

Erdbeeren, Blaubeeren, 1 Tasse (250 ml), frisch

Obst (Papayas, asiatische Birnen, Avocados), 1 mittelgroße

Leinsamen, gemahlen, 2 EL (30 ml)

Nahrungsmittel mit mittlerem Ballaststoffgehalt (2-4 g)

Hafer, Hirse, brauner Reis, gekocht, 1 Tasse (250 ml)

weiße Nudeln, gekocht, 1 Tasse (250 ml)

Vollkornbrot, 2 Scheiben

die meisten Früchte, 1 mittelgroße oder 2 kleine oder 1 Tasse (250 ml)

Kohl, Blumenkohl, grüne Bohnen, Spargel, Pilze, Speiserüben, Paprikaschoten, Lauch, Sellerie, gekocht, 1 Tasse (250 ml), 1 – 2 Tassen (250 – 500 ml), roh

die meisten Nüsse und Kerne, 1/4 Tasse (60 ml)

Popcorn, 3 Tassen (750 ml)

Ballaststoffarme Nahrungsmittel (1 g oder weniger)

weißer Reis, gekocht, 1 Tasse (250 ml)

Weißbrot, 2 Scheiben

Weißmehlgebäck (Kräcker, Kekse, Kuchen usw.), 1 Portion

Frühstücksflocken aus Fabrikmehl, 1 Tasse (250 ml)

Melone, 1 Tasse (250 ml)

Fruchtsaft, 1 Tasse (250 ml)

Eisbergsalat, zarter Kopfsalat, 1 Tasse (250 ml)

Kartoffelchips, 28 g

Süßigkeiten, 1 Portion

Ballaststofffreie Nahrungsmittel

Fleisch, Geflügel, Fisch

Eier

Milch, Käse, Eiscreme und andere Milchprodukte

Fette und Öle

Genauere Angaben finden Sie oft auf den Packungen.

Substanzen sind für Typ-2-Diabetiker besonders nützlich, denn sie stabilisieren den Blutzuckerspiegel und senken den Cholesterinspiegel. Wenige Experten würden bestreiten, dass Ballaststoffe uns helfen, fast jede chronische Krankheit zu verhindern, darunter Diabetes Typ 2, Herzkrankheiten, einige Krebsarten, Magen-Darm-Krankheiten, Hypoglykämie und Übergewicht. Um 35 bis 50 Gramm Ballaststoffe aufzunehmen, müssen die Hauptmahlzeiten jeweils mindestens 10 bis 12 Gramm und eine oder zwei Zwischenmahlzeiten 4 bis 5 Gramm davon enthalten. Die Menüpläne auf Seite 151 – 162 helfen Ihnen dabei. Tabelle 3.7 zeigt Ihnen den Ballaststoffgehalt verschiedener Nahrungsmittel.

Viele Menschen haben zwei Bedenken gegen die hier empfohlene Tagesmenge:

1. Können mir zu viele Ballaststoffe schaden?

2. Führt diese große Menge zu Blähungen?

Können zu viele Ballaststoffe schädlich sein?

Ja, Sie können auch zu viel Gesundes essen! Ballaststoffe im Übermaß verringern die Resorption von Kalzium, Eisen, Zink und anderen Mineralien. Die WHO empfiehlt daher, nicht mehr als 54 Gramm Ballaststoffe am Tag zu essen. Im Allgemeinen enthält eine gemischte pflanzliche Kost nicht zu viele Ballaststoffe; aber wenn Sie beispielsweise zusätzlich Weizenkleie ins Essen streuen, kann das die Resorption von Mineralien stören. Kleie und andere Zusätze können für Menschen nützlich sein, wenn Sie sich ballaststoffarm und überwiegend von tierischen Produkten ernähren, aber sie sind unnötig und möglicherweise schädlich, wenn Sie ballaststoffreiche pflanzliche Lebensmittel bevorzugen.

Ballaststoffe und Blähungen

Dass sich im Darm Gase bilden, ist normal. Die Ursache sind Bakterien im Dickdarm, die von unverdauten Kohlenhydraten leben und Wasserstoff, Kohlendioxid, Methan, Wasser und kurzkettige Fettsäuren ausscheiden. Dadurch schützen sie offenbar den

Dickdarm vor Schäden, die Krebs auslösen können. Sie verdünnen Karzinogene, sorgen für einen günstigen Säuregehalt im Darm und verbessern die Funktion seiner Epithelzellen.

So wunderbar das für die Gesundheit sein mag, es kann auch äußerst lästig werden, denn zu viel Gas führt zu Aufgedunsenheit und schmerzhaften Krämpfen. Zum Glück kann man unerwünschte Folgen dieser Art lindern oder verhindern. Es gibt zwei verschiedene Ursachen für die Gasbildung: die Gärung von Kohlenhydraten im Dickdarm und verschluckte Luft. Wenn Sie langsamer essen, kohlensäurehaltige Getränke und Bier meiden, nicht Kaugummi kauen, keine Bonbons lutschen und gut sitzenden Zahnersatz tragen, schlucken Sie weniger Luft. Auch die Gärung lässt sich reduzieren:

- Steigern Sie den Verzehr ballaststoffreicher Lebensmittel allmählich, damit das Verdauungssystem sich anpassen kann.
- Essen Sie regelmäßig Hülsenfrüchte und andere ballaststoffreiche Lebensmittel. Dadurch fördern Sie die Vermehrung von Bakterien, die Kohlenhydrate in Hülsenfrüchten (Oligosaccharide) besser spalten können. Dann geht die Gasbildung zurück.
- Essen Sie anfangs nicht so viele problematische Lebensmittel wie Bohnen und Kohlgemüse.
- Verringern Sie den Oligosaccharidgehalt von Hülsenfrüchten, indem Sie Bohnen über Nacht einweichen und das Wasser vor dem Kochen wegschütten. Nicht eingeweichte Bohnen können bis zu zehnmal so viel Gas bilden!
- Essen Sie mehr Tofu und pflanzliches Eiweiß. Es enthält nicht so viele problematische Kohlenhydrate.
- Essen Sie Linsen und kleine Hülsenfrüchte anstelle von großen Bohnen, die offenbar mehr Gas produzieren.
- Essen Sie nicht zu viel, sonst gelangen eine Menge unverdaute Speisereste in den Dickdarm.
- Nehmen Sie Enzyme ein, die unverdauliche Kohlenhydrate spalten, ehe sie den Dickdarm erreichen.

- Achten Sie darauf, welche Speisen bei Ihnen Blähungen auslösen. Es können Pilze, Zwiebeln, Sellerie und vieles andere sein.
- Trinken Sie mehr Wasser und Kräutertee – sie enthalten keine Kohlensäure.

Praktischer Tipp

Steigern Sie Ihre Ballaststoffzufuhr auf 35–50 Gramm täglich. Das geht am besten, wenn Sie eine überwiegend pflanzliche Kost essen. Steigern Sie den Verzehr ballaststoffreicher Lebensmittel allmählich und trinken Sie reichlich Wasser und/oder Kräutertee (6–8 Gläser am Tag).

Pflanzliches Eiweiß

Die meisten Leute denken an Fleisch – Rindfleisch, Schweinefleisch, Geflügel, Lamm und Fisch – wenn sie das Wort „Eiweiß" hören. Dann folgen Eier und Milchprodukte wie Käse, Quark und Joghurt. Diabetiker glauben, sie müssten tierisches Protein essen, weil ihre „Austauschlisten" einen umfangreichen Abschnitt über „Fleisch und Fleischersatz" enthalten. Es ist also kein Wunder, dass der Ausdruck „pflanzliches Eiweiß" vielen Menschen sonderbar vorkommt. Darum ist es Zeit, Legenden zu widerlegen und im pflanzlichen Eiweiß das zu sehen, was es ist: einen starken Verbündeten im Kampf für die Gesundheit. Untersuchen wir zunächst einmal, welche Vorteile das pflanzliche Eiweiß gegenüber dem tierischen hat:

- Pflanzen enthalten reichlich Ballaststoffe. Fleisch, Eier und Milchprodukte sind frei davon.
- Die meisten Pflanzen sind fettarm (Ausnahmen sind Nüsse, Kerne und Soja). Hülsenfrüchte enthalten 5 Prozent überwiegend ungesättigtes Fett oder weniger. Tierische Produkte enthalten mehr Fett und dieses Fett ist gesättigt.

Tabelle 3.8
Eiweißgehalt (in g) eines pflanzlichen Menüs (1800 Kalorien)

Frühstück	Mittagessen
Vollkornflocken mit 1 EL Walnüssen und 1 Tasse getrockneten Preiselbeeren	1 Tasse Bohnensuppe
1 Tasse Sojamilch	3 Tassen grüner Salat mit 1 EL Kürbiskernen und 1 EL Leinöl
½ Tasse Blaubeeren	1 Tasse Kirschen
17 Gramm Eiweiß	**21 Gramm Eiweiß**

Abendessen	Imbiss
113 g Tofu	2 Tassen rohes Gemüse
1 Tasse Brokkoli und rote Paprikaschoten, kurz und schnell angebraten	1 Grapefruit
1 kleine gebackene Kartoffel	2 Scheiben Roggenknäckebrot
1 Tasse „Eiscreme" aus Banane, Ahornsirup und Walnüssen	2 Scheiben pflanzliche „Wurst"
34 Gramm Eiweiß	**18 Gramm Eiweiß**

- Pflanzen enthalten kein Cholesterin, Fleisch enthält viel davon. Außerdem hemmen die in Pflanzen enthaltenen Sterole die Resorption von Cholesterin.
- Pflanzliches Eiweiß senkt den Cholesterinspiegel, tierisches Eiweiß erhöht ihn.
- Pflanzen enthalten viele schützende Wirkstoffe, die in tierischen Produkten nicht enthalten sind.
- Pflanzen liefern Kalzium. Fleisch enthält sehr wenig Kalzium und steigert sogar die Kalziumausscheidung im Urin.

- Wenn Sie viel tierisches Eiweiß essen, kann dies den Nieren schaden. Pflanzliches Eiweiß scheint sie zu schützen.

Trotz alledem zweifeln Sie vielleicht immer noch daran, dass Sie ohne tierisches Eiweiß gesund bleiben können. Zwei Sorgen plagen die Menschen ganz besonders:

1. Liefern Pflanzen genügend Eiweiß?

Wir brauchen zweifellos ausreichend Eiweiß, um Körpergewebe (Knochen, Muskeln, Blutkörperchen), Verdauungsenzyme und Antioxidantien aufzubauen. Diabetiker brauchen ein wenig mehr Eiweiß, etwa ein Gramm je Kilogramm Körpergewicht. Den meisten Menschen genügen 60 bis 90 Gramm am Tag, je nach Körpermasse. Tabelle 3.8 ist ein Beispiel für ein pflanzliches Tagesmenü, das 90 Gramm Eiweiß liefert und Tabelle 3.6 beweist, dass es nicht schwierig ist, solche Mengen mit einer rein pflanzlichen Kost aufzunehmen.

Um den Eiweißbedarf zu ermitteln, können wir auch untersuchen, wie viel Prozent der Gesamtkalorien aus Eiweiß stammen sollten. Meist werden etwa 15 Prozent empfohlen. Bohnen sind vorzügliche Eiweißspender, die etwa 20 bis 30 Prozent ihrer Kalorien in Form von Eiweiß liefern. Sojabohnen, Tofu und Soja-„Fleisch" sind noch erheblich eiweißreicher. Gemüse enthält 15 bis 40 Prozent seiner Kalorien als Eiweiß. Eine Ausnahme ist unter anderem Wurzelgemüse, das nur 7 bis 12 Prozent Eiweiß enthält. Getreide, Nüsse und Kerne liegen zwischen 7 und 17 Prozent, wobei Reis am unteren Ende zu finden ist. Obst liefert nur 1 bis 10 Prozent seiner Kalorien in Form von Eiweiß.

Wenn Sie sich vielseitig und pflanzlich ernähren, ist es nicht schwierig, den Eiweißbedarf zu decken. Sollten Sie allerdings eine kalorienreduzierte Diät befolgen – wie viele Typ-2-Diabetiker –, müssen Sie ein wenig genauer auf Ihre Eiweißzufuhr achten. Sie können einiges tun, um mehr pflanzliches Eiweiß aufzunehmen:

- Essen Sie täglich Hülsenfrüchte und Sojaprodukte wie Tofu und Tempeh.

- Essen Sie ein wenig fettarmes „Sojafleisch“, das besonders viel Eiweiß enthält.
- Trinken Sie eiweißreiche Sojamilch anstatt Reis- oder Mandelmilch.
- Rühren Sie Sojapulver in Mixgetränke, Teig und andere Speisen, die Sie zubereiten.
- Essen Sie eiweißreiche Getreide, Nüsse und Kerne, z. B. Quinoa (Reismelde), Amarant, Mandeln, Erdnüsse und Kürbiskerne.

2. Ist pflanzliches Eiweiß im Vergleich zum tierischen minderwertig?

Die meisten Menschen sind fest davon überzeugt, dass sie tierisches Eiweiß brauchen, um gesund zu bleiben und, dass pflanzliches Eiweiß nicht nur minderwertig ist, sondern ihnen essenzielle (lebenswichtige) Aminosäuren vorenthält, die für das Wachstum und die Reparatur von Zellen notwendig sind. Tierische Nahrungsmittel gelten als ursprüngliche Quelle für alle essenziellen Aminosäuren. In Wahrheit sind es die Pflanzen. Bestimmte Aminosäuren werden „essenziell“ genannt, weil der menschliche oder tierische Körper sie nicht selbst bilden kann. Aber alle Tiere und Menschen bekommen ihre essenziellen Aminosäuren mittelbar oder unmittelbar von Pflanzen (unmittelbar, wenn sie Pflanzen essen; mittelbar, wenn sie Pflanzen fressende Tiere essen). Die Behauptung, Pflanzen könnten uns nicht genug Eiweiß liefern, ist daher unlogisch – sie sind die eigentliche Quelle aller essenzieller Aminosäuren.*

---

* Aminosäuren sind die Bausteine des Proteins. Es gibt 22 Aminosäuren. Neun von ihnen kann der menschliche Körper nicht selbst herstellen; darum nennt man sie „essenziell“. Sobald sie Teil unseres Gewebes sind, lassen sich essenzielle Aminosäuren von Pflanzen und Tieren praktisch nicht mehr voneinander unterscheiden.

Einfach und mehrfach ungesättigte Fettsäuren

Fett hat einen schlechten Ruf. Wir machen es für alle möglichen Gesundheitsprobleme verantwortlich – mit gutem Grund. Wie Sie wissen, machen gesättigte Fett und Transfette uns krank, wenn wir zu viel davon essen. Es ist also kein Wunder, dass manche Menschen nicht nur vor sichtbarem Fett – z. B. Margarine und Öl – Angst haben, sondern auch vor Produkten, die mit Fett angereichert wurden und vor fettreichen Nahrungsmitteln. Nicht alle Fette sind jedoch schädlich. Manche sind ziemlich harmlos, einige sogar lebenswichtig. Ja, wir brauchen Fett! Es spendet uns Energie und Wärme, schützt wichtige Organe, polstert den Körper und ermöglicht die Resorption vieler Vitamine, Mineralien und Phytochemikalien. Bestimmte Fettarten sind notwendig für die Bildung gesunder Zellmembranen und für Integrität, Durchlässigkeit, Form und Geschmeidigkeit der Zellen. Ohne Fette können das Gehirn und das Nervensystem sich nicht entwickeln und nicht richtig arbeiten. Ebenfalls beteiligt sind sie an der Produktion von hormonähnlichen Substanzen – der Eicosanoide – die viele Organsysteme steuern. Diese speziellen Fette heißen essenzielle Fettsäuren, weil sie lebenswichtig sind.

Einfach ungesättigte Fette schützen nachweislich vor chronischen Krankheiten. Was den Cholesterinspiegel anbelangt, haben sie eine neutrale oder leicht positive Wirkung. Sie senken den HDL-Wert nicht, sondern erhöhen ihn vielleicht sogar. Es gibt einige Hinweise darauf, dass einfach ungesättigte Fette den Blutdruck senken und das Blut flüssiger machen. Bei Diabetikern stabilisieren diese Fette nachweislich den Blutzuckerspiegel, ohne den Triglyceridspiegel zu steigern, wie verfeinerte Kohlenhydrate es häufig tun. Die wichtigsten Quellen für einfach ungesättigte Fettsäuren sind Oliven, Olivenöl, Rapsöl, Avocados, die meisten Nüsse (außer Walnüssen) sowie ölsäurereiches Sonnenblumen- und Färberdistelöl.

Mehrfach ungesättigte Fette sind äußerst wichtig, weil auch die essenziellen Fettsäuren zu dieser Gruppe gehören. Es gibt zwei Arten von mehrfach ungesättigten Fetten und jede hat ihre eigenen Wirkungen. Man nennt sie Omega-6- und Omega-3-Fettsäuren und beide sind lebenswichtig. Einige dieser Substanzen sind Ihnen vielleicht neu, aber Sie werden wahrscheinlich immer häufiger von ihnen hören. Einzelheiten erfahren Sie in Tabelle 3.9.

Fast alle bei uns üblichen Ernährungsweisen liefern reichlich Omega-6-Fettsäuren (manchmal sogar zu viele), aber nicht genug Omega-3-Fettsäuren.

Essenzielle Fettsäuren in Nahrungsmitteln

Es ist überaus wichtig, dass unsere Nahrung genügend essenzielle Fettsäuren enthält. Die meisten Menschen brauchen mehr Omega-3-Fettsäuren, während sie mit Omega-6-Fettsäuren ausreichend versorgt sind (manchmal überversorgt). Es gibt vernünftige Gründe anzunehmen, dass Diabetiker davon profitieren, wenn sie langkettige Fettsäuren (GLS, EPS und DHS) einnehmen, weil diese stärker ungesättigt sind; sie sollten sich nicht darauf verlassen, dass der Körper sie aus LS und ALS selbst herstellt.

1. Essen Sie Nahrungsmittel, die reich an Alphalinolensäure (eine Omega-3-Fettsäure) sind. Die besten Quellen sind Leinsamen, Leinöl, Hanfsamen, Hanfsamenöl, Rapsöl, Walnüsse und grünes Blattgemüse. Die meisten Menschen brauchen etwa 3 bis 5 Gramm ALS am Tag. Leinsamen sind die bei weitem ergiebigste Quelle von ALS (57 % ihres Fettes sind ALS). Ein Teelöffel (5 ml) Leinöl und normale Mengen von Gemüse, Walnüssen und anderen Nahrungsmitteln liefern reichlich ALA. Tabelle 3.10 zeigt, wie viel ALS einige gebräuchliche Nahrungsmittel enthalten.

2. Essen Sie auch Nahrungsmittel, die EPS und/oder DHS enthalten. Die beste Quelle ist Kaltwasserfisch. Fettreicher Kaltwasserfisch enthält bis zu 1600 mg DHS und 1000 mg EPS je 100 g. EPS ist auch in Algen enthalten; in manchen Arten sind bis zu 30 % des Fettes EPS. Allerdings enthalten Algen wenig DHS und so wenig Fett, dass Sie eine Menge davon essen müssten, um einen nennenswerten Teil Ihres Bedarfs zu decken. 100 Gramm Algen liefern etwa 100 mg EPS. DHS ist auch in Mikroalgen zu finden, von denen einige bis zu 40 % DHS im Trockengewicht enthalten. Wir essen

Tabelle 3.9
Omega-6- und Omega-3-Fettsäuren

	Omega-6-Fettsäuren	Omega-3-Fettsäuren
Essenzielle Fettsäuren (EFS) Müssen mit der Nahrung aufgenommen werden, da der Körper sie nicht herstellen kann.	Linolensäure (LS)	Alphalinolensäure (ALS)
Nahrungsmittel, die EFS enthalten	Sonnenblumen-, Färberdistel-, Mais-, Soja-, Traubenkern-, Sesam-, Baumwollsamen- und Hanföl, Getreide, Kerne (außer Leinsamen), Walnüsse, Sojabohnen, Weizenkeime	Leinsamen und Leinöl, Hanfsamen und Hanfsamenöl, Rapsöl, Walnüsse und Walnussöl, Sojabohnen, Sojaprodukte und Sojaöl, Grüngemüse, manche Algen
Stark ungesättigte Fettsäuren (SUFS) Sind in Nahrungsmitteln enthalten, aber der Körper kann sie auch aus EFS herstellen.	Gammalinolensäure (GLS) Arachidonsäure (AS) AS bildet der Körper aus LS	Eicosapentaensäure (EPS) und Docosahexaensäure (DHS). Aus ALS werden nur 0-10% gewonnen. Eine direkte Quelle ist daher zu empfehlen.
Nahrungsmittel, die SUFS enthalten	GLS: Borretsch, schwarze Johannisbeeren, Nachtkerzen- und Hanfsamenöl, Spirulina AS: Fleisch, Geflügel, Milchprodukte	EPS: Fisch, vor allem Kaltwasserfisch, manche Algen DHS: Fisch, vor allem Kaltwasserfisch, Eier, manche Mikroalgen

Forts.: **Tabelle 3.9 Omega-6- und Omega-3-Fettsäuren**

	Omega-6-Fettsäuren	Omega-3-Fettsäuren
Wirkungen bei Typ-2-Diabetikern	GLS verbessert die Nervenfunktion und verhindert Nervenschäden. Zu viel AS schadet dem Herzen, erhöht den Blutdruck, fördert Blutgerinnung und Entzündungen.	EPS und DHS machen die Zellmembranen geschmeidiger, so dass sie besser auf Insulin ansprechen. Omega-3-Fettsäuren schützen das Herz, weil sie den Blutdruck senken und Blutgerinnsel, Entzündungen und Herzrhythmusstörungen verhindern.
Tagesbedarf	Etwa 5-8 % der Gesamtkalorien oder 6-9 g je 1000 Kalorien	Rund 2 % der Gesamtkalorien oder etwa 2,2 g je 1000 Kalorien.
Nebenwirkungen	Zu viele Omega-6-Fettsäuren stören die Bildung der langkettigen Omega-3-Fettsäuren EPS und DHS*. Das ist gefährlich für Menschen, die zu wenig EPS und DHS mit dem Essen aufnehmen.	Bei Diabetikern kann die EPS- und DHS-Produktion geringer sein als bei Gesunden. Manche Experten empfehlen daher eine Zufuhr durch Nahrungsmittel oder Kapseln.

* Oft werden die englischen Abkürzungen verwendet: EPA, DHA usw., wobei das A für *acid* (Säure) steht.

zwar keine Mikroalgen, aber sie werden gezüchtet und als Nahrungsergänzung verkauft, wobei eine Kapsel 100 bis 300 mg DHS enthält. Eier von Hühnern, die mit Leinsamen oder DHS-reichen Mikroalgen gefüttert werden, sind ebenfalls gute DHS-Quellen und liefern 60 bis 150 mg DHS je Ei. Wenn Sie Kapseln einnehmen wollen, empfehlen wir 1000 mg DHS und EPS aus Fischöl oder 200 bis 300 mg DHS aus Mikroalgen.

3. Nur wenige Nahrungsmittel enthalten GLS. Hanfsamenöl und Spirulina liefern kleine Mengen. Wenn Sie Kapseln einnehmen, sollte darin der Tagesbedarf (etwa 250 mg GLS) enthalten sein. Diese Menge ist auch in einem Gramm Borretschöl, 1,5 Gramm Öl aus schwarzen Johannisbeeren oder 2,5 Gramm Nachtkerzenöl enthalten.

4. Essen Sie Nahrungsmittel und Öle, die reich an einfach ungesättigtem Fett sind. Auf diese Weise vermeiden Sie ein Übermaß an Omega-6-Fettsäuren. Am besten sind Olivenöl, Rapsöl, Sonnenblumenöl, Färberdistelöl und Nussöle. Natives Olivenöl („extra vergine") ist meist das einzige nicht raffinierte Öl, das man in Supermärkten bekommt und es ist eine vorzügliche Wahl. Rapsöl sollte ein Bioprodukt sein. Ganze Lebensmittel – Nüsse, Oliven und Avocados – sind ebenfalls sehr gute Quellen, aber nur in Maßen, weil sie viele Kalorien enthalten.

5. Genießen Sie Nahrungsmittel, die Omega-6-Fettsäuren enthalten, aber verwenden Sie Öle aus dieser Gruppe sparsam, um nicht mehr Omega-6-Fettsäuren aufzunehmen, als Sie brauchen. Sonnenblumenkerne, Kürbiskerne und Weizenkeime sind gute Omega-6-Quellen.

6. Essen Sie wenig gesättigtes Fett und Transfettsäuren.

Dürfen Typ-2-Diabetiker Fisch essen?

Fisch ist zweifellos die beste Quelle für Omega-3-Fettsäuren und da Fische wenig gesättigtes Fett enthalten, sind sie gesünder als Fleisch oder Geflügel. Dennoch gibt es gute Gründe, auf Fisch zu verzichten. Das Wasser, in dem die Fische gefangen werden, enthält oft Schwermetalle wie Quecksilber, Blei und Kadmium sowie Industrieabfälle wie PCB, DDT und Dioxin. Wenn Sie täglich Fisch essen, besteht zudem das Risiko einer Lebensmittelvergiftung – in Nordamerika erkranken jeden Tag Hunderte oder gar Tausende Menschen daran.

Es gibt aber auch zwingende ökologische und ethische Argumente gegen den Fischverzehr. Man schätzt, dass etwa 70 Prozent aller Fischbestände heute erschöpft sind, übermäßig ausgebeutet werden oder sich nur langsam erholen. Die Universität Dalhouse wies kürzlich darauf hin, dass in den Meeren nur noch zehn Prozent aller großen Fische übriggeblieben sind! Der Bericht enthüllt, dass die Fischindustrie nur 10 bis 15 Jahre braucht, um einen Fischbestand um 90 Prozent zu dezimieren.

Auch wenn Sie auf Fisch verzichten, bekommen Sie genügend Omega-3-Fettsäuren, sofern Sie Nahrungsmittel essen, die reichlich DHS enthalten oder Mikroalgentabletten einnehmen. Letztere enthalten zwar keine EPS, aber rund 10 Prozent der DHS, die wir zu uns nehmen, wird in EPS umgewandelt.

Praktischer Tipp

Sie brauchen Fett. Decken Sie den größten Teil Ihres Bedarfs mit Nüssen, Kernen, Avocados, Oliven und Sojaprodukten. Verwenden Sie einfach ungesättigte Öle wie natives Olivenöl oder Biorapsöl. Essen Sie täglich Produkte, die Omega-3-Fettsäuren enthalten. Nehmen Sie, wenn nötig, langkettige Omega-3-Fettsäuren und GLS in Kapseln ein.

Tabelle 3.10
Omega-3 (ALS) -Gehalt verschiedener Nahrungsmittel

Nahrungsmittel	Omega-3-Fettsäuren (ALS)
Leinöl, 1 EL (15 ml)	8,0
Hanfsamenöl, 1 EL	2,7
Walnüsse 28 g	2,7
Leinsamen, 1 EL	2,6
Rapsöl, 1 EL	1,6
Sojabohnen, 1 Tasse (250 ml)	1,1
Sojaöl, 1 EL	1,0
grünes Blattgemüse, 1 Tasse, roh	0,1
Weizenkeime, 2 EL (30 ml)	0,1

Ernährungsrichtlinien für Typ-2-Diabetiker

- Gesättigtes Fett sollte nicht mehr als 7 % Ihrer Gesamtkalorien ausmachen. Hauptquellen sind Fleisch, Geflügel, Milchprodukte, Eier und tropische Öle.
- Transfettsäuren sollten weniger als ein Prozent Ihrer Gesamtkalorien ausmachen. Hauptquellen sind gehärtete oder teilweise gehärtete Fette.
- Begrenzen Sie die Aufnahme von Cholesterin auf höchstens 300 mg am Tag. Wenn Ihr LDL-Spiegel über 100 mg/dl (2,6 mmol/l) liegt, sollten Sie täglich nicht mehr als 200 mg Cholesterin zu sich nehmen. Hauptquellen sind Fleisch, Milchprodukte und Eier.
- Essen Sie möglichst wenig verfeinerte Kohlenhydrate (einfache Zucker und Stärken in Fabriknahrungsmitteln).
- Nehmen Sie weniger als 2400 mg Natrium (6 g oder 1 TL Salz) am Tag zu sich. Hauptquellen sind verarbeitete Nahrungsmittel, Würzen und Tafelsalz.
- Männer sollten nicht mehr als zwei Gläser und Frauen nicht mehr als ein Glas Alkohol am Tag trinken.
- Trinken Sie täglich mindestens 6-8 Tassen Wasser.
- Essen Sie genug, aber nicht zu viel Eiweiß. Bevorzugen Sie pflanzliche Quellen.
- Essen Sie, wenn möglich, Bioprodukte.
- Essen Sie viele bunte, ganze Pflanzen.
- Essen Sie täglich mindestens 7 – 10 Portionen Gemüse und Obst.
- Essen Sie täglich mindestens 5 Portionen Vollkornprodukte.
- Essen Sie täglich mindestens eine Portion Hülsenfrüchte.
- Essen Sie täglich eine kleine Portion Nüsse und Kerne.

Kapitel 4

Ein gesundes Gewicht

Willkommen im Reich der Dicken! Die meisten Menschen in unserem Land essen zu viel und sind übergewichtig. Fettleibigkeit gilt heute als Epidemie und Überernährung ist im Grunde eine Form von Unterernährung. Die Zahl der Menschen, die zu viel essen, stieg im Jahr 2000 auf 1,2 Milliarden. Etwa gleich viele müssen hungern. Menschen in jedem Alter werden in erschreckendem Tempo dicker. Übergewichtige Amerikaner über 25 Jahren stellten 1950 etwa 25 Prozent der Gesamtbevölkerung; 2002 waren es bereits 61 Prozent. Zusammen mit dem Hüft- oder Bauchumfang nahm auch die Zahl der chronisch Kranken erheblich zu. In den letzten 30 Jahren hat sich die Zahl der Typ-2-Diabetiker verdreifacht.

Noch beängstigender ist das Alter der Menschen, die Diabetes bekommen. Früher nannte man Diabetes Typ 2 „Erwachsenendiabetes", weil fast alle Betroffenen über 50 Jahre alt waren. Doch im vergangenen Jahrzehnt ist die Zahl junger Diabetiker enorm gestiegen. Zwischen 1990 und 1998 kletterte die Rate bei 30- bis 39-Jährigen um 70 Prozent und bei 40- bis 49-Jährigen um 40 Prozent. Besonders alarmierend ist die steigende Zahl von Kindern und Heranwachsenden, die an Diabetes Typ 2 erkranken. Einst litten über 95 Prozent der diabetischen Kinder an Diabetes Typ 1 (insulinabhängigem Diabetes), dessen Ursache eine Infektion oder Allergie war. Heute schätzt man, dass ein Drittel aller neu diagnostizierten diabetischen Kinder und Teenager in Amerika an Typ 2 erkrankt sind.

Ist Übergewicht denn so gefährlich?

Leider ja. Sie wissen bereits, dass es Ihr Diabetesrisiko erhöht, aber Übergewichtige erkranken auch häufiger an den meisten anderen chronischen Krankheiten. Der Zusammenhang ist so stark, dass man ihn nicht ignorieren kann. Wir zählen hier nur die schlimmsten möglichen Folgen auf:

Herzkrankheiten und Schlaganfall: Übergewicht ist mit Schuld an Bluthochdruck, hohen Triglycerid- und Cholesterinwerten und Angina pectoris. Die Gefahr, einen Herzinfarkt oder Schlaganfall zu erleiden, ist ebenfalls größer.

Krebs: Übergewichtige Frauen erkranken häufiger an Brust-, Gebärmutter-, Gebärmutterhals-, Eierstock-, Gallenblasen- und Dickdarmkrebs; übergewichtigen Männern drohen Dickdarm-, Mastdarm- und Prostatakrebs.

Osteoarthritis: Übergewicht fördert die Osteoarthritis, wahrscheinlich weil es die Gelenke zusätzlich belastet und das Knorpelgewebe schädigt, das die Gelenke schützt.

Apnoe: Bei dieser Störung setzt die Atmung im Schlaf aus, mitunter recht lange. Sie geht oft mit starkem Schnarchen und röchelndem Einatmen einher. Manchmal führt Apnoe zu schwerer Narkolepsie (Schläfrigkeit am Tag), Bluthochdruck oder gar Herzversagen (mehr darüber auf Seite 211). Übergewichtige leiden erheblich häufiger an Apnoe.

Gicht: Die Ursache der Gicht ist ein erhöhter Harnsäurespiegel im Blut. Das Hauptsymptom sind Schmerzen und Schwellungen, die meist von einem Gelenk zum anderen „springen“. Am häufigsten sind die großen Zehen betroffen, aber auch Knöchel, Knie, Ellbogen, Handgelenke und Fingergelenke sind gefährdet. Je größer das Gewicht ist, desto höher ist das Risiko, an Gicht zu erkranken.

Gallenblasenerkrankungen: Übergewichtige erkranken deutlich häufiger an Störungen der Gallenblase und an Gallensteinen. Eine schnelle, starke Gewichtsabnahme kann das Risiko allerdings weiter vergrößern. Die Gefahr ist geringer, wenn Sie allmählich abnehmen, etwa ein bis zwei Pfund in der Woche.

Aber es kommt noch schlimmer. Eine neuere Studie belegt, dass Fettleibigkeit erheblich höhere Kosten verursacht als Rauchen und Alkoholmissbrauch. Noch überraschender ist, dass sie uns 20 Jahre älter macht. Ein fettleibiger Dreißigjähriger befindet sich also in der gleichen Risikogruppe wie ein normalgewichtiger Fünfzigjähriger, was schwere Krankheiten wie Krebs, Herzleiden und Diabetes anbelangt.

Zweifellos gibt es viele Übergewichtige, die gesund leben, sich regelmäßig bewegen und richtig ernähren. Aber sie essen dennoch mehr, als sie brauchen! Bei solchen Menschen ist das Krankheitsrisiko natürlich geringer als bei Übergewichtigen, die meist sitzen und sich ungesund ernähren. Auch das ist ein Grund, gesünder zu leben. Schon kleine Verbesserungen zahlen sich aus, einerlei, wie viel Sie wiegen.

Wie bestimme ich mein Normalgewicht?

Wenn Sie herausfinden wollen, ob Sie übergewichtig oder gar fettleibig sind, ist das Messen des Körperfetts die beste Methode. Ein Körperfettanteil von über 17 Prozent bei Männern und über 27 Prozent bei Frauen spricht für Übergewicht und ein Körperfettanteil von mehr als 25 Prozent bei Männern und mehr als 31 Prozent bei Frauen lässt auf Fettleibigkeit schließen. Leider ist es schwierig und teuer, das Körperfett exakt zu messen. Darum benutzt man meist ein einfaches Instrument, die Körpermassenzahl, auch bei uns meist *body mass index* (BMI) genannt. Dieser BMI eignet sich für Menschen zwischen 20 und 65 Jahren, jedoch nicht für Kinder, schwangere oder stillende Frauen und sehr muskulöse Menschen wie Gewichtheber und Bodybuilder. Nach dem 65. Lebensjahr nimmt das Körperfett von Natur aus zu und ein höherer BMI hängt nicht mehr so eng mit dem Krankheitsrisiko zusammen. Je weiter der BMI über 25 liegt, desto größer sind das

Übergewicht und die Gefahr, krank zu werden. Tabelle 4.1 hilft Ihnen, Ihren BMI zu ermitteln.

Tabelle 4.1
Body Mass Index (BMI), gerundet

Gewicht	Größe in Metern										
in kg	1,40	1,45	1,50	1,55	1,60	1,65	1,70	1,75	1,80	1,90	1,95
50	25	24	22	21	20	18	17	16	15	14	13
55	28	26	24	23	21	20	19	18	17	15	14
60	31	29	27	25	23	22	21	20	19	17	16
65	33	31	29	27	25	24	22	21	20	18	17
70	36	33	31	29	27	26	24	23	22	19	18
75	38	36	33	31	29	28	26	25	23	21	20
80	41	38	36	33	31	29	28	26	25	22	21
85	43	41	38	35	33	31	29	28	26	24	22
90	46	43	40	37	35	33	31	29	28	25	24
95	48	45	42	40	37	35	33	31	29	26	25

Exakte Berechnungsformel: BMI = Gewicht (kg) : Größe^2 (m^2)

Beispiel: Sie sind 1,75 Meter groß und wiegen 60 kg:

BMI = 60 : (1,75 x 1,75) = 60 : 3,0625 = 19,59

BMI unter 19: deutet auf Untergewicht hin

BMI 19-24,9: gesundes Gewicht bei den meisten Menschen

BMI 25-29,9: deutet auf Übergewicht hin

BMI ab 30: deutet auf Fettleibigkeit hin

Übergewicht wird auch definiert als 10% über dem gesunden Gewicht, Fettleibigkeit als 20% über dem gesunden Gewicht

Bei manchen Menschen ist der BMI nur von begrenztem Wert. Er berücksichtigt beispielsweise nicht die Muskelmasse, so dass sehr muskulöse Menschen einen hohen BMI und dennoch wenig Körperfett haben. Sehr kleine Menschen (unter 1,53 Meter) können einen höheren BMI haben, als man bei ihrer Größe erwarten würde. Außerdem ist das gesunde Körpergewicht viel variabler, als man früher annahm. Ein Mensch kann erheblich schwerer sein, als das moderne Ideal es verlangt und für seinen Körperbau trotzdem ein sehr gesundes Gewicht haben.

Menschen mit einem BMI von 30 oder höher haben ein fünfmal so großes Diabetesrisiko wie Menschen mit einem BMI von 25 oder weniger. Eine große Studie untersuchte das Diabetesrisiko von Frauen zwischen 30 und 55 Jahren anhand ihres BMI und verglich diese Gruppe mit Frauen, deren BMI unter 22 liegt. Die Ergebnisse waren erstaunlich:

Tabelle 4.2
BMI und Diabetes-Typ-2-Risiko, verglichen mit BMI unter 22

BMI	Risiko
25-26,9	8,1 Mal höher
27-28,9	5,8 Mal höher
29-30,9	27,6 Mal höher
31-32,9	40,3 Mal höher
33-34,9	54,0 Mal höher
35+	93,2 Mal höher

Quelle: G. A. Colditz et al.

Neben dem Gewicht spielt auch die Verteilung des Körperfetts eine große Rolle für das Diabetesrisiko. Wenn das Fett sich im Ober- und Unterkörper ansammelt (Apfelform), ist das Risiko höher, als wenn die Fettpolster sich an den Beinen, an den Hüften und am Gesäß befinden (Birnenform). Sie können Ihre Körperform am besten beurteilen, wenn Sie Ihre Taille messen. Ein Taillenumfang über 89 Zentimetern bei Frauen und 102 Zentimetern bei Männern geht mit einem höheren Diabetesrisiko einher. Wenn Sie übergewichtig sind und einen großen Teil Ihres Gewichts am Bauch mit sich herumschleppen, kommt es noch darauf an, ob das Fett nur unter der Haut (subkutan) liegt oder auch in Organen und um sie herum (viszeral). Viszerales Fett ist gefährlicher als subkutanes, was Diabetes, Blutzuckerschwankungen und Herzkrankheiten anbelangt.

Warum sind so viele Menschen übergewichtig oder fettleibig?

Warum wohl? Haben wir nicht ideale Voraussetzungen dafür geschaffen? Fast jeder Bereich unserer Gesellschaft fördert Schlemmerei und Bewegungsmangel. Wir laufen nicht mehr stundenlang durch dichte Wälder, um Nahrung zu suchen. Wir öffnen einfach den Kühlschrank, schieben ein Fertiggericht in den Mikrowellenherd und schon können wir uns satt essen. Wenn wir in einer Einkaufspassage Appetit auf einen Imbiss bekommen, werden wir an jeder Ecke bedient. Und am Arbeitsplatz locken oft eine Cafeteria oder zumindest ein paar Automaten. Berge von Essen umgeben uns – und das sieht man uns an!

Und zu allem Überfluss kommt noch Bewegungsarmut hinzu. Nur wenige Menschen haben noch eine Ahnung, wie hart ihre Vorfahren arbeiten mussten, denn die meisten arbeiten im Sitzen, viele davon an einem Schreibtisch. In unserer Freizeit vergnügen wir uns mit Fernsehen, Videospielen oder Surfen im Internet. Alles, was der Bequemlichkeit dient, ist erfunden worden: Fernbedienungen, Brotschneider, elektrische Dosenöffner, Aufzüge, Mixer, Geschirrspüler und vieles mehr. Aber die Natur hat den menschlichen Körper so eingerichtet, dass er Hunger ertragen und aus jeder Kalorie das Beste herausholen kann. Typ-2-Diabetiker haben sogar einen besonders leistungsfähigen Stoffwechsel. Da wir im Luxus leben, hört sich das an wie ein Fluch; aber es war eigentlich als Vorteil im Überlebenskampf gedacht.

Zu viel Essen und zu wenig Bewegung sind also im physikalischen Sinne die Ursachen des Übergewichts; aber das ist selten die ganze Geschichte. Bei vielen Menschen hat das Übergewicht ebenso viel mit Gefühlen, Selbsterhaltung und sozialem Druck zu tun. Sie essen, um einen emotionalen Hunger nach Freundschaft, Freude, Leidenschaft oder Liebe zu befriedigen. Dieser emotionale Hunger ist als wichtige Mitursache für Übergewicht anerkannt. Andere essen, um eine Mauer um sich herum zu errichten, die sie vor Intimität und Schmerzen schützen soll. Essen urteilt und verurteilt nie, es tröstet. Diese scheinbaren Vorteile sind trügerisch, denn sie schaden der körperlichen und seelischen Gesundheit. Da unsere Gesellschaft von uns verlangt, schlank zu sein, wird der Kampf gegen das Übergewicht noch verzweifelter. Wir machen „Jojo-Diäten", die den Körper in einen künstlichen Hungerzustand versetzen und den Stoffwechsel dadurch noch leistungsfähiger machen, bis er jede Kalorie und jedes Fettpolster eifersüchtig bewacht, um für die nächste Hungerperiode gerüstet zu sein.

Übergewicht wird also von vielen Faktoren verursacht, die bei jedem Menschen einzigartig sind. Es überrascht nicht, dass es ebenso viele Lösungsvorschläge wie Ursachen gibt und dass eine riesige Industrie damit Milliarden verdient.

Die Diätindustrie verspricht das Blaue vom Himmel

Pfunde purzeln über Nacht! Essen Sie, was Sie wollen und nehmen Sie dabei ab! Verlieren Sie ohne Diät in einem Monat 30 Pfund! Es ist verlockend, solche Versprechungen für bare Münze zu nehmen. Doch wenn es ein ungefährliches und einfaches Rezept für die Gewichtsabnahme gäbe, wären nicht 61 Prozent der über 25-Jährigen übergewichtig. Die traurige Wahrheit lautet: Bis zu 95 Prozent aller Bemühungen um Gewichtsabnahme scheitern. Halten Sie also die Augen offen, wenn Sie nach einem Wundermittel suchen.

Diäten für jede Saison

Wie viele Diäten haben Sie ausprobiert? Wie viele waren erfolgreich? Diäten sollen meist bewirken, dass Sie weniger Kalorien zu sich nehmen, als Sie verbrauchen und deshalb abnehmen. Meist gelingt das auch. Wichtig dabei ist allein die Zahl der Kalorien; es kommt nicht darauf an, ob Sie Grapefruit, Kohlsuppe oder Eier mit Speck essen. Aber wenn die meisten Diäten tatsächlich wirken – wo liegt dann das Problem? Es ist ganz einfach: Sobald Sie mit der Diät aufhören, nehmen Sie wieder zu. Doch leider hat die Diät Ihren Stoffwechsel noch effizienter gemacht, so dass Sie bald mehr wiegen als vor der Diät. Es gibt eine unfehlbare Methode, den langfristigen Wert einer Diät zu ermitteln. Fragen Sie sich: *Kann ich mich bis ans Ende meines Lebens so ernähren?*

Wenn die Antwort „nein“ lautet, vergeuden Sie Zeit und Geld – es sei denn, Sie wollen nur vorübergehend abnehmen, damit Ihnen an einem besonderen Tag ein bestimmtes Kleid passt! Ansonsten hat eine Diät nur dann dauerhaften Erfolg, wenn sie zur Ernährungsweise wird. Mit anderen Worten: Es gibt keinen Weg zurück zur alten Ernährung! Das ist jedoch nur ratsam, wenn die Diät gesund ist. Diese wichtigen Punkte müssen wir im Auge behalten, wenn wir uns einige beliebte Diäten näher ansehen.

Diäten mit einem oder wenigen Nahrungsmitteln

Solche Monodiäten werden schnell langweilig und natürlich liefern sie auch nicht genügend Nährstoffe. Meist darf man dabei nur ein einziges „Wundermittel" essen, etwa Grapefruits, Kohl oder Quark. Der Gedanke, sich ein Leben lang so zu ernähren, ist abwegig. Für Diabetiker – vor allem wenn sie Insulin bekommen – sind diese Diäten gefährlich, denn sie enthalten nicht alle Mikronährstoffe, die ein gesunder Stoffwechsel braucht. Eine Vielfalt von pflanzlichen Lebensmitteln ist „das Gewürz des Lebens", weil sie ein Sicherheitsnetz aus schützenden Phytochemikalien knüpft. Jede Diät, die diese Vielfalt einschränkt, ist verdächtig.

Wenig Kohlenhydrate, viel Eiweiß

Der Theorie nach verringern diese Diäten die Insulinausschüttung und dämpfen den Hunger, so dass wir weniger essen. Es ist daher nicht überraschend, dass sie gerade Menschen mit Insulinresistenz und Diabetes empfohlen wird. Das Hauptproblem einer solchen Kost ist, dass sie oft sehr viel Fett, Cholesterin und tierisches Eiweiß enthält, aber sehr wenig Ballaststoffe, Phytochemikalien und Antioxidantien. Manche Diäten sind viel schlimmer als andere, weil sie bis zu 60 Prozent der Gesamtkalorien in Form von Fett liefern, wobei das gesättigte Fett überwiegt! Es ist schwierig, den Nährstoffbedarf zu decken, wenn so viele Kalorien aus Fett stammen, das sehr wenig Nährstoffe enthält. Manche kohlenhydratarmen Diäten sind gemäßigter: 40 Prozent der Kalorien stammt aus Kohlenhydraten, 30 Prozent aus Eiweiß und 30 Prozent aus Fett. Vegetarische Versionen solcher moderater Diäten können unbedenklich sein, sofern man sorgfältig darauf achtet, genügend Ballaststoffe, Phytochemikalien und Antioxidantien aufzunehmen.

Sehr wenig Fett, viele Ballaststoffe

Wie bereits erwähnt (siehe Kapitel 2), kann man mit einer sehr fettarmen vegetarischen Diät abnehmen. Man muss jedoch auf verfeinerte Kohlenhydrate weitgehend verzichten, da sie den Triglyceridspiegel erhöhen und den HDL-Spiegel senken. Allerdings haben diese Diäten zwei wichtige Nachteile: Sie können die Resorption von Vitaminen, Mineralien und Phytochemikalien reduzieren und zu einem Mangel an essenziellen Fettsäuren führen. Außerdem werden fetthaltige, aber nährstoffreiche Produkte wie Nüsse, Kerne, Avocados und Oliven oft unnötigerweise vom Teller verbannt. Diese Lebensmittel enthalten jedoch wichtige Spurenelemente und das antioxidative Vitamin E. Wenn Sie eine sehr fettarme Diät ausprobieren möchten, sollte der Fettanteil 15 Prozent der Gesamtkalorien nicht unterschreiten, damit Sie Nährstoffe und Phytochemikalien resorbieren können und genügend essenzielle Fettsäuren aufnehmen.

Weight Watchers

Hier handelt es sich um eine Lebensweise mit einer umfassenden Ernährungskomponente. Sie basiert auf einem Punktesystem, das die Zufuhr von Kalorien, Ballaststoffen und Fett überwacht. Die Diät ist flexibel und hat auch vegetarische und vegane Versionen. Außerdem enthält sie genügend Nährstoffe und ist auch für Typ-2-Diabetiker ungefährlich. Der Hauptnachteil ist das aufwändige Punktesystem. Die meisten Menschen wollen nicht ihr Leben lang Punkte zählen, aber die Weight Watchers informieren die Teilnehmer immerhin über den Nährstoffgehalt von Nahrungsmitteln und fördern dadurch eine gesündere Lebensweise. Wer die Unterstützung einer Gruppe braucht, ist bei den Weight Watchers gut aufgehoben.

Schlankheitskliniken

Viele Kliniken und Kurhäuser bieten Programme zum Abnehmen an, die kurzfristig sehr wirksam sein können. Aber nur wenige

Menschen bleiben dem Programm treu. Zudem werden oft teure Diätprodukte mitverkauft. Langfristig sind solche Programme oder Kuren unpraktisch.

Praktischer Tipp

Glauben Sie nicht an Wunder- und Blitzdiäten. Ein gesundes Gewicht können Sie nur erreichen und bis ans Lebensende behalten, wenn Sie Ihre Essgewohnheiten dauerhaft ändern.

Pillen und Säfte – magische Helfer?

Der Gedanke, mit Hilfe von Pillen oder Kräutertees abzunehmen, ist verführerisch und wer genug Geld hat, kann zwischen Tausenden von Produkten wählen. Manche von ihnen sind zur Unterstützung durchaus geeignet, einige völlig nutzlos und andere gefährlich.

Rezeptpflichtige Medikamente

Pillen zu schlucken ist natürlich angenehmer, als die Lebensweise zu ändern. Wenn es nur so einfach wäre! Medikamente, welche die Gewichtsabnahme fördern, sind nicht die Favoriten der Verbraucher. Am häufigsten werden Appetithemmer verordnet. In den USA musste man vor wenigen Jahren solche Produkte vom Markt nehmen, weil sie die Herzklappen schädigten und den Blutdruck in den Lungen erhöhten. Häufige Nebenwirkungen von Appetitzüglern sind Trockenheit im Mund, Kopfschmerzen, Verstopfung, Schlafstörungen, Herzklopfen und ein leicht erhöhter Blutdruck. Die meisten Medikamente dieser Art sind Abkömmlinge des Aufputschmittels Methamphetamin, das in den fünfziger Jahren auf den Markt kam und sehr beliebt war, bis man entdeckte, dass es süchtig macht und Organe schädigt.

Eines der neusten Medikamente ist ein Fettblocker namens Xenical (Orlistat). Es hemmt Enzyme, die Fett spalten und verringert die Fettresorption um etwa 30 Prozent. Seine Nebenwirkungen sind Durchfall, Stuhlinkontinenz sowie schlechte Resorption fettlöslicher Vitamine und Phytochemikalien. Viele Menschen vertragen die Lipasehemmer nicht, die Xenical enthält und die Durchfälle können unerträglich werden.

Ein anderes populäres Medikament ist Reductil (Sibutramin). Es dämpft den Appetit, indem es die Produktion bestimmter Hormone (vor allem des Serotonins) im Gehirn steigert, die den Hunger regulieren. Eine kurze Zeit lang ist es offenbar recht gut verträglich, aber Nebenwirkungen wie Mundtrockenheit, Kopfschmerzen, Verstopfung und Schlafstörungen sind nicht selten. Zudem gibt es sehr viele Kontraindikationen. Man darf es nicht zusammen mit ähnlichen Medikamenten (z. B. bestimmten Antidepressiva) einnehmen und muss auch bei Bluthochdruck darauf verzichten, weil es den Blutdruck steigert. Für Herz-, Nieren- und Leberkranke kann es ebenfalls gefährlich sein.

Praktischer Tipp

Rezeptpflichtige Medikamente sollten nur Menschen mit schwerer Fettleibigkeit (BMI über 30 bei Gesunden, über 27 bei Schwerkranken) nehmen. Sie haben starke Nebenwirkungen und zahlreiche Kontraindikationen. Die meisten Menschen nehmen schnell wieder zu, sobald sie das Medikament absetzen. Nehmen Sie es daher nur, wenn Sie gleichzeitig Ernährung und Lebensweise umstellen. Medikamente sind nur gerechtfertigt, wenn Sie sich intensiv, aber vergeblich um Selbstbeherrschung und bessere Ernährung bemüht haben.

Rezeptfreie Mittel, Kräuter und Tees

Da Heilkräuter kaum überwacht werden, sind Qualität, Wirkung und Verträglichkeit bei ihnen sehr unterschiedlich. Manche unterstützen vielleicht Ihre Bemühungen um Gewichtsabnahme; aber sie sind nicht notwendig und verhelfen Ihnen auch nicht zu einem dauerhaften gesunden Gewicht. Wir besprechen hier nur einige der Produkte, die auf dem Markt sind.

Stoffwechsel-Stimulantia

Es gibt Kräutermischungen, die Ephedra (Ma Huang) enthalten. Ephedra gilt in den USA als gefährlich, weil es Berichte über Nebenwirkungen wie Nervosität, Kopfschmerzen, Zittern, Schlafstörungen, Bluthochdruck, Herzstolpern, Brustschmerzen, Herzinfarkte,

Schlaganfälle und Epilepsie gibt. Sogar Todesfälle soll es gegeben haben. Lassen Sie also die Finger davon.

Mehrere Gewürze, darunter roter Pfeffer, Ingwer, Senfsamen, Zimt und Kardamom sollen den Stoffwechsel ebenfalls ankurbeln. Kelp und andere Algen regen den Stoffwechsel angeblich dank ihres Jods an, das die Schilddrüse stimuliert. Zwar fehlen die Beweise dafür, aber diese Pflanzen sind relativ unbedenklich.

Appetitzügler

Phenylpropanolamin (PPA) ist häufig in Appetitzüglern sowie in Schnupfen- und Hustenmitteln enthalten. Die amerikanische Gesundheitsbehörde hat kürzlich empfohlen, solche Präparate vom Markt zu nehmen, weil es Anzeichen dafür gibt, dass sie bei Frauen Schlaganfälle auslösen können.

Die Sternmiere wird ebenfalls als Appetithemmer benutzt und sie ist einer der am wenigsten schädlichen. Auch *Garcinia cambogia* gewinnt an Aufmerksamkeit. Man verwendet sie als Appetitzügler und Fettverbrenner und sie scheint recht harmlos zu sein.

Fettblocker

Der beliebteste natürliche Fettblocker ist Chitosan, das aus Chitin gewonnen wird. Es ist eine komplexe Stärke, die im Exoskelett von Shrimps, Hummer und Krabben enthalten ist. Wie Xenical hemmt es die Resorption fettlöslicher Vitamine und Phytochemikalien und schadet daher sehr, wahrscheinlich mehr, als es nützt.

Abführmittel

Es gibt zwei Hauptarten von Abführmitteln (Laxativen): solche, die den Stuhl voluminöser machen und solche, die den Darm anregen. Beide sind oft in Kräutermischungen enthalten, die beim Abnehmen helfen sollen. Anregende Mittel wie Sennesblätter und Kreuzdorn reizen den Darm und lösen häufig Krämpfe und Durchfall aus. Leinsamen und Flohsamen verstärken das Sättigungsgefühl und fördern die Darmfunktion, sofern man reichlich Wasser dazu trinkt. Sie sind sanfter als die Anregungsmittel und können sehr wirksam sein, wenn das Essen nicht genug Ballaststoffe enthält. Gemahlene Leinsamen sind besonders hilfreich, weil sie außerdem essenzielle Fettsäuren, Phytochemikalien und mehrere Spurenelemente liefern.

Kombinationspräparate

Einige der beliebtesten Präparate zum Abnehmen enthalten mehrere der bereits erwähnten Bestandteile. Eines dieser Mittel enthält abführende und entwässernde Kräuter, ein Stimulans wie Ephedra und ein koffeinhaltiges Kraut, zum Beispiel Guarana. Solche Mischungen haben eine gehörige Portion Skepsis verdient, denn sie haben möglicherweise einigen Teenagern das Leben gekostet, die an Rave-Partys teilnahmen und körperlich erschöpft oder (nach starkem Schwitzen) dehydriert waren.

Praktischer Tipp

Verlassen Sie sich nicht auf Pillen oder Kräuter, wenn Sie abnehmen wollen. Vertretbar sind Gewürze, Appetitzügler aus Kräutern sowie – mit viel Wasser – Flohsamen und Leinsamen. Ihre besten Verbündeten sind jedoch natürliche Lebensmittel, Wasser und Bewegung.

Der Weg zum gesunden Gewicht – ein Leben lang

Ihr höchstes Ziel besteht darin, den Körper mit Nahrung zu versorgen, die ihn heilt und gesund erhält. Das gelingt jedoch nur, wenn Sie zwischen echtem, physiologischem Hunger und emotionalem Hunger unterscheiden lernen – dann können Sie satt werden, ohne krank zu werden. Was Sie essen, sollte Ihrem Wohlbefinden dienen, nicht einer Gewohnheit. Eine gesunde Lebensweise setzt Harmonie zwischen Körper, Seele und Geist voraus. Alle brauchen Nahrung. Denken Sie zuerst darüber nach, wie Sie leben wollen. Stellen Sie sich dieses Leben vor, sehen Sie sich fit und gesund. Glauben Sie daran, dass Sie alles werden können, was Sie anstreben. Jeder kleine Schritt in die richtige Richtung bringt Sie dem Ziel näher. Die folgenden Ratschläge helfen Ihnen, Ihr Ziel im Auge zu behalten.

In sieben einfachen Schritten zum gesunden Gewicht

1. Setzen Sie sich realistische Ziele

Denken Sie über Ihre kurzfristigen und langfristigen Ziele nach. Schreiben Sie sie auf. Notieren Sie auch viele kleine Ziele, die Sie mit Sicherheit erreichen können. Erwarten Sie nicht, 30 Pfund in einem Monat zu verlieren. Wenn Sie dauerhaft abnehmen wollen, sollten Sie nicht mehr als 1–2 Pfund pro Woche anstreben. Freuen Sie sich über jeden kleinen Erfolg. Einerlei, ob Sie täglich fünf Minuten länger spazieren gehen, mit einer etwas kleineren Portion zufrieden sind oder eine halbe Stunde weniger fernsehen – jede positive Veränderung ist ein Grund zum Feiern.

Quälen Sie sich nicht mit einer Hungerdiät, um schnell abzunehmen. Wenn Sie viel zu wenig essen, wird der Stoffwechsel langsamer und Sie müssen noch mehr Kalorien reduzieren, um abzunehmen – eine Spirale nach unten. Außerdem ist es sehr schwierig, fast nichts zu essen und dennoch alle wichtigen Nährstoffe aufzunehmen. Und vor allem sind solche Diäten langfristig wertlos – denken Sie daran, dass eine Diät sich als dauerhafte Ernährungsweise eignen muss! Es ist viel besser, die Kalorien moderat einzuschränken und gleichzeitig Sport zu treiben, um mehr Energie zu verbrauchen. Wenn Sie jeden Tag ein Defizit von 500 Kalorien haben, nehmen Sie in der Woche fast zwei Pfund ab. Angenommen, Sie wollen täglich 500 bis 1000 Kalorien mehr verbrennen, als Sie aufnehmen. Das ist erreichbar, wenn Sie weniger essen und sich mehr bewegen. Sie können zum Beispiel 500 Kalorien am Tag weniger zu sich nehmen und täglich weitere 250 Kalorien durch Sport verbrauchen. Dann nehmen Sie jede Woche etwa 1½ Pfund ab. Für die meisten Frauen sind 1500 Kalorien am Tag ein vernünftiges Ziel, für die meisten Männer sind es eher 1800 Kalorien.

Die Waage erzählt Ihnen nicht die ganze Geschichte. Das Gewicht schwankt ohnehin von Tag zu Tag und von morgens bis abends und wenn Sie mehr Sport treiben, nimmt Ihre Muskelmasse zu und Muskeln wiegen mehr als Fett. Es kann also sein, dass Ihr Gewicht gleich bleibt und Sie dennoch schlanker werden! Starren Sie also nicht die Waage an, sondern achten Sie darauf, wie Ihre Kleider passen. Wenn Sie sich unbedingt wiegen müssen, tun Sie es immer zur gleichen Tageszeit und nicht öfter als einmal in der Woche.

2. Essen Sie überwiegend ganze, pflanzliche Lebensmittel

Gemüse, Obst, Hülsenfrüchte, Vollkornprodukte und – in kleinen Mengen – Nüsse und Kerne sollten die Grundlage Ihrer Ernährung sein. Essen Sie eine Vielfalt von frischen, ganzen Lebensmitteln ohne Fett-, Zucker- oder Salzzusatz. Verzichten Sie so weit wie möglich auf verfeinerte und verarbeitete Produkte. Auf diese Weise nehmen Sie schützende Nährstoffe in optimaler Menge zu sich und bekommen auch genügend Ballaststoffe, die das Nahrungsvolumen vergrößern, ohne Kalorien zu liefern und die Darmpassage des Speisebreis beschleunigen, so dass weniger Kalorien resorbiert werden. Zudem dämpfen Ballaststoffe den Hunger und machen satt. Die folgenden Tipps helfen Ihnen bei der Umstellung:

- *Essen Sie jeden Tag mindestens 3-5 Portionen Gemüse.* Mindestens 1–2 Portionen davon sollten grünes Blattgemüse sein, das besonders wertvoll ist. Sie dürfen so viel Gemüse mit niedrigem Kohlenhydratgehalt essen, wie Sie wollen. Begnügen Sie sich aber mit höchstens 3 Portionen kohlenhydratreichem Gemüse.

- *Essen Sie täglich 2–4 Portionen Obst.* Früchte enthalten zwar wenig Fett, wohl aber Kalorien und sie können den Triglyceridspiegel erhöhen. Darum sollten Sie Obst in moderaten Mengen essen. Bevorzugen Sie ganze Früchte; sie sättigen besser als Säfte und Sie brauchen länger, um sie zu essen. Wenn Sie auf Säfte nicht verzichten wollen, sollten Sie das Obst, wenn möglich, selbst entsaften.

- *Essen Sie jeden Tag 5–8 Portionen Getreide,* hauptsächlich das volle Korn und nicht mehr als 2 Portionen Weißmehlprodukte. Am besten ist Vollgetreide (z. B. Hirse, Quinoa, Gerste, brauner Reis), denn davon essen Sie instinktiv weniger als von Backwaren aus Weißmehl. Machen Sie aus Körnern Pudding, heißen Frühstücksbrei, Aufläufe, Suppen und Salate.

- *Essen Sie täglich mindestens 2–4 Portionen Hülsenfrüchte und Produkte, die daraus gemacht werden (Tofu, Tempeh, Pastetchen usw.).* Sie sind die besten Eiweißquellen und enthalten zugleich Mineralien wie Eisen und Zink. Außerdem sind sie reich an Ballaststoffen, die länger satt machen. Essen Sie Sojasprossen, dünsten Sie Bohnen und Erbsen, mischen Sie sie in Salate und Brotteige, oder essen Sie diese als Beilage.

- *Vergessen Sie Nüsse und Kerne nicht, aber begnügen Sie sich mit kleinen Portionen.* Sie enthalten viel Fett und liefern je Vierteltasse rund 175–225 Kalorien (16–20 Gramm Fett). Naschen Sie nicht gleich eine Hand voll davon, sondern streuen Sie ein paar Nüsse oder Körner über den Salat, in den Brotteig oder ins Müsli.

3. Trinken Sie Wasser

Wenn Sie abnehmen wollen, können Getränke Ihren Plan zunichte machen. 375 Milliliter Limonade oder Fruchtsaft enthalten bis zu 150 Kalorien. Ein Milchmixgetränk liefert 350 Kalorien und das Gleiche gilt für 250 ml eines nichtalkoholischen Milchbechers mit Ei. Alkoholische Getränke sind wahre Kalorienbomben. 375 ml Bier enthalten 110 bis 170 Kalorien, Spirituosen etwa 110 Kalorien je 45 ml, Likör 150 bis 190 Kalorien je 45 ml, Wein etwa 80 Kalorien je 125 ml. Selbst nahrhafte Getränke wie Obstsaft oder Sojamilch liefern bis zu 150 Kalorien je 250 ml. Wenn Sie also täglich 4 oder 5 kalorienreiche Getränke zu sich nehmen, sind das zusätzliche 500 bis 1000 Kalorien!

Manche Getränke enthalten zwar wichtige Nährstoffe, aber es besser, ganze Lebensmittel zu essen, weil sie mehr Ballaststoffe liefern und besser sättigen. Ihre bei weitem beste Wahl ist Wasser. Es ist frei von Kalorien und hat zahlreiche gesundheitliche Vorteile. Nach einer neueren Studie ist das Risiko, tödliche Herzinfarkte oder Schlaganfälle zu erleiden, bei Menschen, die täglich 5 oder mehr Gläser Wasser trinken, erheblich geringer – nur etwa halb so groß wie bei jenen, die nur 1 oder 2 Gläser am Tag trinken.

4. Essen Sie nicht mehr als 25 Prozent Ihrer Gesamtkalorien in Form von Fett

Tabelle 4.3 zeigt Ihnen, wie viel 25, 20 oder 15 Prozent in Gramm sind. In der linken Spalte finden Sie die Gesamtkalorien, in den drei Spalten daneben können Sie ablesen, wie viel Gramm Fett Sie essen dürfen.

Fett enthält 2½ Mal so viele Kalorien wie Kohlenhydrate oder Eiweiß (100 gegenüber 40 Kalorien je Esslöffel). Selbst kleine Portionen eines fettreichen Nahrungsmittels liefern also eine Menge Energie. Der Körper wandelt Nahrungsfett sehr schnell in Körperfett um und verbraucht dabei nur etwa 2½ Kalorien pro 100 Fettkalorien. Dagegen braucht er 20 oder mehr Kalorien, um 100 Kohlenhydrat- oder Eiweißkalorien in Körperfett umzuwandeln. Um Fettpolster zu verhindern, sollten Sie also die Fettzufuhr einschränken.

Tabelle 4.3
Maximale Fettmenge bei Diäten mit 15 %, 20 % und 25 % Fett

	Maximale Fettmenge in Gramm		
Gesamtkalorien	15 %	20 %	25 %
1200	20	27	33
1400	23	31	37
1600	27	36	44
1800	30	40	50
2000	33	44	55
2200	37	50	62

Wie Sie wissen, sind manche Fettarten gefährlicher als andere; aber alle Fette sind gleich, was die Kalorien anbelangt. Fett enthält 4500 Kalorien je Pfund, einerlei, ob es sich um Schmalz oder natives Olivenöl handelt. 450 Gramm gekochter brauner Reis liefern dagegen etwa 550 Kalorien, 450 Gramm Äpfel etwa 250 Kalorien und die gleiche Menge Kopfsalat etwa 65 Kalorien. Allerdings beeinflusst die Fettart den Hormonspiegel und den Stoffwechsel. Mehrfach ungesättigte Fette, vor allem Omega-3-Fettsäuren, kurbeln offenbar den Stoffwechsel an.

Es gibt mehrere Möglichkeiten, den Fettkonsum einzuschränken:

- Sichtbares Fett:
  - Essen Sie weniger Öl, Butter und Margarine, 1 EL oder weniger am Tag.
  - Ersetzen Sie gebratene Speisen durch gebackene, gegrillte oder gedünstete.
  - Würzen Sie nicht mit Fett, sondern mit frischem Zitronensaft, Wein, aromatisiertem Essig, Salsa, Sojasoße, Kräutern und Gewürzen.

- Verstecktes Fett:
  - Essen Sie, wenn überhaupt, nur fettarme Milchprodukte. Tofu ist ein guter Ersatz.
  - Wenn Sie Eier essen, dann höchstens 4 pro Woche oder weniger.
  - Ersetzen Sie fettreiche Zwischenmahlzeiten wie Kekse, Kräcker und Müsliriegel durch fettarme Vollkornprodukte. Denken Sie aber daran, dass viele fettarme Nahrungsmittel das Fett durch Zucker ersetzen – eine schlechte Wahl für Diabetiker!

5. Gewöhnen Sie sich an eine gesunde Lebensweise

Prüfen Sie Ihre Gewohnheiten und ändern Sie, was Ihnen schadet. Gehen Sie aber Schritt für Schritt vor und verzagen Sie nicht, wenn Sie einmal rückfällig werden. Überlegen Sie stattdessen, wie Ihre neuen gesunden Gewohnheiten mehr Spaß machen. Die folgenden Tipps helfen Ihnen dabei:

- Essen Sie regelmäßig und in Maßen. Wenn Sie Mahlzeiten überspringen, werden Sie möglicherweise so hungrig, dass Sie später zu viel essen. Sie verbrauchen mehr Kalorien und sind leistungsfähiger, wenn Sie frühstücken.
- Achten Sie auf die Größe der Portionen. Je mehr Sie auf den Teller legen, desto mehr essen Sie. Ein kleinerer Teller hilft Ihnen, die Portionen zu reduzieren.
- Essen Sie langsam. Dann können Sie das Essen besser genießen, Sie essen weniger und unterstützen die Verdauung.
- Essen Sie nicht im Stehen. Setzen Sie sich hin und essen Sie vom Teller oder aus einer Schüssel.
- Essen Sie nicht, während Sie kochen. Falls Ihnen das schwer fällt, lutschen Sie ein Pfefferminzbonbon oder kauen Sie einen Kaugummi.
- Beschäftigen Sie beim Fernsehen die Hände, damit Sie nicht naschen. Wenn Sie fernsehen, achten Sie kaum darauf, wie viel

Sie essen. Sie können basteln, bügeln oder Dehnübungen machen.

- Essen Sie auch außer Haus nahrhafte Speisen wie frisches Obst, frisch gepresste Säfte, ein asiatisches Schnellgericht, Popcorn oder Joghurt. Meiden Sie frittierte Speisen und süße Backwaren.

6. Machen Sie körperliche Bewegung zu einer Priorität im Leben

Viele Menschen werden erst dann körperlich aktiv, wenn sie sich bewusst klare Ziele setzen. Sport hat enorme Vorteile, wenn Sie abnehmen wollen: Er verbessert die Ausdauer, erhöht den Energieverbrauch und kurbelt den Stoffwechsel an. Die folgenden Tipps helfen Ihnen, sich zu überwinden (siehe auch Kapitel 8):

- Bewegen Sie sich jeden Tag. Moderate aerobe Aktivitäten wie forsches Gehen, kombiniert mit mäßigem Widerstandstraining (z. B. Gewichtheben) sind am besten für die Gesundheit. Vergessen Sie nicht die Dehnübungen!
- Meiden Sie Geräte, die Ihnen Arbeit abnehmen. Benutzen Sie die Treppe anstatt den Aufzug, parken Sie ein paar Häuserblocks vom Arbeitsplatz entfernt und verstecken Sie die Fernbedienung.
- Seien Sie abenteuerlustig. Schließen Sie sich einem Wanderverein an, nehmen Sie Tennisstunden, machen Sie Ausflüge in die Wildnis.
- Lassen Sie sich wegen Ihrer Figur von keiner Sportart abhalten. Wenn Sie aktiv sind, geben Sie anderen ein gutes Beispiel und leben intensiver.
- Versuchen Sie, täglich 30–60 Minuten Sport zu treiben. Falls Ihnen das anfangs schwer fällt, probieren Sie es mit mehreren zehnminütigen Einheiten.

7. Vergessen Sie die Seele nicht

Es ist verführerisch zu essen, wenn überall Essen herumsteht oder wenn Sie gelangweilt, müde oder gestresst sind. Lernen Sie, echten

Hunger zu erkennen und zu respektieren. Essen Sie nur, wenn Sie wirklich hungrig sind, aber kasteien Sie sich nicht, wenn Sie Hunger haben. Gehen Sie aus, wenn Sie sich langweilen, machen Sie ein Nickerchen, wenn Sie müde sind. Achten Sie darauf, wie bestimmte Nahrungsmittel Ihre Verdauung beeinflussen und meiden Sie künftig alles, was Ihnen nicht gut tut.

Sie können nur gesund werden, wenn Sie auch an Ihre Seele denken. Das kann bedeuten, dass Sie sich ungelösten Problemen stellen müssen oder dass Sie eine Selbsthilfegruppe oder einen Therapeuten brauchen, um Depressionen, Missbrauch oder Wut zu verarbeiten. Erst dann können Sie Ihre gesundheitlichen Ziele erreichen und sich so lieben, wie Sie sind.

Das nächste Kapitel zeigt Ihnen, wie Sie einen Ernährungsplan erstellen, der für Sie optimal ist.

Kapitel 5

Gesunde Ernährung für Diabetiker

Jetzt geht es darum, Ihr neu erworbenes Wissen über gesunde Ernährung in der Praxis anzuwenden. Wie stellen Sie sich ein perfektes Tagesmenü vor? Was würden Sie zum Frühstück, zum Mittagessen, zum Abendessen und als Imbiss auftischen? Wie würden die Gerichte schmecken? Wären Sie satt? Die meisten Menschen sind Gewohnheitstiere und der bloße Gedanke an einen Wandel treibt ihnen kalten Schweiß auf die Stirn. Entspannen Sie sich und holen Sie tief Luft. Die neue, gesündere Ernährung verlangt keine Entbehrungen von Ihnen. Im Gegenteil: Ballaststoffreiche Lebensmittel sind sehr sättigend; Sie können mehr essen und dennoch weniger Kalorien zu sich nehmen. Gesunde Kost ist weder langweilig noch fad, sondern vielleicht schmackhafter als Ihre bisherigen Lieblingsspeisen. Gewiss, jede größere Veränderung der Lebensweise kostet Zeit und Mühe und das gilt auch für die Ernährungsumstellung. Aber es wird Ihnen bald so viel besser gehen, dass Sie kaum noch das Gefühl haben, etwas zu opfern. Betrachten Sie es einfach als lebenslanges Abenteuer mit enormen positiven Folgen.

Es gibt Gruppen und Menschen, die Ihnen helfen können, einen Plan zu erstellen, der Ihre Bedürfnisse und Ziele berücksichtigt. Wenden Sie sich an eine Diätistin oder an einen Arzt, der für gesunde Ernährung aufgeschlossen ist. In den meisten Städten gibt es eine Selbsthilfegruppe für Diabetiker, deren Zusammenkünfte oft in der Lokalpresse angekündigt werden.

Austauschlisten und das Zählen von Punkten

Vielleicht haben Sie schon Erfahrung mit den Hilfsmitteln, die viele Diabetiker benutzen, um ihr Wissen in die Tat umzusetzen. Am beliebtesten sind Austauschlisten und Systeme, die Kohlenhydrate zählen.

Austauschlisten haben sich innerhalb mehrerer Jahrzehnte entwickelt und sind ein brauchbares Hilfsmittel für Diabetiker. Sie teilen Nahrungsmittel je nach ihrem Gehalt an Kohlenhydraten, Fett und Eiweiß in Gruppen ein und erlauben eine bestimmte Zahl von Portionen aus jeder Gruppe zu jeder Mahlzeit und jedem Imbiss. Man kann aus jeder Gruppe seine Lieblingsspeisen auswählen, sofern man sich an die beigefügten Richtlinien hält. In den USA gibt es eine Liste, die drei Gruppen umfasst: Kohlenhydrate, Fleisch und Fleischersatz sowie Fett. Die Gruppe der Kohlenhydrate besteht aus fünf Untergruppen: Stärke (Getreide, stärkehaltiges Gemüse), Obst, Milch, Gemüse und Sonstiges. Zur Gruppe „Fleisch und Fleischersatz“ gehören sehr magere, magere, mittelfette und sehr fette Produkte. In der Gruppe „Fett“ finden wir einfach ungesättigte, mehrfach ungesättigte und gesättigte Fette. Dazu zählen alle sichtbaren Fette und Öle (Pflanzenöl, Margarine, Butter, Backfett und das Fett im Fleisch und Geflügel) sowie versteckte Fette in Nüssen, Kernen, Avocados, Oliven, Kokosnüssen und saurer Sahne. In Kanada teilt man die Nahrungsmittel in sieben Gruppen ein: Stärke (Getreide und stärkehaltiges Gemüse), Obst und Gemüse, Milch, Eiweiß, Fett, Zucker und Sonstiges. In den meisten Gruppen gibt es einen Abschnitt mit Nahrungsmitteln, die in mehr als eine Kategorie passen. Kartoffelchips sind beispielsweise in der Gruppe „Stärke“ vertreten, aber sie zählen als „eine Stärke plus zwei Fette“. Käse findet man in der Eiweiß-Gruppe, zählt aber als „ein Eiweiß plus ein Fett“.

Das Zählen von Kohlenhydraten ist eine Menüplanung die sich auf den Kohlenhydratgehalt des Essens konzentriert. Dabei gibt es drei Stufen. Auf der Ersten bestimmen der Diabetiker und der Diätist, wie viele Kohlenhydrate pro Mahlzeit oder Imbiss gegessen werden dürfen. Ist das Ziel abgesteckt, lernt der Diabetiker, mit Hilfe einer Broschüre oder Liste den Kohlenhydratgehalt verschiedener Nahrungsmittel zu berechnen. Auf der zweiten Stufe passt der Diabetiker seine Medikamente, sein Essen und seine körperlichen Aktivitäten seinen Blutzuckerwerten an. Er lernt, Blutzuckermuster zu identifizieren, die Ursachen von Schwankungen zu erkennen und geeignete Maßnahmen zu treffen, um den Blutzucker zu stabilisieren. Auf der dritten und höchsten Stufe geht es um das Verhältnis Kohlenhydrate zu Insulin. Es wird ermittelt, indem man jeden Tag über die verzehrten Kohlenhydrate Buch führt. Die gefundenen Werte ermöglichen eine beträchtliche Flexibilität, was die Auswahl von Nahrungsmitteln und die Portionen anbelangt. Diese Stufe gilt vor allem für jene Diabetiker, die sich mehrere Male am Tag Insulin injizieren oder eine Pumpe benutzen.

Beide Methoden sollen Diabetikern helfen, zwei Hauptziele zu erreichen: einen stabilen Blutzuckerspiegel und ein gesundes Gewicht. Beide Systeme stabilisieren den Blutzucker, weil sie für eine angemessene Zufuhr und Verteilung von Kohlenhydraten während des ganzen Tages sorgen. Das ist besonders wichtig für Diabetiker, die Insulin nehmen oder die Insulinsekretion mit Medikamenten anregen. Das Zählen von Kohlenhydraten ist zu empfehlen, wenn der Blutzuckerspiegel das Hauptproblem ist, denn es ermöglicht eine genauere Abstimmung zwischen Essen und Insulin. Beide Methoden fördern auch ein gesundes Gewicht, weil sie Portionsgrößen und Kalorien festlegen; aber in dieser Hinsicht können Austauschsysteme wirksamer sein, da sie nicht nur Kohlenhydrate, sondern auch Eiweiß und Fett überwachen. Unserer Meinung nach sind solche Systeme zwar nützlich, aber sie haben auch Nachteile:

1. *Kein System unterscheidet zwischen verschiedenen Arten von Kohlenhydrate.* Entscheidend ist die Gesamtmenge der Kohlenhydrate. Da tierische Produkte und reines Fett keine Kohlenhydrate enthalten, könnte man sie irrigerweise für gesund halten. Die erstaunlich unterschiedlichen Wirkungen der einzelnen Kohlenhydrate werden

übersehen, so dass 50 Gramm Kohlenhydrate aus Weißbrot mit 50 Gramm Kohlenhydraten aus Bohnen gleichgesetzt werden. Ähnlich sind die Bedenken gegen die Austauschlisten. Die Liste „Stärke" enthält Getreideflocken mit Zucker und fettfreie Kartoffelchips ebenso wie Mais am Kolben. Zu den „sonstigen Kohlenhydraten" zählt alles vom Hummus bis zum Fabrikzucker, ohne Hinweis auf die ganz unterschiedliche Wirkung auf die Gesundheit.

2. *Beide Systeme bevorzugen tierisches Eiweiß.* Beim Zählen von Kohlenhydraten schneidet Fleisch sehr günstig ab, weil es keine Kohlenhydrate enthält. Pflanzliches Eiweiß ist dagegen eine moderate oder gute Quelle von Kohlenhydraten. Die amerikanische Austauschliste unterschätzt den Wert des pflanzlichen Proteins sehr. Bohnen stehen ganz unten auf der Liste „sehr mageres Fleisch und Fleischersatz" und gelten als Portion aus zwei separaten Listen – eine Portion aus der Fleischliste und eine aus der Stärkeliste. Nicht erwähnt wird, dass der hohe Gehalt an Ballaststoffen gegenüber anderen Nahrungsmitteln dieser Gruppe ein wichtiger Vorteil ist. Tofu, Tempeh und Sojamilch tauchen am Schluss der Liste „mittelfettes Fleisch und mittelfetter Fleischersatz" auf, ohne den Hinweis, dass Sojaprodukte gesünderes Eiweiß, kein Cholesterin und kein gesättigtes Fett enthalten. Erdnussbutter steht ganz unten auf der Liste „fettreiches Fleisch und fettreicher Fleischersatz" – tiefer als Schweinefleisch, Wiener Würstchen, Wurst und Speck. Alle anderen Nüsse und Kerne sowie ihre Butter wurden auf die Liste „Fett" verbannt. Das ergibt wenig Sinn, weil viele Nüsse und Kerne etwa den gleichen Eiweiß- und Fettgehalt haben wie Erdnussbutter. Außerdem verschweigt das System, dass wir Fleisch durch sehr fettarmes Sojafleisch ersetzen können, das reich an Eiweiß, arm an Fett und frei von Cholesterin ist.

3. *Kein System erwähnt die überaus unterschiedlichen Wirkungen verschiedener Fettarten auf die Gesundheit.* Während die Liste „Fett" Quellen für einfach ungesättigtes, gesättigtes und mehrfach ungesättigtes Fett aufzählt, ordnet es gesunde, ganze Lebensmittel wie Nüsse, Kerne und ihre Butter, Avocados und Oliven in dieselbe Gruppe ein wie reines Fett. Diese Lebensmittel sind zwar fettreich,

aber sie schützen uns auch, weil sie gesundes Fett, Phytochemikalien, Spurenelemente und etwas Eiweiß enthalten. Wenn man sie einfach als „Fett“ bezeichnet, könnten Diabetiker sie für schädlich halten. Walnüsse und Kerne stehen mit Margarine auf der Liste „mehrfach ungesättigtes Fett“. Das sieht so aus, als wären die Nährwerte ähnlich, obwohl Welten zwischen ihnen liegen. Und schließlich werden Lebensmittel, die reichlich Omega-3-Fettsäuren enthalten, nicht erwähnt, obwohl sie für Diabetiker besonders wichtig sind.

Die Lösung: naturbelassene pflanzliche Lebensmittel

Eine Kost aus ganzen, pflanzlichen Lebensmitteln löst viele jener Probleme, die traditionelle Methoden aufwerfen. Jedes pflanzliche Lebensmittel enthält naturbelassene Kohlenhydrate und Ballaststoffe. Darum haben die meisten von ihnen einen günstigen glykämischen Index. Wenn Sie also während des Tages verschiedene pflanzliche Lebensmittel essen, wird die Aufnahme von Kohlenhydraten gut verteilt, vorausgesetzt, dass die Kalorien ziemlich konstant bleiben. Zudem liefert eine solche Kost etwa 35 bis 50 Gramm Ballaststoffe und stillt den Appetit mit wenigen Kalorien. Menge und Qualität des Fettes in dieser Kost liegen meist innerhalb gesunder Grenzen, sofern man wenig konzentrierte Fette und Öle hinzufügt. Eine fettarme, pflanzliche Ernährung stabilisiert bei Typ-2-Diabetikern nachweislich den Blutzuckerspiegel und begünstigt die Gewichtsabnahme, selbst wenn die Kalorienzufuhr nicht beschränkt wird.

Heißt das, dass Sie alle pflanzlichen Lebensmittel in beliebiger Menge essen dürfen? Nicht ganz. Sie müssen auch die Größe der Portionen, den Fettgehalt und den Nährwert berücksichtigen. Angenommen, Sie essen jeden Tag ein paar Avocados oder eine Tasse Nüsse. Dann dürfte es Ihnen schwer fallen, Ihre Gesamtkalorien so zu begrenzen, dass Sie abnehmen. Der Schlüssel zur Gesundheit ist eine Vielfalt von pflanzlichen Lebensmitteln mit ausgewogenem Gehalt an essenziellen Nährstoffen. Wenn Sie sich rein pflanzlich ernähren, müssen Sie auch dafür sorgen, dass Sie genügend Vitamin B12, Vitamin D, Kalzium und Omega-3-Fettsäuren zu sich nehmen. Diese Nährstoffe (siehe Tabelle 5.8 auf Seite 164–165) können selbst dann knapp werden, wenn Sie viele naturbelassene Lebensmittel essen. Viele Menschen finden es hilfreich, einen Anhaltspunkt für die Zusammenstellung ihrer Menüs und die Größe der Portionen zu haben, vor allem zu Beginn der Umstellung auf eine pflanzliche Kost. Darum haben wir eine „pflanzliche Lebensmittelpyramide für Diabetiker" entwickelt (siehe Abbildung 5.1). Sie hilft Ihnen beim Übergang zu einer pflanzlichen Ernährung, dient als „Ersatzsystem" und sorgt dafür, dass Sie genügend Nährstoffe zu sich nehmen. Wenn Sie diesem Wegweiser folgen, essen Sie ungefähr 55 bis 65 Prozent Kohlenhydrate, 20 bis 25 Prozent Fett und 15 bis 20 Prozent Eiweiß. Die Pyramide ist ihren konventionellen Gegenstücken nachempfunden, jedoch mit mehreren erheblichen Unterschieden.

Abbildung 5.1
Pflanzliche Lebensmittelpyramide für Diabetiker

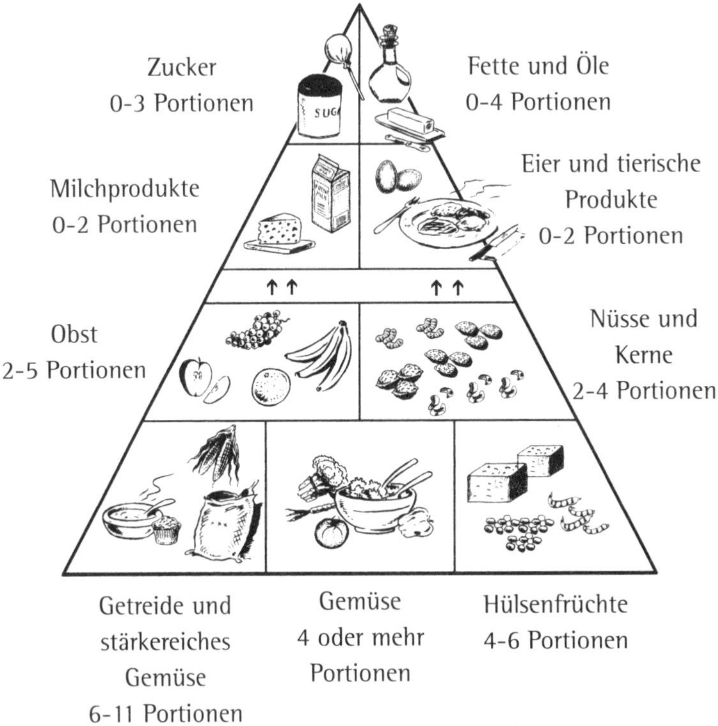

1. *Milchprodukte, Eier und andere tierische Produkte, zusätzliches Fett und Zucker gehören nicht zu den notwendigen Lebensmitteln.* Tierische Produkte enthalten zwar wichtige Nährstoffe, aber diese sind auch in Pflanzen und angereicherten pflanzlichen Produkten enthalten. Pflanzliche Lebensmittel haben enorme Vorteile, weil sie im Gegensatz zu tierischen Produkten wenig gesättigtes Fett, kein Cholesterin und viele schützende Phytochemikalien und Ballaststoffe enthalten. Fett und Zucker sind ebenfalls unnötig, weil wir sie uns mit ganzen Lebensmitteln – z. B. Nüssen, Kernen und Obst – zuführen können, die sehr viel gesünder sind.

2. *Fünf Gruppen sind notwendige Komponenten einer nahrhaften pflanzlichen Kost: Gemüse, Getreide, Hülsenfrüchte, Obst sowie Nüsse und Kerne.* Manche Leute bezweifeln zwar, dass wir Nüsse und Kerne brauchen; aber beide sind sehr wichtig, weil sie die Hauptquellen für essenzielle Fettsäuren, Vitamin E und mehrere Spurenelemente sind.

3. Stärkereiches Gemüse bildet zusammen mit dem Getreide eine Gruppe. Es gibt zwar bedeutende Unterschiede zwischen beiden, aber der Gehalt an Kohlenhydraten ist sehr ähnlich. Wenn sie derselben Gruppe angehören, ist die Kohlenhydrataufnahme gleichmäßiger.

Die pflanzliche Lebensmittelpyramide für Diabetiker – Einzelheiten

Die Portionsgrößen für die Lebensmittel in den einzelnen pflanzlichen Gruppen ist in Tabelle 5.1 angegeben. Die Portionsgrößen für nicht notwendige Produkte finden Sie in Tabelle 5.2. Portionen für jede der drei Kalorienstufen (1500, 1800 und 2100 Kalorien) werden ebenfalls genannt. Diese drei Stufen decken zwar nicht den Bedarf aller Menschen, aber sie fördern bei den meisten Typ-2-Diabetikern eine Gewichtsabnahme von 1 bis 2 Pfund pro Woche oder halten das Gewicht stabil. Die folgenden Leitlinien helfen Ihnen, die für Sie geeignete Kalorienstufe zu bestimmen:

- 1500 Kalorien: Gewichtsabnahme bei den meisten Frauen und bei kleinen oder inaktiven Männern. Stabiles Gewicht bei kleinen, inaktiven und/oder älteren Frauen.
- 1800 Kalorien: Gewichtsabnahme bei den meisten Männern und bei aktiven oder kräftigeren Frauen. Stabiles Gewicht bei den meisten Frauen und bei kleinen, inaktiven und/oder älteren Männern.
- 2100 Kalorien: Gewichtsabnahme bei aktiven oder kräftigen Männern. Stabiles Gewicht bei den meisten Männern und bei kräftigen oder aktiven Frauen.

Vielleicht erinnert Sie das ein wenig an die Austauschsysteme und man kann die Pyramide in der Tat ähnlich benutzen. Sie ist sehr flexibel, weil sie Ihnen hilft, nährstoffreiche Mahlzeiten zu planen; aber Sie können sie auch strenger anwenden – als pflanzliche Version des Austauschsystems. Die meisten Menschen, die sich überwiegend pflanzlich ernähren, brauchen strenge Zahlen und Portionsgrößen nur in der Anfangsphase der Umstellung. Danach kommen sie meist ohne solche Hilfsmittel zurecht. Einzelheiten über die Anwendung der Pyramide als Austauschsystem finden Sie am Ende dieses Kapitels („Hinweise für Diätisten“).

Die tägliche Auswahl von Lebensmitteln

Die pflanzliche Lebensmittelpyramide für Diabetiker hilft Ihnen, nahrhafte, ausgewogene Menüs zusammenzustellen. Lesen Sie dazu noch einmal die Informationen über verschiedene Nährstoffe in Kapitel 3 und 4. Nachfolgend wollen wir uns genauer mit der richtigen Auswahl innerhalb der einzelnen Lebensmittelgruppen befassen.

Getreide und stärkereiches Gemüse (6 – 11 Portionen)

Vollkornprodukte sind wichtige Quellen für B-Vitamine, Spurenelemente und Vitamin E. Die beste Wahl sind ganze Kamut-, Dinkel- oder Weizenkörner, Hafergrütze, Gerste, brauner Reis und Quinoa. Dann folgen verarbeitete Körner, die noch Kleie und Keim enthalten, zum Beispiel Hafer- und Weizenschrot sowie Vollkorbrot, -flocken, -nudeln und –kräcker. Weniger empfehlenswert sind alle verfeinerten Produkte – essen Sie davon höchstens 2 Portionen am Tag. Stärkereiches Gemüse enthält Vitamin C, Vitamin A und B-Vitamine (orangefarbenes und gelbes Gemüse enthält am meisten Betacarotin, eine Vitamin-A-Vorstufe). Kartoffeln, Mais, Kürbis und Plantainbananen sind ebenfalls eine gute Wahl. Lassen Sie die Haut an den Kartoffeln, um den Ballast- und Nährstoffgehalt zu vergrößern.

Gemüse (4 oder mehr Portionen)

Gemüse ist die nährstoffreichste Lebensmittelgruppe; das heißt, es liefert die meisten Nährstoffe pro Kalorie. Gemüse enthält die Vitamine A, C und K, mehrere B-Vitamine, viele Mineralien und eine Fülle von Phytochemikalien. Dunkelgrünes Blattgemüse liefert besonders viele schützende Substanzen. Möglichst viele verschiedene Gemüsesorten sollten mindestens ein- oder zweimal am Tag den Grundstock Ihrer Mahlzeit bilden. Essen Sie sowohl gedünstetes als auch rohes Gemüse und bewahren Sie gewaschenes und zerkleinertes Gemüse in handlichen Happen im Kühlschrank auf.

Hülsenfrüchte (4 – 6 Portionen)

Hülsenfrüchte sind wichtige Eiweiß-, Eisen- und Zinklieferanten. Außerdem enthalten sie reichlich B-Vitamine und Spurenelemente sowie etwas Kalzium. Vielen Menschen fällt es schwer, mehr Hülsenfrüchte zu essen, weil sie nicht daran gewöhnt sind und daher nicht wissen, was man damit anfangen kann. Zudem sind Hülsenfrüchte oft schwer verdaulich und wirken blähend.

Am besten beginnen Sie mit kleinen Portionen in Suppen, Eintopfgerichten, Nudelsoßen, Salaten und kurz angebratenen Gerichten. Wenn Sie die Menge allmählich steigern, kann das Verdauungssystem sich leichter an die Ballaststoffe anpassen. Kleinere Hülsenfrüchte wie Linsen und getrocknete halbe Erbsen sind oft besser verdaulich. Während Sie nach und nach mehr Hülsenfrüchte essen, sollten Sie auch etwas Tofu, Tempeh und Soja-„Fleisch“ verwenden. Sobald Sie sich an Hülsenfrüchte gewöhnt haben, können Sie viele wundervolle internationale Rezepte ausprobieren, die Hülsenfrüchte in größeren Mengen enthalten. Experimentieren Sie mit Bohnenpastetchen, gebratenen Bohnen sowie Bohnentunken und -soßen.

Obst (2 – 5 Portionen)

Früchte enthalten reichlich Vitamin A, Vitamin C, Folsäure und Mineralien. Sie sind natürliche Leckerbissen und die beste Wahl, wenn Sie Appetit auf etwas Süßes haben. Frisches Obst ist empfehlenswerter als Fruchtsaft, weil es besser sättigt und mehr Ballaststoffe und schützende Phytochemikalien enthält. Obst ist ein großartiger Imbiss und ein wundervoller Nachtisch. Aus gefrorenen Früchten, gemixt mit etwas Sojamilch oder Joghurt, können Sie eine köstliche, fettarme, nährstoffreiche „Eiscreme“ zubereiten.

Tabelle 5.1
Portionsgrößen und Tagesmengen für pflanzliche Lebensmittel

Lebensmittelgruppe	Tagesmenge	Portionen je Kalorienstufe 1500	1800	2100
Getreide und stärkereiches Gemüse	6-11 Portionen	6	7	8

Essen Sie hauptsächlich ganzes, nicht verarbeitetes Getreide und stärkereiches Gemüse, mit wenig Fett oder ohne Fett zubereitet.

Portionsgrößen

Getreide	1-1 1/4 Tassen Puffreis oder -Mais
1 Scheibe Vollkornbrot	1/2 Tasse gekochtes Getreide
1 1/2 Tassen gekochtes ganzes Getreide (Reis, Quinoa, Kamut, Gerste usw.)	1/3 Tasse Vollkornmüsli 1/2 Tasse Vollkornnudeln
1/2 Vollkornhefekringel	3-4 Vollkornkräcker
1/2-3/4 Tassen Vollkornflocken	1 Tasse Popcorn ohne Butter

Stärkereiches Gemüse	1/4 Tasse Süßkartoffel- oder Yamswurzelbrei
1 kleine Kartoffel	
1/2 kleine, gebackene Süßkartoffel	1/2 Tasse Mais oder 1 mittelgroßer Maiskolben
1/2 Tasse Kartoffelbrei	
1 Tasse Kürbis	1/2 Tasse Plantainbananen

Lebensmittelgruppe	Tagesmenge	Portionen je Kalorienstufe 1500	1800	2100
Hülsenfrüchte	4-6 Portionen	4	5	6

Essen Sie mindestens 2 Portionen Bohnen, Linsen oder getrocknete Erbsen.

Portionsgrößen

1/2 Tasse gekochte Bohnen, Linsen oder getrocknete Erbsen	1 Tasse (250 ml) gekochte Erbsen 2 EL (30 ml) Sojanüsse
1/3 Tasse (76 g) fester Tofu oder Tempeh	57 g Seitan (Fleischersatz aus Weizen)
1/2 Tasse (124 g) mittelfester Tofu	57 g Soja-„Fleisch“
1 Tasse (250 ml) Sojamilch	

Lebensmittelgruppe	Tagesmenge	Portionen je Kalorienstufe		
		1500	1800	2100
Gemüse (alle Gemüsesorten außer jenen, die zur Gruppe „Getreide und stärkereiches Gemüse“ gehören.	4 oder mehr Portionen	4 oder mehr Portionen auf allen Kalorienstufen		

Essen Sie verschiedene Sorten und reichliche Portionen

Portionsgrößen

1 Tasse rohes Gemüse

1/2 Tasse gekochtes Gemüse

1/2 Tasse (125 ml) Gemüsesaft

Lebensmittelgruppe	Tagesmenge	Portionen je Kalorienstufe		
		1500	1800	2100
Obst	2-5 Portionen	3	4	5

Essen Sie hauptsächlich frisches Obst anstatt Dosenobst. Trinken Sie Fruchtsäfte in Maßen oder gar nicht.

Portionsgrößen

1 große Kiwi oder Nektarine

1 großer Pfirsich

1 mittelgroße Orange, Grapefruit oder Nektarine

1 kleiner Apfel oder 1 kleine Banane

1/2 große Mango oder Birne

1 Tasse Beeren, Papaya oder Melone

10 große oder 15-20 kleine Trauben

4 kleine Aprikosen

2 Pflaumen oder frische Feigen

1/2 Tasse Apfelmus oder gekochtes Obst oder Dosenobst

3/4 Tassen frischer Ananas oder Grapefruitschnitze

3 EL Trockenfrüchte

1/2 Tasse (125 ml) Fruchtsaft

1/3 Tasse (83 ml) Pflaumensaft

Lebensmittelgruppe	Tagesmenge	Portionen je Kalorienstufe		
		1500	1800	2100
Nüsse und Kerne	2-5 Portionen	2 1/2	3	3 1/2

Essen Sie Nüsse und Kerne ohne zusätzliches Fett oder Salz

Portionsgrößen

1 EL Nuss- oder Samenbutter

19 g Nüsse oder Kerne (2 gehäufte EL)

1/3 Avocado

Nüsse und Kerne (2 – 4 Portionen)

In Nüssen und Kernen sind Folsäure, Vitamin E und mehrere Spurenelemente (u. a. Selen, Kupfer und Magnesium) sowie essenzielle Fettsäuren enthalten. Außerdem sind sie reich an der Aminosäure Arginin, die der Körper in Stickstoffoxid umwandelt, das die Blutgefäße erweitert. Streuen Sie Nüsse in kurz angebratene Gerichte, auf Salate und ins Müsli. Denken Sie aber daran, dass Nüsse auch viel Fett enthalten und daher in Maßen verzehrt werden sollten.

Vielleicht überrascht es Sie, Avocados in der Gruppe „Nüsse und Kerne“ zu finden. Was den Nähstoffgehalt anbelangt, gleicht diese Pflanze den Nüssen und Kernen mehr als anderen Früchten. Sie liefert Fett und Kohlenhydrate in ähnlichen Mengen wie Nüsse und Kerne, wenn auch etwas weniger Eiweiß. Andererseits enthalten Avocados mehr Eiweiß als Obst.

Eine Portion Nüsse und Kerne liefert etwa 9 Gramm Fett und je 4 Gramm Eiweiß und Kohlenhydrate. Eine Portion Avocados (ein Drittel der Frucht) enthält rund 10 Gramm Fett, 5 Gramm Kohlenhydrate und fast 2 Gramm Eiweiß. Die größeren, glatten Sorten sind fettärmer und eiweißreicher als die kleineren.

Zwei bis vier Portionen sind scheinbar ziemlich viel; aber sie enthalten die erlaubte Menge Fett. Nüsse, Kerne und Avocados sind die gesündesten Fettquellen, weil sie zusätzlich viele schützende Wirkstoffe enthalten. Wenn Sie konzentrierte Fette und Öle verwenden, ersetzen diese die Nüsse und Kerne. Eine Portion Nüsse und Kerne liefert etwa 9 Gramm Fett und 110 Kalorien, während eine Portion Fette und Öle nur 5 Gramm Fett und 45 Kalorien liefert. Zwei Portionen Fette und Öle ersetzen also eine Portion Nüsse und Kerne. Sie können einige, aber nicht alle Portionen Nüsse und Kerne durch konzentrierte Fette und Öle ersetzen, aber mindestens eine Portion Nüsse und Kerne müssen übrig bleiben!

Milchprodukte (0 – 2 Portionen)

Milchprodukte enthalten Eiweiß, Kalzium, die Vitamine B2, A und D sowie mehrere Mineralien. Obwohl sie kein notwendiger Bestandteil unserer Ernährung sind, essen viele Menschen eine Menge solcher Produkte. Wir schränken den Verzehr ein, um zu verhindern, dass Milchprodukte pflanzliche Lebensmittel ersetzen, die viele Ballaststoffe und Phytochemikalien enthalten. Wenn Sie nicht auf Milchprodukte verzichten wollen, sollten Sie fettfreie oder wenigstens fettarme (1 % oder weniger) essen. Milchprodukte ersetzen eine bis zwei Portionen Hülsenfrüchte (1 Portion Milchprodukte = 1 Portion Hülsenfrüchte). Mindestens 2 Portionen Hülsenfrüchte müssen übrig bleiben, darunter eine Portion Bohnen.

Eier und andere tierische Produkte (0 – 2 Portionen)

Eier und andere tierische Produkte sind gute Quellen für Eiweiß, Eisen und Zink. Wir nehmen sie in unser Programm auf, damit Sie mehr Auswahl haben, falls Sie sich auf vegetarische Kost umstellen oder auf einige tierische Produkte nicht verzichten wollen. Wenn Sie solche Produkte essen, sind Fisch und Omega-3-reiche Eier die beste Wahl. Falls Sie andere tierische Nahrungsmittel essen, sollten es nur sehr magere Produkte sein. Meiden Sie verarbeitetes Fleisch aller Art. Eine bis zwei Portionen Eier oder andere tierische Produkte ersetzen eine Portion Hülsenfrüchte. Mindestens zwei Portionen Hülsenfrüchte – am besten Bohnen – müssen übrig bleiben. Eier und andere tierische Produkte enthalten kaum Kohlenhydrate und Bohnen – die kohlenhydratreichsten Lebensmittel der Gruppe „Hülsenfrüchte“ – tragen zu einer konstanten Versorgung mit Kohlenhydraten bei.

Fette und Öle (0 – 4 Portionen)

Konzentrierte Fette und Öle sind kein notwendiger Bestandteil unserer Ernährung, aber sie machen das Essen schmackhafter und nahrhafter, wenn man sie gut auswählt. Ein wenig Öl im Salat verbessert die Resorption von Vitaminen und Phytochemikalien erheblich. Wenn Sie Fette und Öle verwenden, kaufen Sie unraffinierte, mechanisch gepresste Öle aus Bioprodukten. In Supermärkten bekommen Sie meist nur natives Olivenöl, das wegen seines

Tabelle 5.2
Portionsgrößen und Tagesmengen für sonstige Nahrungsmittel

Lebensmittelgruppe	Tagesmenge	Portionen je Kalorienstufe 1500	1800	2100
Milchprodukte	0-2 Portionen	0-2	0-2	0-2

Wenn Sie Milchprodukte essen, kaufen Sie fettlose oder fettarme Produkte. Milchprodukte, Eier und andere tierische Produkte ersetzen 3-4 Portionen Hülsenfrüchte; aber **mindestens** 2 Portionen Hülsenfrüchte müssen übrig bleiben. Eine Portion tierische Produkte ersetzt eine Portion Hülsenfrüchte.

Portionsgröße

1 Tasse (250 ml) fettfreie oder -arme Milch
1/2 Tasse (125 ml) fettfreie Kondensmilch
3/4 Tassen (185 ml) fettfreier oder -armer Joghurt
1/4 Tasse (60 ml) Quark
28 g fettfreier oder fettarmer Käse

Lebensmittelgruppe	Tagesmenge	Portionen je Kalorienstufe 1500	1800	2100
Eier und andere tierische Produkte	0-2 Portionen	0-1	0-2	0-2

Wenn Sie solche Produkte essen, sollten es hauptsächlich Fisch oder Omega-3-reiche Eier sein.

Portionsgrößen

1 großes Ei
83 g Fisch
42 g Fleisch oder Geflügel

Lebensmittelgruppe	Tagesmenge	Portionen je Kalorienstufe 1500	1800	2100
Fette	0-4 Portionen	0-3	0-3	0-5

Wenn Sie solche Produkte verwenden, kaufen sie einfach ungesättigte Fette und Öle und solche, die reich an Omega-3-Fettsäuren sind. Meiden Sie gehärtetes Fett. Zwei Portionen Fett ersetzen 1 Portion Nüsse; aber **mindestens** 1-2 Portionen Nüsse und Kerne müssen übrig bleiben.

Portionsgrößen

1 TL (5 ml) Öl	1 TL (5 ml) Mayonnaise
1 TL (5 ml) nicht gehärtete Margarine	1 EL (15 ml) fettarme Mayonnaise
1 EL (15 ml) Salatsoße	

Lebensmittelgruppe	Tagesmenge	Portionen je Kalorienstufe 1500	1800	2100
Zucker	0-3 Portionen	0-1	0-2	0-3

Wenn Sie Zucker konsumieren, sollten Sie vor allem natürliche Süßstoffe wählen, z. B. schwarze Melasse, Agavensirup, Ahornsirup usw. Zucker kann Obst-Portionen ersetzen; aber **mindestens** 2 Portionen Obst müssen übrig bleiben. Eine Portion Zucker entspricht einer Portion Obst.

Portionsgrößen

1 EL (15 ml) Zucker oder flüssiger Zucker: Honig, Maissirup, Agavensirup,Sirup aus braunem Reis, Melasse, Tafelzucker, brauner Zucker usw.	1 EL (15 ml) Konfitüre
	21 g Süßigkeiten
	3/4 Tassen (185 ml) Fruchteis

hohen Gehaltes an einfach ungesättigtem Öl eine vorzügliche Wahl ist. Reformhäuser führen auch andere hochwertige, kalt gepresste Öle (wenn sie reichlich Omega-3-Fettsäuren enthalten, muss man sie kühl lagern). Zu empfehlen sind Raps-, Lein-, Sonnenblumen- und Färberdistelöl. Kochen Sie aber nur mit Oliven-, Sonnenblumen-, Färberdistel- oder Rapsöl aus biologischem Anbau. Wenn Sie Margarine verwenden, sollte sie kein gehärtetes Fett enthalten (allenfalls ein wenig Palmöl). Fügen Sie Ihren Gerichten nur sehr wenig Fett hinzu. Zwei Portionen Fette und Öle ersetzen eine Portion Nüsse und Kerne.

Zucker (0 – 3 Portionen)

Süßigkeiten gelten seit vielen Jahren als Tabu für Diabetiker und es gibt immer noch gute Gründe, bestimmte Zuckerarten zu meiden, vor allem weil sie keinerlei Nährwert haben. Der gelegentliche Verzehr kleiner Mengen ist jedoch durchaus vernünftig. Die Behauptung „Zucker ist Zucker“ hat zwar ihre Berechtigung, aber einige Süßstoffe sind besser als andere, weil sie ein paar Nährstoffe liefern und den Blutzuckerspiegel weniger beeinflussen. Das einzige Süßmittel, das einen nennenswerten Nährstoffgehalt hat, ist schwarze Melasse, die viele Mineralien enthält, unter anderem beträchtliche Mengen Kalzium und Eisen. Zuckerarten, die den Blutzuckerspiegel am wenigsten beeinflussen, enthalten mehr Fruktose und weniger Glukose oder Sukrose. Der neuste Star ist Agavennektar oder -sirup, der aus einer kaktusähnlichen Pflanze gewonnen wird. Er hat einen sehr niedrigen glykämischen Index, weil er zu 90 Prozent aus Fruktose besteht. Mehr über Süßigkeiten erfahren Sie in Kapitel 6. Eine Portion Zucker ersetzt eine Portion Obst, aber mindestens 2 Portionen Obst müssen übrig bleiben.

Menüplanung – machen Sie das Beste aus Ihren Mahlzeiten

Auf den folgenden Seiten finden Sie Wochenmenüs für Mahlzeiten und Zwischenmahlzeiten als Leitfaden für die Umstellung. Danach sollten Sie selbst kreativ werden. Die Zubereitung eines wundervollen Essens kann ebenso heilend wie nahrhaft sein. Fangen Sie immer mit den besten Zutaten an: mit ganzen, frischen, bunten Lebensmitteln. Das Essen sollte appetitlich aussehen – ein Petersilienzweig, ein Möhrenkringel oder eine essbare Blüte kann aus einem einfachen Mahl etwas Besonderes machen. Experimentieren Sie, belegen Sie einen Kochkurs, probieren Sie neue Lebensmittel und Rezepte aus!

Die Tabellen 5.3 bis 5.6 enthalten Menüvorschläge für das Frühstück, das Mittagessen, das Abendessen und Zwischenmahlzeiten. Wenn Sie drei Mahlzeiten am Tag vorziehen, können Sie die Imbiss-Portionen in die Mahlzeiten aufnehmen. Jede Tabelle nennt angemessene Portionen für jede Kalorienstufe. Alle Rezepte finden Sie auf Seite 269–325.

Tabelle 5.3
Frühstücksmenüs für 3 Kalorienstufen

Die Portionen gelten für 1500 Kalorien. Größere Portionen für 1800 und 2100 Kalorien werden am Ende des Menüs aufgeführt. Wenn nicht anders angegeben, gelten die 1800-Kalorien-Portionen auch für 2100 Kalorien. Die Gesamtzahl der Portionen in jeder Gruppe finden Sie in Tabelle 5.7.

Montag – 1500 Kalorien	**Gruppe**
2/3 Tassen Vollkornbrei (S. 271)	2 Getreide*
2 EL Walnüsse	1 Nüsse und Kerne
1 Tasse (250 ml) Sojamilch oder entrahmte Milch	1 Hülsenfrüchte
1 Tasse (250 ml) Blaubeeren	1 Obst

Abwandlung für 1800 und 2100 Kalorien: keine

Dienstag – 1500 Kalorien	**Gruppe**
1/2 Tasse (125 ml) verrührter Tofu (S. 274)	1 1/2 Hülsenfrüchte
2 Scheiben Gemüse-„Speck“	1/2 Hülsenfrüchte
1 irisches süßes Brötchen (S. 281)	1 Getreide, 1/2 Nüsse und Kerne
1 Grapefruit	1 Obst

Abwandlung für 1800 und 2100 Kalorien:

2 irische süße Brötchen	2 Getreide, 1 Nüsse und Kerne

Mittwoch – 1500 Kalorien	**Gruppe**
2/3 Tassen Müsli (S. 273)	2 Getreide, 1/2 Nüsse und Kerne, 1/2 Obst
1/2 Tasse Sojamilch oder entrahmte Milch	1/2 Hülsenfrüchte
1/2 Tasse Erdbeeren	1/2 Obst

* Mit „Getreide“ ist hier die Gruppe „Getreide und stärkereiches Gemüse“ gemeint.

Abwandlung für 1800 und 2100 Kalorien:

1800 Kalorien	
1 Tasse Müsli	3 Getreide, 3/4 Nüsse und Kerne, 3/4 Obst
1 Tasse (250 ml) Sojamilch oder entrahmte Milch	1 Hülsenfrüchte
3/4 Tassen Erdbeeren	3/4 Obst

2100 Kalorien	
1 1/3 Tassen Müsli	4 Getreide, 1 Nüsse und Kerne, 1 Obst
1 1/2 Tassen (375 ml) Sojamilch oder entrahmte Milch	1 1/2 Hülsenfrüchte
1 Tasse Erdbeeren	1 Obst

Donnerstag – 1500 Kalorien	**Gruppe**
1 1/2 Stück französischer Toast (S. 272)	1 1/2 Getreide, 3/4 Nüsse und Kerne
2 Scheiben Gemüse-„Schinken“	5 Hülsenfrüchte
1/2 Tasse (125 ml) frisches Obstmus (S. 275)	1/2 Obst

Abwandlung für 1800 und 2100 Kalorien:

1800 Kalorien	
2 Stück französischer Toast	2 Getreide, 1 Nüsse und Kerne

2100 Kalorien	
2 Stück französischer Toast	2 Getreide, 1 Nüsse und Kerne
1 Tasse (250 ml) frisches Obstmus	1 Obst

Freitag – 1500 Kalorien	**Gruppe**
1 1/2 Scheiben Pumpernickel-Toast (S. 276)	2 Getreide
1 EL Mandelbutter	1/2 Nüsse und Kerne
1 kleine Banane	1 Obst
1 Tasse (250 ml) Sojamilch oder entrahmte Milch	1 Hülsenfrüchte

Abwandlung für 1800 und 2100 Kalorien:	
2 Scheiben Pumpernickel-Toast	2 Getreide
2 EL Mandelbutter	1 Nüsse und Kerne

Samstag – 1500 Kalorien	Gruppe
1 Apfelmus-Rosinen-Plätzchen (S. 280)	1 Getreide, ½ Nüsse und Kerne, ½ Obst
1 Tasse (250 ml) Soja- oder Milchjoghurt	1 Hülsenfrüchte
½ Tasse (125 ml) frischer Obstsalat	1 Obst
Abwandlung für 1800 und 2100 Kalorien:	
2100 Kalorien	
1½ Apfelmus-Rosinen-Plätzchen	1½ Getreide, 1 Nüsse und Kerne, 1 Obst
1½ Tassen (375 ml) Soja- oder Milchjoghurt	1½ Hülsenfrüchte

Sonntag – 1500 Kalorien	Gruppe
1 Vollkornwaffel (S. 270)	2 Getreide, 1 Nüsse und Kerne
¼ Tasse (60 ml) Fruchtsirup (S. 319)	½ Obst
1 Tempeh-Würstchen (S. 305)	1 Hülsenfrüchte
Abwandlung für 1800 und 2100 Kalorien:	
1800 Kalorien	
2 Tempeh-Würstchen	2 Hülsenfrüchte
2100 Kalorien	
1½ Vollkornwaffeln	3 Getreide, 1½ Nüsse und Kerne
½ Tasse (125 ml) Fruchtsirup	1 Obst
2 Tempeh-Würstchen	2 Hülsenfrüchte

Tabelle 5.4
Mittagsmenüs für 3 Kalorienstufen

Die Portionen gelten für 1500 Kalorien. Größere Portionen für 1800 und 2100 Kalorien werden am Ende des Menüs aufgeführt. Wenn nicht anders angegeben, gelten die 1800-Kalorien-Portionen auch für 2100 Kalorien. Die Gesamtzahl der Portionen in jeder Gruppe finden Sie in Tabelle 5.7.

Montag – 1500 Kalorien	Gruppe
½ Tasse Tofusalat (S. 301)	1 Hülsenfrüchte, ½ Nüsse und Kerne
3 Sesam-Roggen-Kräcker (S. 278)	1 Getreide*
1⅓ Tassen mariniertes Gemüse (S. 310)	1 Gemüse
1 Pflaume	½ Obst

Abwandlung für 1800 und 2100 Kalorien:

1800 Kalorien	
¾ Tassen Tofu-Tunke (S. 325) (85 ml)	1½ Hülsenfrüchte, ¾ Nüsse und Kerne
6 Sesam-Roggen-Kräcker	2 Getreide
2 Pflaumen	1 Obst
2100 Kalorien	
4 Pflaumen	2 Obst

Dienstag – 1500 Kalorien	Gruppe
1¼ Tassen (310 ml) Bohnen-Grünzeug-Suppe (S. 290)	1 Hülsenfrüchte, 1 Gemüse
1 würziges Plätzchen (S. 279)	½ Getreide
1 Tasse Essiggurken (S. 284)	1 Gemüse, ¾ Nüsse und Kerne
½ Tasse Melonenwürfel	½ Obst

Abwandlung für 1800 und 2100 Kalorien:

1800 Kalorien	
1 Tasse Melonenwürfel	1 Obst

* Mit „Getreide“ ist hier die Gruppe „Getreide und stärkereiches Gemüse“ gemeint.

2100 Kalorien

2½ Tassen (625 ml) Bohnen-Grünzeug-Suppe	2 Hülsenfrüchte, 2 Gemüse

Mittwoch – 1500 Kalorien	Gruppe
1¼ Tassen Quinoa-Salat (S. 298)	1 Getreide, 1 Gemüse, 1 Hülsenfrüchte, ½ Nüsse und Kerne
1¼ Tassen (310 ml) Bohnen-Pilz-Suppe (S. 287)	1 Hülsenfrüchte, 1 Gemüse
1 Mandarine	1 Obst

Abwandlung für 1800 und 2100 Kalorien: keine

Donnerstag – 1500 Kalorien	Gruppe
¼ Tasse gerösteter Knoblauch-Hummus (S. 323)	½ Hülsenfrüchte, ½ Nüsse und Kerne
1 Vollkorn-Pittabrot (15 cm)	2 Getreide
1 Tasse oder mehr rohes Gemüse	1 Gemüse
¼ Tasse (60 ml) Gurken-Minze-Tunke (S. 322)	¼ Nüsse und Kerne

Abwandlung für 1800 und 2100 Kalorien:

½ Tasse gerösteter Knoblauchhummus	1 Hülsenfrüchte, 1 Nüsse und Kerne

Freitag – 1500 Kalorien	Gruppe
¾ Tassen Süßkartoffelsalat (S. 286)	1½ Getreide, ½ Nüsse und Kerne
1¼ Tassen (310 ml) dreifache Bohnensuppe (S. 288)	1½ Hülsenfrüchte, ½ Nüsse und Kerne, ½ Gemüse
35 g fester Tofu	½ Hülsenfrüchte
½ große Mango	1 Obst

Abwandlung für 1800 und 2100 Kalorien:

1800 Kalorien

70 g fester Tofu	1 Hülsenfrüchte
1 große Mango	2 Obst

2100 Kalorien

105 g fester Tofu	1½ Hülsenfrüchte

Samstag – 1500 Kalorien	Gruppe
1 Gersten-Hamburger (S. 303)	3 Getreide, 3/4 Nüsse und Kerne
1/2 EL fettarme Mayonnaise	1/4 Nüsse und Kerne
2 Scheiben Gemüse-„Speck“	1/2 Hülsenfrüchte
2 Tassen mariniertes Gemüse (S. 310)	2 Gemüse
Abwandlung für 1800 und 2100 Kalorien:	
1 EL fettarme Mayonnaise	1/2 Nüsse und Kerne

Sonntag – 1500 Kalorien	Gruppe
1 Tasse Rauke-Kichererbsen-Salat (S. 294)	1 Getreide, 1 Gemüse, 3/4 Hülsenfrüchte, 1/2 Nüsse und Kerne
1/2 Scheibe Pumpernickel (S. 276)	1/2 Getreide
1 TL Mandelbutter	1/3 Nüsse und Kerne
1 mittelgroße Kiwi	1 Obst
Abwandlung für 1800 und 2100 Kalorien:	
1 Scheibe Pumpernickel	1 Getreide
2 TL Mandelbutter (10 ml)	2/3 Nüsse und Kerne

Tabelle 5.5
Abendmenüs für 3 Kalorienstufen

Die Portionen gelten für 1500 Kalorien. Größere Portionen für 1800 und 2100 Kalorien werden am Ende des Menüs aufgeführt. Wenn nicht anders angegeben, gelten die 1800-Kalorien-Portionen auch für 2100 Kalorien. Die Gesamtzahl der Portionen in jeder Gruppe finden Sie in Tabelle 5.7.

Montag – 1500 Kalorien	**Gruppe**
1½ Tassen (375 ml) Linseneintopf (S. 297)	2 Getreide*, 1 Gemüse, 1 Hülsenfrüchte
1 Tasse frischer Spinatsalat (S. 285)	1 Gemüse, ½ Nüsse und Kerne
⅓ Tasse Knusperäpfel (S. 312)	½ Getreide, ½ Obst, ⅓ Nüsse und Kerne

Abwandlung für 1800 und 2100 Kalorien:

1800 Kalorien	
1½ Tassen frischer Spinatsalat (S. 285)	1½ Gemüse, 1 Nüsse und Kerne
⅔ Tassen Knusperäpfel	1 Getreide, 1 Obst, ¾ Nüsse und Kerne
2100 Kalorien	
2¼ Tassen (560 ml) Linseneintopf	3 Getreide, 1½ Gemüse, 1½ Hülsenfrüchte

Dienstag – 1500 Kalorien	**Gruppe**
1½ Tassen gebackenes Gemüse (S. 292)	1¼ Hülsenfrüchte, 1 Getreide, 2 Gemüse
⅔ Tassen Hirsepudding (S. 318)	1 Getreide, ½ Nüsse und Kerne
1 Tasse Erdbeerscheiben	1 Obst

Abwandlung für 1800 und 2100 Kalorien:

1800 Kalorien	
2¼ Tassen gebackenes Gemüse	2 Hülsenfrüchte, 1½ Getreide, 3 Gemüse
2100 Kalorien	
3 Tassen gebackenes Gemüse	2½ Hülsenfrüchte, 2 Getreide, 4 Gemüse

* Mit „Getreide“ ist hier die Gruppe „Getreide und stärkereiches Gemüse“ gemeint.

Mittwoch – 1500 Kalorien	Gruppe
1¼ Tassen Kichererbsen (S. 308)	1 Hülsenfrüchte, 2 Gemüse
1 Tasse brauner und wilder Reis	2 Getreide
2½ Tassen grüner Salat mit Leinsamen	2 Gemüse, 1 Nüsse und Kerne
½ Tasse frischer Obstsalat	1 Obst

Abwandlung für 1800 und 2100 Kalorien:

1800 Kalorien

¾ Tassen frischer Obstsalat	1½ Obst

2100 Kalorien

2 Tassen Ingwerbohnen	1½ Hülsenfrüchte, 3 Gemüse
1 Tasse frischer Obstsalat	2 Obst

Donnerstag – 1500 Kalorien	Gruppe
1¼ Tassen gefüllte Zucchini (S. 291)	1½ Getreide, 1 Hülsenfrüchte, 1 Gemüse, 1 Nüsse und Kerne
¾ Tassen grüne Bohnen mit Zitrone (S. 307)	1 Gemüse, ½ Nüsse und Kerne
1 Dattelkeks (S. 314)	½ Getreide, ½ Obst, ¼ Nüsse und Kerne

Abwandlung für 1800 und 2100 Kalorien:

1800 Kalorien

1½ Tassen grüne Bohnen mit Zitrone	2 Gemüse, 1 Nüsse und Kerne
2 Dattelkekse	1 Getreide, 1 Obst, ½ Nüsse und Kerne

2100 Kalorien

2 Tassen gefüllte Zucchini	2¼ Getreide, 1½ Hülsenfrüchte, 1½ Gemüse, 1½ Nüsse und Kerne

Freitag – 1500 Kalorien	Gruppe
1½ Tassen Linsenpastete (S. 295)	1 Hülsenfrüchte, 1 Getreide, 1 Gemüse, ¼ Nüsse und Kerne
½ Tasse würziger Kohl (S. 309)	1 Gemüse, ½ Nüsse und Kerne
1 köstliche Kugel (S. 317)	½ Getreide, ½ Nüsse und Kerne

Abwandlung für 1800 und 2100 Kalorien:

1800 Kalorien	
3/4 Tassen würziger Kohl	1 1/2 Gemüse, 3/4 Nüsse und Kerne
2100 Kalorien	
2 1/4 Tassen Linsenpastete	1 1/2 Hülsenfrüchte, 1 1/2 Getreide, 1 1/2 Gemüse, 1/3 Nüsse und Kerne
2 köstliche Kugeln	1 Getreide, 1 Nüsse und Kerne

Samstag – 1500 Kalorien	Gruppe
1 2/3 Tassen Polenta-Tempeh-Kuchen (415 ml) (S. 299)	1 Hülsenfrüchte, 1 Getreide, 1 Gemüse
1 1/3 Tassen Rotkohlsalat (S. 282)	2 Gemüse, 1 Nüsse und Kerne
1 Tasse Fruchteis (S. 316)	2 Obst, 1 Hülsenfrüchte

Abwandlung für 1800 und 2100 Kalorien:

1800 Kalorien	
2 1/2 Tassen Polenta-Tempeh-Kuchen	1 1/2 Hülsenfrüchte, 1 1/2 Getreide, 1 1/2 Gemüse
2100 Kalorien	
2 Tassen Rotkohlsalat	2 Gemüse, 1 Nüsse und Kerne
1 1/2 Tassen Obstcreme mit Eis	3 Obst, 1 1/2 Hülsenfrüchte

Sonntag – 1500 Kalorien	Gruppe
1 Gemüsespieß (S. 302)	1 1/3 Hülsenfrüchte, 1/2 Nüsse und Kerne, 2 Gemüse, 1/2 Getreide
1/4 Tasse brauner Reis	1/2 Getreide
3/4 Tassen gebackener Kürbisauflauf (S. 306)	1 Getreide, 1 Obst
1/10 Obstkuchen	1 Getreide, 1 Obst, 1/4 Nüsse und Kerne

Abwandlung für 1800 und 2100 Kalorien: keine

Tabelle 5.6
Imbissmenüs für 3 Kalorienstufen

Die Portionen gelten für 1500 Kalorien. Größere Portionen für 1800 und 2100 Kalorien werden am Ende des Menüs aufgeführt. Wenn nicht anders angegeben, gelten die 1800-Kalorien-Portionen auch für 2100 Kalorien. Die Gesamtzahl der Portionen in jeder Gruppe finden Sie in Tabelle 5.7.

Montag – 1500 Kalorien	Gruppe
1 frische Orange	1 Obst
2 EL Sojanüsse	1 Hülsenfrüchte
1 Tasse oder mehr rohes Gemüse	1 Gemüse

Abwandlung für 1800 und 2100 Kalorien: keine

Dienstag – 1500 Kalorien	Gruppe
2 Kekse ohne Weizen	1 1/2 Getreide*
2 EL geröstete Mandeln mit Tamari (S. 321)	1 Nüsse und Kerne
1 kleiner frischer Pfirsich	1/2 Obst

Abwandlung für 1800 und 2100 Kalorien:

1800 Kalorien

3 EL geröstete Mandeln mit Tamari	1 1/2 Nüsse und Kerne
1 großer frischer Pfirsich	1 Obst

2100 Kalorien

1/4 Tasse geröstete Mandeln mit Tamari	2 Nüsse und Kerne
2 große frische Pfirsiche	2 Obst

Mittwoch – 1500 Kalorien	Gruppe
2 Reiskuchen	1 Getreide
2 Scheiben Gemüse-„Salami"	1/2 Gemüse
1/2 Tasse saure Gurken (S. 284)	1 Gemüse
1 EL Kürbiskerne	1/2 Nüsse und Kerne

* Mit „Getreide" ist hier die Gruppe „Getreide und stärkereiches Gemüse" gemeint.

Abwandlung für 1800 und 2100 Kalorien:

1800 Kalorien

4 Scheiben Gemüse-„Salami“	1 Gemüse
1½ EL Kürbiskerne	¾ Nüsse und Kerne

2100 Kalorien

2 EL Kürbiskerne	1 Nüsse und Kerne

Donnerstag – 1500 Kalorien	Gruppe
1 Tasse (250 ml) Fruchteis (S. 316)	2 Obst, 1 Hülsenfrüchte
1 Tasse oder mehr rohes Gemüse	1 Gemüse

Abwandlung für 1800 und 2100 Kalorien:

1800 Kalorien

1½ Tassen (375) Obstcreme mit Eis	3 Obst, 1½ Hülsenfrüchte

Freitag – 1500 Kalorien	Gruppe
2 Tassen Popcorn (S. 324)	1 Getreide
14 frische Kirschen	1 Obst
1 Sellerie-Imbiss (S. 320)	¼ Nüsse und Kerne

Abwandlung für 1800 und 2100 Kalorien:

1800 Kalorien

2 Stück Sellerie-Imbiss	½ Nüsse und Kerne

Samstag – 1500 Kalorien	Gruppe
3 Sesam-Roggen-Kekse (S. 278)	1 Getreide
1 EL Sojanussbutter	½ Hülsenfrüchte

Abwandlung für 1800 und 2100 Kalorien:

6 Sesam-Roggen-Kekse	2 Getreide
1 Pflaume	½ Obst

Sonntag – 1500 Kalorien	Gruppe
1 Tasse (250 ml) Fruchtjoghurt aus Sojamilch (1 Tasse gefrorene Früchte für jede Tasse Sojamilch)	1 Hülsenfrüchte, 1 Obst
8 geröstete Mandeln mit Tamari	½ Nüsse und Kerne
1 Tasse oder mehr rohes Gemüse	1 Gemüse

Abwandlung für 1800 und 2100 Kalorien:	
1800 Kalorien	
16 geröstete Mandeln mit Tamari	1 Nüsse und Kerne
2100 Kalorien	
2 Tassen (500 ml) Fruchtjoghurt aus Sojamilch (1 Tasse gefrorene Früchte für jede Tasse Sojamilch)	2 Hülsenfrüchte, 1 Obst

Tabelle 5.7
Tagesmenge für jede Lebensmittelgruppe

KALORIEN-STUFE	GETREIDE UND STÄRKEREICHES GEMÜSE	HÜLSEN-FRÜCHTE	GEMÜSE	OBST	NÜSSE UND KERNE	KALORIEN
Montag						
1500	5 1/2	4	4	3	2 1/3	1564
1800	7	5	4 1/2	4	3 1/2	1817
2100	8	6	5	5	3 3/4	2113
Dienstag						
1500	6	4 1/4	5	3	2 2/3	1501
1800	7 1/2	5	6	4	3 2/3	1760
2100	8	6	7	5	4 1/6	2113
Mittwoch						
1500	6	4	7	3	2 1/2	1537
1800	7	5	7	4	3	1737
2100	8	6	8	5	3 1/2	2045
Donnerstag						
1500	5 1/2	3	4	3	3 1/4	1509
1800	6 1/2	4	5	4 1/2	4 3/4	1858
2100	7 1/4	4 1/2	5 1/2	5	5 1/4	2121
Freitag						
1500	6	4	3	3	3	1533
1800	7	4 1/2	4	4	4	1833
2100	8	5 1/2	4	4	4 1/2	2116
Samstag						
1500	6	4	5	3 1/2	2 1/2	1492
1800	7 1/2	5	5 1/2	4 1/4	3	1844
2100	8	6	5 1/2	5 1/2	3 1/4	2096
Sonntag						
1500	6	4	4	3 1/2	3	1551
1800	7	5	4	3 1/2	4	1839
2100	8	5	4	4	4 1/2	2111
Empfohlene Tagesmengen für jede Kalorienstufe:						
1500	6	4	4 oder mehr	3	2 1/2	
1800	7	5	4 oder mehr	4	3	
2100	8	6	4 oder mehr	5	3 1/2	

Tabelle 5.8 Wichtige Nährstoffe

Kalzium 19-50 Jahre: 1000 mg/Tag 50+ Jahre: 1200 mg/Tag

Eine Portion = 120-150 g Kalzium:

- 1/2 Tasse (125 ml) mit Kalzium angereicherte Sojamilch
- 1/2 Tasse (125 ml) Kuhmilch
- 1/3 Tasse (85 ml) Joghurt
- 1/4 Tasse mit Kalzium angereicherter Tofu
- 1/2 Tasse (125 ml) mit Kalzium angereicherter Orangensaft
- 1 Tasse gekochtes oder 2 Tassen rohes, kalziumreiches Gemüse (Grünkohl, Mangold, Brokkoli, chinesisches Grüngemüse)
- 1 Tasse Quark
- 28 g fettarmer Käse
- 48 g Mandeln
- 3 EL Mandelbutter
- 1 Tasse kalziumreiche Bohnen (z. B. Sojabohnen und weiße Bohnen)
- 1 EL schwarze Melasse
- 5 Feigen
- 1/4 Tasse Hijiki-Algen

Besondere Hinweise

Es ist nicht immer leicht, genügend Kalzium zu bekommen. Milchprodukte sind die bekanntesten Quellen, aber es gibt auch viele pflanzliche Quellen und einige Produkte, die mit Kalzium angereichert werden. Achten Sie darauf, jeden Tag Ihren Kalziumbedarf zu decken. Essen Sie mindestens 6 Portionen kalziumreiche Lebensmittel, wenn Sie 19-50 Jahre alt sind und 8 Portionen, wenn Sie über 50 sind. Falls Sie diese Zahl nicht schaffen, sollten Sie Kalziumtabletten einnehmen.

Vitamin D 19-50 J.: 5 mcg 51-70 J.: 10 mcg 70+ J.: 15 mcg

Sonnenschein: 10–15 Minuten warmes Sonnenlicht auf dem Gesicht und den Unterarmen bei hellhäutigen Menschen (bei dunkelhäutigen 3–6 Mal länger)

Lebensmittel: angereicherte Produkte wie Kuhmilch, Sojamilch, Margarine und Getreideflocken sind die wichtigsten Quellen. Lesen Sie die Etiketten.

Besondere Hinweise

Die Gefahr eines Vitamin-D-Mangels besteht, wenn Sie selten in die Sonne gehen und/oder keine angereicherten Produkte essen. In diesem Fall sollten Sie Tabletten einnehmen.

Vitamin B_{12}	Erwachsene: 2,4 mcg
Angereicherte Produkte: Angereicherte Sojamilch Angereicherte Bierhefe	manche Frühstücksflocken mancher Fleischersatz **Tierische Nahrungsmittel:** Milchprodukte, Eier, Fleisch

Besondere Hinweise

Vitamin B_{12} in angereicherten Produkten oder Tabletten ist für Veganer wichtig. Wenn wir älter werden, können wir das Vitamin B_{12} in tierischen Produkten nicht mehr so gut verwerten. Darum sollten Veganer und alle über 50-Jährigen dieses Vitamin in Form von angereicherten Produkten oder Tabletten zu sich nehmen.

Omega-3-Fettsäuren	3-5 Gramm am Tag

Pflanzliche Quellen
Leinsamen, Hanfsamen, Rapsöl, Sojaprodukte, Walnüsse, dunkelgrünes Blattgemüse, Algen

Tierische Quellen
Fisch, Eier

Besondere Hinweise

Omega-3-Fettsäuren sind instabil. Bewahren Sie also Lebensmittel, die reich an ihnen sind, im Kühlschrank oder in der Gefriertruhe auf. DHS aus Mikroalgen können Sie in Kapselform einnehmen (siehe Seite 107).

Hinweise für Diätisten

Als Diätistin oder Diätist brauchen Sie mehr Informationen über die pflanzliche Lebensmittelpyramide für Diabetiker, vor allem wenn Sie die Pyramide als modifiziertes Austauschsystem benutzen wollen.

Wie das konventionelle Austauschsystem hat auch die pflanzliche Pyramide ihre Grenzen, aber sie hat viele Vorzüge, denn sie versorgt Ihre Patienten mit einer ausgewogenen Kost, Energie spendenden Nährstoffen sowie sonstigen Nährstoffen, Ballaststoffen und anderen Nahrungsbestandteilen in optimaler Menge. Zudem beschränkt sie den Konsum von gesättigtem Fett, Transfett, Cholesterin, verfeinerten Kohlenhydraten und anderen potenziell schädlichen Substanzen auf ein Minimum.

Tabelle 5.9 nennt die relativen Mengen für die Energie, die Kohlenhydrate, das Eiweiß und das Fett, die in den Lebensmitteln jeder Gruppe enthalten sind. Nicht notwendige Produkte werden auf den folgenden Seiten besprochen.

Produkte, die kein notwendiger Bestandteil der Ernährung sind

In diesem Buch lassen wir den Verzehr von Milchprodukten, tierischen Nahrungsmitteln und konzentrierten Fetten und Süßigkeiten zu, aber sie sind nicht notwendig. Darum haben wir sie nicht in die „Tagesmengen“ (siehe Tabellen 5.1 und 5.2) für die drei Kalorienstufen aufgenommen. Sie können Lebensmittel aus den pflanzlichen Gruppen ersetzen, jedoch nur bis zu einer bestimmten Grenze, damit Sie genügend Portionen pflanzlicher Lebensmittel zu sich nehmen und die erwünschten gesundheitlichen Wirkungen erreichen. Diese Ersatzprodukte verändern die Aufnahme von Energie spendenden Nährstoffen; aber die Gesamtwirkung auf die Kohlenhydratzufuhr ist unbedeutend. Sehen wir uns jede dieser Gruppe einmal an.

Tabelle 5.9
Energie und Energie spendende Nährstoffe in pflanzlichen Lebensmitteln

Lebensmittel	Energie (kcal)	Kohlen-hydrate g	Eiweiß g	Fett g
Getreide und stärkereiches Gemüse	80	15	3	1
Gemüse	25	5	2	0
Hülsenfrüchte	110	12	9	3
Obst	65	15	1	0
Nüsse und Kerne	110	4	4	9

Anmerkungen: Diese Zahlen basieren auf einer Portion aus jeder Gruppe. Die Portionsgrößen finden Sie in Tabelle 5.1. Die Gesamtenergie und der Gehalt an Energie spendenden Nährstoffen schwanken in den Lebensmitteln jeder Gruppe ein wenig, vor allem bei den Hülsenfrüchten. Die Werte für Hülsenfrüchte basieren daher auf dem Durchschnitt einer Mischung. Tabelle 5.10 auf Seite 168 enthält eine Liste von ausgewählten Hülsenfrüchten sowie den ungefähren Energiewert und den Kohlenhydrat-, Eiweiß- und Fettgehalt je Portion.

Milchprodukte

Wenn Sie Milchprodukte essen, ersetzen sie bis zu 2 Portionen Hülsenfrüchte, so dass mindestens noch 2 Portionen übrig bleiben. (Wenn Sie beispielsweise 4 Portionen Hülsenfrüchte essen sollten, dürfen Sie 2 Portionen durch Milchprodukte ersetzen.) Wir empfehlen, nur fettarme oder fettfreie Milchprodukte zu essen. Die Gesamtenergie einer Portion liegt dann zwischen 90 und 110 Kalorien. Eine Portion Milch (1 Tasse oder 250 ml) enthält 12 Gramm Kohlenhydrate, 8 Gramm Eiweiß und 0 bis 3 Gramm Fett. Insofern sind Milchprodukte ein sehr guter Ersatz für Hülsenfrüchte.

Eier und andere tierische Produkte

Zu dieser Gruppe gehören Eier, Fisch und mageres Fleisch oder Geflügel. Wenn Sie diese Produkte essen, können sie bis zu 2 Portionen Hülsenfrüchte ersetzen, sofern 2 Portionen Hülsenfrüchte übrig bleiben.

Tabelle 5.10
Energie und Energie spendende Nährstoffe verschiedener Hülsenfrüchte

	Kalorien	Kohlenhydrate	Eiweiß	Fett
die meisten Bohnen, ½ Tasse	115	20	7	1
Sojabohnen, ½ Tasse	146	9	14	7
Tofu, fest, oder Tempeh, 76 g	110	3	12	7
Tofu, mittelfest, ½ Tasse (124 g)	94	2	10	6
Erbsen, 1 Tasse	126	22	8	0
Sojamilch, 1 Tasse (250 ml)	80	6	6	3
Sojanüsse, 1 EL (30 ml)	96	8	7	5
Soja-„Fleisch“, 57 g*	80	6	14	0

* Anmerkung: Fleischersatz kann auch mehr Fett enthalten. Lesen Sie die Etiketten.

(Wenn Sie zum Beispiel 4 Portionen Hülsenfrüchte essen sollen, können Sie 2 davon durch 2 Portionen Eier oder andere tierische Produkte ersetzen.) Wenn nur 2 Portionen Hülsenfrüchte übrig bleiben, sind Bohnen die beste Wahl, denn sie begrenzen die Kohlenhydratzufuhr und sorgen für genügend Ballaststoffe. (Eier und andere tierische Produkte enthalten fast keine Kohlenhydrate; Bohnen liefern dagegen die meisten Kohlenhydrate in ihrer Gruppe.) Die Tagesmengen in dieser Gruppe sind: 1 großes Ei, 85 Gramm Fisch und 43 Gramm mageres Fleisch.

Fette und Öle

Wenn Sie konzentrierte Fette und Öle verwenden, ersetzen 2 Portionen eine Portion Nüsse und Kerne. Mindestens eine Portion Nüsse und Kerne müssen übrig bleiben. (Angenommen, Sie sollen

3 Portionen Nüsse und Kerne essen. Dann können Sie 2 davon durch 4 Portionen Fette und Öle ersetzen.) Eine Portion Fette und Öle enthält etwa 5 Gramm Fett, aber keine Kohlenhydrate und kein Eiweiß. 2 Portionen Fette und Öle liefern rund 90 Kalorien und 10 Gramm Fett, eine Portion Nüsse und Kerne liefert etwa 110 Kalorien und 9 Gramm Fett.

Zucker

Wenn Sie Zucker essen, ersetzt eine Portion Zucker eine Portion Obst; aber es müssen mindestens 2 Portionen Obst übrig bleiben. (Wenn Sie beispielsweise 4 Portionen Obst essen sollen, können Sie 2 davon durch Marmelade, Ahornsirup oder andere Zuckerarten ersetzen.) Eine Portion Zucker liefert etwa 12 bis 15 Gramm Kohlenhydrate.

Kapitel 6

Wie gesund sind Süßigkeiten?

Die Lust auf Süßigkeiten half dem Menschen einst zu überleben, denn Lebensmittel, die süß schmeckten, waren im Allgemeinen nicht giftig. Als unsere Urahnen die Fähigkeit verloren, Vitamin C selbst zu bilden, suchten sie nach süßen Früchten, um sich mit Ascorbinsäure zu versorgen. Wissenschaftler haben herausgefunden, dass Schimpansen einander mitteilen, wo süße Früchte zu finden sind. Leider ist diese natürliche Vorliebe heute eher ein Hindernis auf dem Weg zur Gesundheit, denn heute steht uns konzentrierter Zucker in unbegrenzter Menge zur Verfügung. Er ist in Fertiggerichten ebenso enthalten wie in Limonaden, Fruchtsäften und anderen süßen Getränken. Man schätzt, dass die durchschnittliche nordamerikanische Familie (4 Personen) wöchentlich 2 bis 4½ Pfund Zucker verspeist. Die Angst vor den schädlichen Folgen dieses übertriebenen Zuckerkonsums hat alternativen Süßstoffen den Weg geebnet. Sie versprechen uns die willkommene Süßigkeit ohne Kalorien und ohne schädliche Nebenwirkungen. Ein Paradies für Werbestrategen!

Eine Riesenauswahl

Süßstoffe kann man in zwei Gruppen einteilen. Die eine liefert uns Energie (etwa 4 Kalorien pro Gramm wie andere Kohlenhydrate oder Eiweiß) und schließt Zucker, braunen Zucker, Honig, Maissirup und andere gängige Zuckerarten ein. Alternative Süßstoffe sind unter anderem Rohzucker, Gerstenmalz, brauner Reissirup, Sucanat und Agavensirup. Alle diese festen und flüssigen Zuckerarten schmecken süß, weil sie Glukose, Fruktose und/oder Sukrose enthalten. Ebenfalls in diese Gruppe gehören Alkoholzucker (Polyole) wie Mannitol, Sorbitol, Xylitol*, Erythritol, Isomalt, Lactitol, Maltitol und gehärtete Stärkehydrolysate. Natürliche Alkoholzucker sind in Beeren, Äpfeln, Pflaumen und anderen Lebensmitteln enthalten, aber sie werden auch aus Kohlenhydraten hergestellt, um zuckerfreie Bonbons, Kekse und Kaugummis zu süßen.

Die zweite Gruppe bilden Zuckeraustauschstoffe, also künstliche Süßstoffe, die keine oder fast keine Kalorien liefern und den Blutzuckerspiegel nicht beeinflussen. Derzeit sind eine ganze Reihe von künstlichen Süßstoffen zugelassen, zum Beispiel Saccharin, Aspartam, Acesulfamkalium, Sucralose und Cyclamat.

* Auch Sorbit und Xylit genannt.

Süßstoffe ohne Kalorien – zu schön, um wahr zu sein?

Über mögliche Gefahren künstlicher Süßstoffe wird heiß diskutiert. Manche Experten sind der Meinung, dass diese Süßmittel in moderaten Mengen unschädlich sind, andere Fachleute halten sie in jeder Dosis für gefährlich.

Saccharin Dieser Süßstoff ist seit 1887 auf dem Markt und heute in über hundert Ländern zugelassen. In den USA war er zeitweise verboten, nachdem sich herausgestellt hatte, dass er in hohen Dosen bei Laborratten Krebs verursacht. Bis 2001 mussten in den USA alle Produkte, die Saccharin enthalten, mit einer Warnung versehen werden: „Dieses Produkt enthält Saccharin, das bei Labortieren Krebs verursacht." Seit 1981 steht Saccharin auf der amerikanischen Liste möglicher Karzinogene. Mehrere Studien mit Menschen, die viel Saccharin zu sich nehmen (z. B. Diabetiker) fanden jedoch keinen Zusammenhang zwischen Saccharin und Krebs, woraufhin der Warnhinweis abgeschafft wurde.

Bekannte Gesundheitsorganisationen, darunter die amerikanische Krebsgesellschaft, die amerikanische medizinische Gesellschaft und die amerikanische Diätetikergesellschaft halten Saccharin für ungefährlich. Anderer Ansicht sind das gemeinnützige Zentrum für Wissenschaft im Interesse der Öffentlichkeit (CSPI) und die nationalen Institute für Gesundheit (NIH). CSPI behauptet, die günstige Bewertung des Saccharins sei „unwissenschaftlich", weil etwa die Hälfte der 26 Mitglieder der Prüfungskommission Verbindungen zur Industrie gehabt hätten. Zudem habe die Kommission alles ignoriert, was für eine Krebs erregende Wirkung des Saccharins bei Menschen und Tieren spreche, abgesehen vom wohl bekannten Zusammenhang mit Blasenkrebs bei männlichen Ratten. CSPI ist der Meinung, es spreche einiges für und gegen Saccharin und man müsse es daher als potenzielles Karzinogen betrachten, solange seine

Unbedenklichkeit nicht erwiesen sei. Die NHI kritisieren ebenfalls, dass Saccharin von der Liste potenziell karzinogener Chemikalien gestrichen wurde und verweisen auf das erhöhte Krebsrisiko von männlichen Ratten, denen man Saccharin verabreichte. Außerdem dürfe man Studien nicht ignorieren, die ein höheres Krebsrisiko bei starken Rauchern festgestellt hätten.

Unser Urteil: In kleinen Mengen ist Saccharin wahrscheinlich keine Gefahr, aber bei regelmäßigem Konsum ist die Sicherheit fragwürdig. Auf jeden Fall gibt es bessere Alternativen.

Aspartam Dieser Süßstoff ist in über hundert Ländern zugelassen. Angeblich ist es der beliebteste Süßstoff ohne Nährwert – und der umstrittenste. 1981 ließ die amerikanische Gesundheitsbehörde FDA das Aspartam als Tafelsüßstoff und als Zutat in Frühstücksflocken, Gelatine, Pudding, Kaugummi und kohlensäurehaltigen Getränken zu. Nach zahlreichen wissenschaftlichen Stellungnahmen erlaubte die FDA 1996 die Verwendung von Aspartam in allen Nahrungsmitteln und Getränken. Nur wenige Zusatzstoffe wurden so ausgiebig getestet wie Aspartam und vor seiner Zulassung bescheinigten angeblich über hundert Studien seine Unbedenklichkeit. Die Studien wurden mit Tieren und Menschen, gesunden Erwachsenen und Kindern, Diabetikern und stillenden Müttern durchgeführt. Nicht nur die FDA hält Aspartam für harmlos, sondern auch zahlreiche Gesundheitsorganisationen wie der wissenschaftliche Beraterstab der WHO, das wissenschaftliche Komitee für Ernährung der Europäischen Union, die amerikanische Seuchenbehörde CDC, die amerikanische medizinische Gesellschaft, die amerikanische Akademie für Pädiatrie, die amerikanische Diätetikergesellschaft, die amerikanische Diabetesgesellschaft und die amerikanische Akademie der Hausärzte. Trotzdem gibt es lautstarke Proteste gegen Aspartam, wie man durch eine Internetrecherche unschwer feststellen kann.

Die Gegner dieses Süßstoffes behaupten, er könne töten und bei 75 Prozent aller Verbraucherbeschwerden über Nahungszusätze gehe es um Aspartam. Der Süßstoff bestehe zu 10 Prozent aus Methanol (Holzalkohol) und sei sehr giftig. Zwar enthielten Obst und Gemüse ebenfalls Methanol, jedoch immer zusammen mit Äthanol und Pektin, die verhindern könnten, dass Aspartam in die tödlichen Gifte Formaldehyd und Forminsäure umgewandelt werde. Aspartam enthalte dagegen kein Äthanol und kein Pektin und zerfalle daher in diese Gifte. Die Aspartamgegner räumen ein, dass Phenylalanin und Aspartamsäure (die Aminosäuren im Aspartam) auch in natürlichen Lebensmitteln enthalten sind, jedoch immer als Teil langer Aminosäureketten, die miteinander verbunden sind und Eiweiß bilden. Wenn man die beiden Aminosäuren im Aspartam getrennt von anderen Aminosäuren zu sich nehme, gelangten sie rasch ins Zentralnervensystem, wo sie die Wirkung eines starken Nervengiftes hätten. Krankheiten und Störungen, die Aspartam auslösen können, seien unter anderem Arthritis, Lou-Gehrig-Krankheit, Alzheimer, Krebs (vor allem Gehirnkrebs), Verwirrung, Diabetes, Depressionen, Benommenheit, Epilepsie, Herzkrankheiten, Geburtsschäden, getrübtes Sehvermögen, Blindheit, Star, Fibromyalgie, Kopfschmerzen, Lupus, Multiple Sklerose, Parkinson und viele andere.

Das alles ist sehr verwirrend. Wer sagt die Wahrheit – die FDA und die Regierungen, die wir bezahlen, damit sie uns schützen, oder die offenbar fanatischen Anti-Aspartam-Aktivisten? Die Antwort scheint einfach zu sein. Doch selbst wenn die Behauptungen der „Extremisten" nur ein Körnchen Wahrheit enthalten sollten, wäre dies ein Grund zur Besorgnis. Unserer Erfahrung nach ist Aspartam wohl kaum ein tödliches Gift, aber es löst anscheinend bei vielen Menschen unangenehme Nebenwirkungen aus. Darum sollte man es nur in Maßen oder gar nicht verwenden.

Unser Urteil: Wenn Sie unbedingt künstliche Süßstoffe verwenden wollen, ist Aspartam nicht die beste Wahl. Denken Sie daran, dass es fast allgegenwärtig ist. In den USA enthalten über 6000 Produkte diesen Süßstoff!

Sucralose Die FDA, die WHO, der amerikanische Rat für Wissenschaft und Gesundheit sowie die kanadischen Gesundheitsbehörden halten Sucralose für ungefährlich. Vor seiner Zulassung prüfte die

FDA über 100 Sicherheitsstudien und 40 Umweltstudien, die im Laufe von über 20 Jahren durchgeführt worden waren. Insgesamt hat Sucralose keine schlechte Presse, aber uns ist es gelungen, einige Kritiker zu finden. Sie behaupten, Sucralose lasse die Thymusdrüse schrumpfen und vergrößere die Nieren und die Leber. Außerdem enthalte sie Chlor, so dass man mit diesem Süßstoff chlorierte Pestizide in winzigen Mengen aufnehme.

Unser Urteil: Nach den vorliegenden Studien ist Sucralose der am wenigsten gefährliche künstliche Süßstoff ohne Nährwert. Allerdings ist sie stark verarbeitet und wenn Sie eine möglichst naturbelassene Kost essen wollen, sollten Sie auf Sucralose weitgehend verzichten.

Acesulfam In den USA wurde Acesulfam K (das K steht für Kalium) 1988 als Zusatzstoff, 1995 als Bestandteil von alkoholischen Getränken und 1998 als Bestandteil von Limonaden zugelassen. Die Experten prüften die Fachliteratur und kamen zu dem Schluss, dass Acesulfam unbedenklich sei. Zahlreiche Regierungen und Behörden teilen diese Auffassung, aber viele andere Fachleute halten Acesulfam bestenfalls für fragwürdig.

Der lauteste Widerstand kommt vom CSPI, das Acesulfam für eine potenziell Krebs erregende Substanz hält. Im Juni 1995 klagte das CSPI gegen die FDA und behauptete, die Unbedenklichkeit von Acesulfam sei nie durch langfristige Studien belegt worden und die vorliegenden Studien seien von unzureichender Qualität. Zahlreiche führende Krebsforscher unterstützten das CSPI in seiner Forderung, Acesulfam neu zu bewerten.

Unser Urteil: In geringen Mengen ist Acesulfam wahrscheinlich ungefährlich, aber höhere Dosen (z. B. durch Konsum von Limonaden, die mit Acesulfam gesüßt wurden), könnten bedenklich sein. Es gibt bessere Alternativen.

Cyclamat Dieser Zuckeraustauschstoff wird in Europa häufig verwendet, um Speisen und Getränke zu süßen. In den USA ist er seit 1969 verboten, weil Studien zeigten, dass er bei Ratten

Blasenkrebs und bei Küken Missbildungen verursachen kann (die Missbildungen ähneln jenen, die man Ende der fünfziger Jahre bei „Contergan-Kindern" fand). Es gab auch Hinweise darauf, dass Cyclamat bei Menschen und Tieren die Chromosomen schädigen kann, was langfristig der Gesundheit schadet. Seither haben jedoch mehr als 70 Studien, die nach Genschäden suchten, und ausführliche Untersuchungen des nationalen Krebsinstituts, der nationalen Akademie der Wissenschaften und des Expertengremiums für Lebensmittelzusätze der USA keine nennenswerten schädlichen Wirkungen festgestellt. Deshalb prüft die FDA derzeit, ob Cyclamat wieder zugelassen werden soll.

Unser Urteil: Cyclamat ist anscheinend nicht so gefährlich, wie man früher dachte. Aber wie die anderen künstlichen Süßstoffe ist es möglicherweise nicht ganz unbedenklich. Sie brauchen sich zwar wegen kleiner Mengen Cyclamat in Nahrungsmitteln keine Sorgen zu machen, aber wir raten vor regelmäßigen höheren Dosen ab.

Praktischer Tipp

Künstliche Süßstoffe sind nicht gesund. Es gibt keinerlei Beweise dafür, dass sie eine Gewichtsabnahme fördern oder den Blutzuckerspiegel stabilisieren. Wenn Sie solche Substanzen verwenden, sollten Sie es nur gelegentlich tun oder wenigstens die akzeptablen täglichen Höchstmengen nicht überschreiten. Bei täglichem Gebrauch (im Kaffe, in Frühstücksflocken usw.) sollten Sie Sucralose wählen, die langfristig offenbar am wenigsten bedenklich ist.

Tabelle 6.1
Süßstoffe ohne Nährwert

Saccharin

Zusammensetzung: Aus Erdöl, Kohle oder anderen Chemikalien synthetisiert

Süßkraft: 200-700 Mal stärker als Zucker (Sukrose)

Eigenschaften: Hitzebeständig mit bitterem Nachgeschmack

Verwendung: In vielen Speisen und Getränken, als Tafelsüßstoff und in Kaugummis.

Akzeptable Höchstmenge: 5 mg/kg Körpergewicht

Warnung: Während der Schwangerschaft und in der Stillzeit nicht verwenden

Aspartam

Zusammensetzung: 2 Aminosäuren (Aspartamsäure und Phenylalanin), durch Methanol verbunden

Süßkraft: 200 Mal stärker als Zucker

Eigenschaften: Nicht hitzebeständig, kein Nachgeschmack

Verwendung: Als Tafelsüßstoff, in Frühstücksflocken, Gelatine, Pudding, Kaugummi und (zu 70%) in kohlensäurehaltigen Getränken

Akzeptable Höchstmenge: 50 mg/kg Körpergewicht

Warnung: Bei Phenylketonurie nicht verwenden

Acesulfam K

Zusammensetzung: aus Acesulfam und Kalium synthetisiert

Süßkraft: 200 Mal stärker als Zucker

Eigenschaften: Hitzebeständig, in hoher Dosis bitterer Nachgeschmack

Verwendung: Als Tafelsüßstoff und als Zusatzstoff in Kaugummi, Pralinen, Desserts, Joghurt, Soßen und alkoholischen Getränken

Akzeptable Höchstmenge: 15 mg/kg Körpergewicht

Warnung: Möglicherweise nicht geeignet bei kaliumarmer Diät oder bei Allergien gegen Sulfonamid und Antibiotika

Sucralose

Zusammensetzung: Trichlorierter Zucker (3 Wasserstoff-Sauerstoff-Gruppen in Sukrose durch 3 Chlor-Atome ersetzt)

Süßkraft: 600 Mal stärker als Zucker

Eigenschaften: Sehr hitzebeständig, ohne Nachgeschmack

Verwendung: Als Tafelsüßstoff und in Desserts, Pralinen und nicht-alkoholischen Getränken

Akzeptable Höchstmenge: 15 mg/kg Körpergewicht

Warnung: Keine

Cyclamat

Zusammensetzung: Synthetisches Natrium- oder Kalziumcyclamat

Süßkraft: 30 Mal stärker als Zucker

Eigenschaften: Hitzebeständig, kein Nachgeschmack

Verwendung: Als Tafelsüßstoff und Süßstofftabletten

Akzeptable Höchstmenge: 11 mg/kg Körpergewicht

Warnung: Während der Schwangerschaft und in der Stillzeit nicht verwenden

---

Stevia – eine süße Lösung?

Stevia ist eine Pflanze, die zur Familie der Chrysanthemen gehört. Sie wächst in Paraguay, Brasilien und Argentinien und wird in Asien häufig angebaut. Als Süßmittel – unter anderem im Tee – wird Stevia seit Jahrhunderten verwendet. Ihre Blätter und das Pulver aus ganzen Blättern sollen 10 bis 15 Mal süßer sein als Tafelzucker. Der raffinierte Extrakt (ein weißes Pulver, das 85 bis 95 % Stevioside enthält) ist etwa 200 bis 300 Mal süßer als Tafelzucker und hat meist einen leicht bitteren Nachgeschmack und ein leichtes Kräuter- oder Süßholzaroma. Steviapulver ist der beliebteste Süßstoff ohne Nährwert in Japan und setzt sich auch in vielen anderen asiatischen Ländern und in Südamerika schnell durch. Die Gesundheitsbehörden sind davon überzeugt, dass das Kraut nicht nur ungefährlich ist, sondern sogar der Gesundheit nützt. Klinische Studien deuten darauf hin, dass Stevia den Blutzuckerspiegel stabilisiert, die Leber schützt, Mikroorganismen bekämpft (die Entzündungen hervorrufen können), die Fettresorption verbessert und den Blutdruck senkt.

Das sieht alles recht gut aus – bis man den Status der Stevia in den USA untersuchte. Seit Mitte der achtziger Jahre weigert sich die FDA hartnäckig, Stevia als Süßstoff ohne Kalorien zuzulassen. Sie bezeichnet das Kraut sogar als „bedenklichen Zusatzstoff", hat Lagerbestände beschlagnahmt und zeitweilig ein Importverbot verhängt. Obwohl man Stevia seit 1994 legal als Ergänzungsmittel verkaufen darf, ist der Hinweis auf seine Eignung als Süßstoff streng verboten. Warum? Die einen sagen, es gebe keine ausreichenden Beweise dafür, dass Stevia als Süßstoff für den Massengebrauch ungefährlich sei. Diese Meinung vertreten derzeit die FDA, die kanadische Gesundheitsbehörde und das CSPI. Es ist zwar auch nicht nachgewiesen, dass Stevia den Menschen schadet; aber manche Leute sind der Ansicht, Laborstudien deuteten auf ein gewisses Krebsrisiko und Fortpflanzungsstörungen hin. Die anderen behaupten, die FDA sabotiere Stevia seit Jahren unter dem Druck der mächtigen Süßstoffindustrie, die Stevia als starke Konkurrenz für die künstlichen Süßstoffe fürchtet. Stevia ist nämlich billig und natürlich – beides gefällt den Verbrauchern. Wer hat Recht? Wir wissen es nicht genau, aber Stevia wird seit langer Zeit verwendet und unserer Meinung nach sprechen die Indizien eher für ihre Unbedenklichkeit. Dr. Andrew Weil, der bekannteste amerikanische Befürworter der ganzheitlichen Medizin, hält Stevia für den besten Süßstoff ohne Kalorien, der heute erhältlich ist. Vielleicht möchten Sie den Stand der Dinge selbst erforschen. Die Informationen über Stevia sind umfangreich und faszinierend und bestimmt eine Lektüre wert.

Alternative Süßstoffe mit Nährwert

Süßstoffe mit Nährwert, darunter alle Zucker- und Alkoholzucker, liefern Kalorien, aber nicht alle sind gleichwertig, denn die Nährwerte und die Wirkungen auf den Blutzucker sind unterschiedlich. Verglichen mit Glukose (glykämischer Index 100) hat Sukrose (Tafelzucker) den GI 65, Laktose (Milchzucker) 46 und Fruktose (Fruchtzucker) 23. Das bedeutet, dass der GI von Fruktose nur etwa ein Drittel des GI der Sukrose beträgt. Zudem ist Fruktose etwa eineinhalb Mal süßer als Sukrose, so dass Sie für die gleiche Süßkraft weniger Fructose als Sukrose brauchen. Alkoholzucker haben einen sehr geringen Einfluss auf den Blutzuckerspiegel; aber fast alle Nahrungsmittel, in denen sie vorkommen, enthalten reichlich Kohlenhydrate, die den Blutzucker selbstverständlich beeinflussen. Sukrose hat einen niedrigeren GI als Glukose, weil sie je zur Hälfte aus Glukose und Fruktose besteht. Manche Zuckerarten enthalten 100 Prozent Sukrose (Tafelzucker), andere sind Mischungen aus Glukose, Fruktose, Sukrose und Maltose (Stärke besteht aus Maltose; wenn man sie zerlegt, bekommt man wieder Maltose, die ihrerseits aus zwei Glukosemolekülen besteht). Wenn Diabetiker Fruktose in großen Mengen essen (15-20 % der Gesamtkalorien), können der LDL- und der Cholesterinspiegel steigen, bei Gesunden der Triglyceridspiegel. Obwohl Fruktose im Vergleich mit anderen Zuckerarten den Blutzucker weniger stark ansteigen lässt, sollte man ihn also in Maßen genießen.

Alkoholzucker – besser für Diabetiker?

Polyole oder Alkoholzucker sind Mannitol, Sorbitol, Xylitol, Erythritol, Isomalt, Lactitol, Maltitol und gehärtete Stärkehydrolysate. Sie kommen von Natur aus in vielen pflanzlichen Lebensmitteln vor, besonders in Obst und Gemüse. Lactitol wird aus Laktose gebildet, die Stärkehydrolysate sind eine Mischung aus Sorbitol, Maltitol und gehärteten Oligosacchariden. Andere Alkoholzucker stammen aus Pflanzen, unter anderem aus Algen.

Man verwendet Alkoholzucker als Süßstoffe und Ballaststoffe in Pralinen, Eiscreme, Marmelade, Füllungen, Zuckergüssen, Getränken, Backwaren und vielen so genannten Diätprodukten, die als „zuckerfrei" angepriesen werden. Viele Diabetiker glauben, sie dürften diese Produkte nach Belieben essen, weil sie keinen oder nur einen geringen Einfluss auf den Blutzuckerspiegel hätten. Das ist leider falsch. Alkoholzucker erhöhen den Blutzuckerspiegel zwar nicht so stark wie Zucker, aber eine gewisse Wirkung haben sie doch. Außerdem enthalten „Diätprodukte" oft andere Kohlenhydrate wie Mehl oder Reis, die unabhängig vom Zucker die Blutglukose beeinflussen. Bisweilen ist das Etikett „zuckerfrei" nur ein Vorwand für eine Völlerei und die Folge ist, dass die Kalorienzufuhr noch größer ist und der Blutzuckerspiegel noch höher steigt als nach dem Verzehr von „normalen" Produkten in mäßigen Mengen.

Die FDA stuft Alkoholzucker als „im Allgemeinen unbedenklich" ein, so dass es keine akzeptable Tagesmenge gibt. Der Hauptnachteil der Alkoholzucker besteht darin, dass der Darm sie nicht vollständig aufnehmen kann, so dass sie – vor allem in größeren Mengen – eine abführende Wirkung haben. Auf diese Nebenwirkung muss auf der Packung hingewiesen werden.

Praktischer Tipp

Alkoholzucker sind in moderaten Mengen unbedenklich und haben nur einen geringen Einfluss auf den Blutzuckerspiegel. Dennoch gibt es keinen Freibrief für Nahrungsmittel, die Alkoholzucker enthalten, zumal sie oft auch aus Weißmehl oder anderen konzentrierten Kohlenhydraten bestehen, die den Blutzucker erheblich beeinflussen. Erwarten Sie nicht, viele Kalorien zu sparen, wenn Sie „Diätprodukte" mit diesen Zuckerarten essen!

Die Qual der Wahl – ist natürlicher Zucker besser?

Die alte Redensart „Zucker ist Zucker" hat etwas für sich; aber manche Zuckerarten haben gegenüber anderen durchaus Vorteile. In diesem Kapitel wollen wir uns einige der beliebtesten nicht raffinierten oder leicht raffinierten Zuckerarten näher ansehen und erörtern, ob sie für Diabetiker geeignet sind. Wir werden auf trockene Zucker wie Rohzucker, Rapadura, Sucanat und Dattelzucker ebenso eingehen wie auf flüssige Zucker: Agavensirup, schwarze Melasse, Gerstenmalz, Sirup aus braunem Reis, Ahornsirup und Honig.

Raffinierte Zuckerarten

Dazu gehören alle Zuckerarten, die aus Pflanzen extrahiert und danach gereinigt werden. Tafelzucker wird aus Zuckerrohr oder Zuckerrüben hergestellt. Glukose, die oft in verarbeiteten Nahrungsmitteln zu finden ist, stammt aus stärkereichen Pflanzen, zum Beispiel aus Mais. Die Fruktose (auch Levulose genannt) gewinnt man aus Zucker, der zur Hälfte aus Glukose besteht (Obst ist zwar eine gute Fruktosequelle, aber es wäre viel zu teuer, ihm Fruktose zu entziehen). Vor dem Raffinieren enthalten die zuckerreichen Pflanzen auch Vitamine und Mineralien; nach dem Raffinieren sind fast alle diese Nährstoffe verschwunden, so dass nur reine Sukrose, Glukose oder Fruktose übrig bleibt. Brauner Zucker wird aus weißem Zucker und Melasse gewonnen und enthält ein paar Mineralien, je nachdem, wie groß der Melasseanteil ist. Sein Beitrag zur Deckung des Mineralstoffbedarfs ist jedoch unbedeutend.

Rohe, nicht raffinierte oder wenig raffinierte Süßstoffe

Diese Zuckerarten haben gegenüber den raffinierten mehrere Vorteile. Erstens enthalten sie einige Nährstoffe, wenn auch in unbedeutenden Mengen (es gibt einige Ausnahmen). Zweitens haben einige leicht raffinierte Zuckerarten einen niedrigeren glykämischen Index als Sukrose. Tabelle 6.2 zählt einige wenig raffinierte Zucker auf.

Praktischer Tipp

Essen Sie raffinierte oder nicht raffinierte Zuckerarten in Maßen, denn sie können nahrhaftere Lebensmittel verdrängen und den Blutzuckerspiegel erhöhen. Manche nicht raffinierte Zuckerarten haben einen geringen Nährwert und beeinflussen den Blutzuckerspiegel weniger stark. Der beste Süßstoff für Diabetiker ist Agavensirup, der von allen Süßstoffen mit Kalorien den niedrigsten GI hat. Er besteht hauptsächlich aus Fruktose, die in zu großen Mengen den Triglyceridspiegel erhöht.

Tabelle 6.2
Süßstoffe mit Nährwert

Rohzucker

Grober, minimal raffinierter Zucker aus Zuckerrohr oder Zuckerrüben.

Enthält mehrere Mineralien, hat aber die meisten Vitamine verloren. Ähnliche Wirkung auf den Blutzucker wie Sukrose.

1 Tasse ersetzt in Rezepten 1 Tasse Zucker.

Turbinadozucker

Grober Zucker aus Zuckerrohr oder Zuckerrüben, etwas stärker raffiniert als Rohzucker.

Enthält Mineralien in kleinen Mengen (etwas mehr als brauner Zucker). Ähnliche Wirkung auf den Blutzucker wie Sukrose.

1 Tasse ersetzt in Rezepten 1 Tasse Zucker.

Sucanat

Früher aus frisch gepresstem Zuckerrohrsaft hergestellt (bis die Firma den Besitzer und das Verfahren wechselte). Heute noch gilt Sucanat als „granulierter Zuckerrohrsaft", aber er wird gewonnen, indem man raffinierten Zuckerrohrsaft mit Melasse mischt.

Enthält einige Mineralien (je 100 g: 60 mg Kalium, 148 mg Kalzium, 4 mg Eisen). Ähnliche Wirkung auf den Blutzucker wie Sukrose.

1 Tasse ersetzt in Rezepten 1 Tasse Zucker.

Rapadura

Granulierter Zucker aus frisch gepresstem, verdampftem Zuckerrohrsaft.

Von allen Zuckern aus Zuckerrohr der nährstoffreichste (je 100 g: 600-1000 mg Kalium, 80-110 mg Kalzium, 40-100 mg Magnesium). Erhöht den Blutzucker möglicherweise etwas weniger als Sukrose. Mildes Karamellaroma.

1 Tasse ersetzt in Rezepten 1 Tasse Zucker.

Dattelzucker

Aus gemahlenen, getrockneten Datteln hergestellt.

Enthält die gleichen Nährstoffe wie Datteln. Als Zucker verwendet, ist sein Beitrag zur Nährstoffversorgung klein. Löst sich in Flüssigkeiten nicht auf. Sehr teuer.

1 Tasse ersetzt in manchen Rezepten 1 Tasse Zucker.

Agavensirup

Aus der blauen mexikanischen Agave extrahiert.

Enthält einige Vitamine und Mineralien. Besteht zu 90 % aus Fruktose und hat daher einen sehr niedrigen GI, angeblich 10-11. Bei Sirups mit 57-71 % Fructosegehalt liegt der GI bei 39.

½ Tasse (125 ml) ersetzt in Rezepten 1 Tasse Zucker (verringern Sie die Flüssigkeit um ¼ Tasse).

Schwarze Melasse

Nebenprodukt der Zuckerraffinierung; bleibt nach der letzten Extraktion übrig.

Der einzige Zucker mit nennenswertem Nährstoffgehalt, selbst in moderaten Mengen. 2 EL schwarze Melasse (30 ml) enthalten etwa 7,2 mg Eisen und 352 mg Kalzium. Kann Reste von Chemikalien enthalten, die man beim Anbau und Raffinieren von Rohr- oder Rübenzucker verwendet; aber es gibt auch Bioprodukte.

Kein guter Ersatz für Zucker; aber kleine Mengen können flüssige Süßstoffe ersetzen.

Gerstenmalz

Aus eingeweichten ganzen Gerstensprossen hergestellt. Die Sprossen werden getrocknet, mit Wasser vermischt und gekocht, bis ein Sirup entsteht.

Enthält kleine Mengen Vitamine und Mineralien. Ähnliche Wirkung auf den Blutzucker wie Sukrose. Nur 40 % der Süßkraft von Zucker. Starkes Malzaroma.

1⅓ Tassen (333 ml) ersetzen 1 Tasse Zucker (verringern Sie die Flüssigkeit um ¼ Tasse).

Sirup aus braunem Reis

Aus braunem Reis, Wasser und einem natürlichen Getreideenzym hergestellt. Das Enzym zerlegt die Stärke in Zucker.

Enthält kleine Mengen von Vitaminen und Mineralien. Ähnliche Wirkung auf den Blutzucker wie Sukrose. Etwa halb so süß wie Zucker.

Ersetzt Zucker nicht gut, kann aber Honig ersetzen.

Ahornsirup

Aus dem Saft des Ahornbaumes.

Enthält winzige Mengen von Vitaminen und Mineralien. 90-100% Sukrose, daher ist der GI ähnlich.

2/3 Tassen (165 ml) ersetzen 1 Tasse Zucker (verringern Sie die Flüssigkeit um 1/4 Tasse).

Honig

Wird von Bienen produziert. Sie sammeln Nektar und zerlegen ihn im Magen in Glukose und Fruktose, die sie dann herauswürgen und im Bienenstock lagern.

Enthält Vitamine und Mineralien in kleinen Mengen. Der GI beträgt 73 (etwas höher als Sukrose, weil diese zur Hälfte aus Fruktose besteht, während Honig nur 40% Fruktose enthält).

20-60% süßer als Zucker.

2/3 Tassen (165 ml) ersetzen 1 Tasse (250 ml) Zucker. Verringern Sie die Flüssigkeit um 1/4 Tasse).

Kapitel 7

Vernünftig essen – auch außer Haus

Kaum ist die neue, gesunde Ernährungsweise zu Ihrer zweiten Natur geworden, führt die Welt Sie in Versuchung: mit Weihachten, Urlaub, Geburtstagspartys oder einem Abend in der Stadt. Solche besonderen Anlässe scheinen jedes Jahr extravaganter und länger zu werden. Kein Wunder, dass Weihnachten schon im Oktober beginnt. Hinzu kommen Betriebsfeiern, Tage der offenen Tür und Familienfeste und bei jedem Ereignis spielt das Essen eine noch größere Rolle. Wie können Sie angesichts solcher Verlockungen überleben?

Die beste Verteidigung ist gute Vorbereitung! Dieses Kapitel hilft Ihnen, Herausforderungen so zu bewältigen, dass Sie gesund werden und bleiben. Das soll nicht heißen, dass Sie sich kasteien und auf Feiertage ganz verzichten müssen – im Gegenteil! Eine gesunde Reaktion besteht darin, den enormen Wert des geselligen Beisammenseins mit Freunden und Angehörigen zu erkennen sich darüber zu freuen und viel zu lachen. Erfinden Sie Traditionen und Feste neu. Behalten Sie das Beste bei und führen Sie neue, gesündere Traditionen ein, die Ihrem Wohlbefinden dienlicher sind.

Defensiv essen

Einerlei, ob Sie in einem schicken Restaurant, vor einer Imbissbude oder im Kino essen – der bloße Gedanke ans Essen kann Diabetiker belasten. Zum Glück dürfen Sie sich jetzt wieder auf wundervolle lukullische Abenteuer freuen, sofern Sie das notwendige Know-how besitzen. Gesunde Speisen sind heute populärer denn je und fast jedes Restaurant bietet mindestens ein paar gute Menüs an. Die wichtigsten Probleme des Essens außer Haus kann man in fünf Gruppen einteilen:

- ✓ Wahl des Restaurants
- ✓ Kalorien
- ✓ Fett
- ✓ raffinierte Kohlenhydrate
- ✓ die richtige Zeit

Die Wahl des Restaurants

Ausländische Restaurants sind meist eine gute Wahl, vor allem wenn die traditionelle Küche auf Pflanzen basiert wie die asiatische, mediterrane, nahöstliche, mexikanische, indische und südamerikanische. Vegetarische und vegane Restaurants bieten herrliche, einzigartige und nahrhafte Menüs an. In vielen größeren Städten gibt es vorzügliche Gourmetrestaurants, deren vegetarische Gerichte ihresgleichen suchen. Auch normale Restaurants haben meist zwei oder drei gesunde Angebote, zum Beispiel kurz angebratene Gerichte mit braunem Reis, Gemüse-Hamburger mit Salat oder Nudeln mit pflanzlicher Soße. Feine Lokale haben zwar eine kleinere Speisekarte, aber die Küche ist oft bereit, etwas Außergewöhnliches zu kreieren. Wenn Sie Fast Food essen wollen, sollten Sie ein Lokal suchen, das Salate, Gemüse-Hamburger, gebackene Kartoffeln oder Bohnenburritos anbietet.

Kalorien sparen

Wenn Sie mit 1400 bis 1800 Kalorien am Tag auskommen wollen, müssen Sie den Energiewert der beliebtesten Menüs kennen. In Tabelle 7.1 finden Sie den Kalorien- und Fettgehalt einiger populärer Restaurantmenüs. Wie Sie sehen, ist es nicht nur schwierig, mit einer bestimmten Mahlzeit innerhalb des erlaubten Rahmens zu bleiben, sondern Sie können mit einem einzigen Menü leicht den Kalorienbedarf eines ganzen Tages decken. Eine Portion Bratkartoffeln mit einer großen Cola kann zum Beispiel fast 1500 Kalorien enthalten! Die folgenden Tipps helfen Ihnen, innerhalb Ihrer Grenzen Kalorien zu sparen.

✓ Meiden Sie extragroße Portionen – sie enthalten auch extra viele Kalorien. Was „Jumbo", „De luxe" oder „extragroß" heißt, ist nicht etwa viel besser, sondern wird wegen seiner Größe als besonders preiswert angepriesen – aber für Ihren Hüftumfang und Ihre Gesundheit ist es kein Knaller.

✓ Bestellen Sie halbe Portionen. Viele Restaurants bieten sie an und oft sind sie immer noch recht großzügig. Was Desserts oder Vorspeisen anbelangt, ist dies eindeutig der beste Rat.

✓ Wenn Sie schon älter sind, können Sie Seniorenteller verlangen, die eine vernünftigere Größe haben und zudem billiger sind.

✓ Teilen Sie das Essen mit Ihrem Begleiter, vor allem wenn Sie wissen, dass die Portionen üppig sind. So verringern Sie die Kalorien sofort um die Hälfte. Eine typische Portion Nudeln in einem italienischen Restaurant umfasst drei bis vier Tassen. Selbst die Hälfte ist mehr als ausreichend!

✓ Meiden Sie Desserts – sie enthalten bisweilen mehr Kalorien als das Hauptgericht. Wenn Sie nicht auf eine Vorspeise verzichten wollen, empfehlen wir frische oder gebackene Früchte oder Fruchteis. Falls Sie auf etwas Ungesundem bestehen, sollten Sie es mit mindestens einer anderen Person teilen.

✓ Bitten Sie um Verpackungsmaterial und nehmen Sie mit nach Hause, was übrig bleibt. Entscheiden Sie schon vor dem Essen, was vernünftig ist. Wenn Sie beispielsweise eine kleine Pizza mit 700 Kalorien bestellen, essen Sie nur zwei Drittel, also 462 Kalorien.

✓ Scheuen Sie sich nicht, Ersatz zu verlangen. Ersetzen Sie beispielsweise Pommes frites durch einen Salat und lassen Sie sich die Soße in einer Schale servieren. So sparen Sie rund 200 Kalorien.

✓ Essen Sie weniger Brötchen, Brot, Tortillachips und andere kostenlose Beigaben, sonst haben Sie Ihr Kalorienlimit schon vor dem Hauptgericht überschritten. Zwei große Scheiben italienisches Brot mit Butter oder Olivenöl und Essig enthalten etwa 350 Kalorien und 56 g Tortillachips (20 Chips) mit Salsa liefern rund 300 Kalorien.

✓ Halten Sie sich von kalten Büffets fern – sie verleiten zum Schlemmen. Manche Restaurants bieten Suppe und Salat zu jedem Essen an. Verzichten Sie auf die Hauptmahlzeit, wenn Sie dieses Angebot annehmen! Beladen Sie Ihren Teller mit frischem Gemüse und sparen Sie bei Salaten mit Sahne oder Mayonnaise. Nehmen Sie wenig Salatsoße, oder bitten Sie um eine kalorienreduzierte Soße.

Den Deckel auf dem Fett lassen

Fett enthält zweieinhalb Mal mehr Kalorien als Kohlenhydrate oder Eiweiß. Schon ein Esslöffel Fett fügt Ihrem Essen 100 Kalorien hinzu, ohne die Menge zu vergrößern. Obwohl Fett den Blutzuckerspiegel nicht unmittelbar anhebt, kann es zu Übergewicht, Insulinresistenz, Herzkrankheiten und Bluthochdruck beitragen.

✓ Meiden Sie alles, was in Fett schwimmend gebraten wurde; denn hier handelt es sich um gesättigtes Fett oder um Transfett, das die Arterien verstopft.

✓ Bitten Sie die Küche, für Ihr Essen wenig zusätzliches Fett zu verwenden. Für kurz angebratene Gerichte genügt beispielsweise ein Minimum an Öl.

✓ Salatsoße, Butter, saure Sahne, geriebener Käse und ähnliche Zutaten sind fettreich und treiben die Kalorien nach oben. Ein Salat mit 50 Kalorien liefert zum Beispiel 90 Kalorien, wenn Sie einen oder zwei Esslöffel kalorienreduzierte Soße beimischen. Wenn Sie jedoch Käse, Croutons, Speckstückchen und Sahne hineinrühren, steigt der Brennwert sprunghaft auf etwa 500 Kalorien.

✓ Wenn Sie Suppe bestellen, wählen Sie eine mit Brühe als Grundlage, nicht mit Rahm. Rahmsuppe enthält leicht 400 Kalorien und über 25 Gramm Fett, während Brühen meist wenig Fett und nur halb so viel Kalorien enthalten.

✓ Wählen Sie eine Tomatensoße oder eine andere Gemüsesoße anstelle einer sahnigen Soße.

✓ Bestellen Sie zum Kaffee, Tee oder Müsli fettarme oder entrahmte Milch anstelle von Sahne.

✓ Essen Sie Fisch anstelle von Fleisch, am besten gegrillt, gebacken oder gedünstet.

✓ Bestellen Sie rohes, gegrilltes oder gedünstetes anstelle von mariniertem oder sahnigem Gemüse.

✓ Wenn Sie wissen, dass der Fettgehalt eines Restaurantmenüs zu hoch sein wird, schränken Sie den Fettkonsum bei den anderen Mahlzeiten des Tages ein.

✓ Falls Sie Brot essen, dann ohne Butter.

✓ Wenn Sie fettreich essen wollen, ist es ratsam, die kleinsten erhältlichen Portionen zu bestellen, mit jemandem zu teilen oder die Hälfte mit nach Hause zu nehmen.

Raffinierte Kohlenhydrate reduzieren

Raffinierte Kohlenhydrate sind bei uns Grundnahrungsmittel und man kann sie nur schwer vermeiden. Leider ist das Problem nicht unbedingt gelöst, wenn Sie etwas Vegetarisches bestellen. Die beliebtesten fleischlosen Gerichte sind Nudeln, Pizza und Gemüse-Hamburger, die alle Fabrikmehl enthalten. Wie also können Sie Ihre Kohlenhydratzufuhr auf ein Minimum beschränken? Vielleicht helfen Ihnen die folgenden Tipps.

✓ Essen Sie in einem vegetarischen oder veganen Restaurant. Dort ist es am einfachsten, Vollkorngerichte zu bekommen, die mit Quinoa, Gerste, Weizen oder braunem Reis zubereitet werden.

✓ Essen Sie „Ethnofood". Viele Restaurants mit ausländischer Küche bevorzugen Gemüse, Hülsenfrüchte und Reis. Meist bekommt man weißen Reis, aber mitunter auch braunen Reis – fragen Sie danach!

✓ Wenn Sie Nudeln bestellen, essen Sie dazu Tomatensoße oder eine andere Gemüsesoße und essen Sie nicht alles. Die Portionen in Restaurants sind für Menschen, die auf Kalorien und Kohlenhydrate achten, meist viel zu groß.

✓ Essen Sie zum Hauptgang einen großen Salat oder eine Tasse Bohnensuppe, um mehr Ballaststoffe aufzunehmen.

✓ Wenn möglich, wählen Sie Vollkornbrot. Falls nur Weißbrot serviert wird, teilen Sie der Geschäftsleitung mit, dass Sie lieber Vollkorbrot hätten. Die Wünsche der Gäste zählen!

✓ Verzichten Sie auf das Dessert. Die meisten Nachspeisen enthalten nicht nur Weißmehl, sondern auch eine Menge Zucker.

✓ Seien Sie erfinderisch, wenn Sie außer Haus einen Imbiss zu sich nehmen. Viele beliebte Naschereien wie Brezeln, Teegebäck, Kekse und andere Backwaren enthalten Weißmehl. Essen Sie stattdessen einen Fruchtjoghurt ohne Zuckerzusatz oder fettarmen Popcorn.

Die Essenszeit

Wenn Sie Insulin spritzen und/oder Diabetesmedikamente einnehmen, ist eine sorgfältige zeitliche Planung Ihrer Mahlzeiten nicht unbedingt notwendig. Aber eine gewisse Regelmäßigkeit lohnt sich immer. Wenn Sie Insulin oder Medikamente brauchen und eine Mahlzeit verschieben, besteht die Gefahr, dass der Blutzucker zu stark, das heißt in den Bereich der Hypoglykämie fällt. Es gibt mehrere vernünftige Methoden, um eine verschobene Mahlzeit zu verkraften, aber darüber sollten Sie mit Ihrem Arzt reden. Weitere Hinweise für Diabetiker, die Medikamente einnehmen oder Insulin spritzen, finden Sie in Kapitel 10, Seite 231–233.

Tabelle 7.1
Energie- und Fettgehalt von Restaurantgerichten

Gericht	Kalorien	Fett in Gramm
Vorspeisen		
Heiße saure Suppe, 250 ml	60	3
Hühnerschlegel mit Soße und Käse, 369 g	700	48
Gebratene Mozzarellastangen, 9 Stück (227 g)	830	51
Gefüllte gebackene Kartoffeln, 8 Stück (340 g)	1120	79
Hauptgerichte		
Chili, groß, 340 g	310	10
Sojafleisch, 30 cm, ohne Mayo oder Käse	400	6
Hühnerbrustfilet-Sandwich	430	16
vegetarische Pizza, 2 Teilstücke	480	18
Deluxe Doppel-Hamburger	540	30
Pizza Pepperoni, 2 Teilstücke	700	34
Pizza deluxe	720	34
Rindfleisch-Burrito, 398 g	830	40
Moussaka (Rindfleisch/Aubergine), 340 g	830	48
Hühner-Fajitas, 2 Tassen, 4 kleine Tortillas	840	24
Thunfisch, 30 cm, ohne Mayo oder Käse	880	46
Lasagne, 2 Tassen (568 g)	960	53
Taco-Salat, 3½ Tassen (875 ml)	1100	71
Fettucine Alfredo, 2½ Tassen (625 ml)	1500	97
Kung Pao (Huhn mit Reis), 4½ Tassen (1125 ml)	1620	76
Beilagen		
gemischtes Gemüse, 142 g	130	9
gebratener Reis, 227 g	430	13
gefüllte Kartoffeln, Brokkoli, Käse, 398 g	470	14
Pommes frites, große Portion	520	24
gebackene Kartoffel (mit Speck, Butter Käse, saurer Sahne), 1 mittelgroße	620	31
New-York-Pommes-frites, 284 g	860	48
Zwiebelringe, 11 Stück	900	64

Forts.: Tabelle 7.1 Energie- und Fettgehalt von Restaurantgerichten

Gericht	Kalorien	Fett in Gramm
Getränke		
Diätcola, 454 ml	0	0
Cappuccino, 454 ml	120	3
kleine Cola, 340 ml	155	0
Fruchtjoghurtgetränk, 454 ml	160	1
Café latte mit entrahmter Milch, 454 ml	160	1
Orangensaft, 454 ml	197	0
Eistee, gesüßt, 539 ml	200	0
Limonade, 426 ml	240	0
große Cola, 770 ml	336	0
Café mocha mit Vollmilch u. Schlagsahne, 474 ml	420	23
Caramel Corretto, 454 ml	440	9
Schokolade-Milchshake, 540 ml	720	18
Schokomalz, 568 ml	880	22
Desserts/Imbisse		
Orangensaftriegel	60	0
fettarmes Möhrenplätzchen, 128 g	280	2
Milchschokokeks mit Walnüssen, groß, 71 g	320	17
weiche Brezel	340	5
Apfelbeignet, 100 g	340	15
Plätzchen mit Schokosplittern, 128 g	430	16
Schokoplätzchen mit Zuckerguss, 114 g	440	21
Apfel-Zimt-Schnitte, 114 g	440	20
Möhrenplätzchen, 128 g	450	19
Apfelkuchen, 1 Stück, 114 g	490	22
Schokoeiscreme, 2 Kugeln	520	28
französische Vanilleeiscreme, 2 Kugeln	570	36
Zimtbrötchen, 199 g	720	27
Schokoeiscreme, 284 g	1130	57

Besondere Anlässe

Feiertage und besondere Anlässe sind ein Grund zur Freude, aber auch anstrengend. Für Diabetiker steht der Stress oft im Mittelpunkt. Sie müssen auf den Tisch bringen, was die Gäste erwarten und dennoch ihre Diätempfehlungen einhalten. Vielleicht fürchten Sie, dass Sie schon nach einem Blick auf die Torte zehn Pfund mehr an den Hüften haben. Anstatt sich Sorgen zu machen, sollten Sie lieber Ihre Abwehrstrategie planen! Hier sind fünf einfache Schritte, die Sie auf den rechten Weg bringen.

Fünf Schritte zu einem gesunden, glücklichen Feiertag

1. Servieren Sie nahrhafte Gerichte. Es stimmt nicht, dass die Leute immer nur die dekadentesten Speisen essen wollen. In Wahrheit haben viele das Gefühl, bei festlichen Anlässen vollgestopft zu werden und bemühen sich selbst um Schadensbegrenzung. Überraschen Sie Ihre Gäste also mit gesunden Leckerbissen! Die meisten freuen sich sehr über ein leichtes Essen. Als Vorspeise eignen sich Bruschetta, Sushi-Brötchen, Salatwickel, Kräcker und Antipasto, eingelegter Spargel, Artischockenherzen und rohes Gemüse mit leichter Tunke. Die asiatische Küche liefert interessante und schmackhafte pflanzliche Hauptgerichte. Obstsalat mit dünnen, knusprigen Keksen oder Pudding mit Himbeersoße sind köstliche Desserts.

2. Bringen Sie etwas Wohlschmeckendes und Gesundes mit, wenn Sie auswärts essen, etwa auf einer Betriebsfeier oder einer Hausparty. Wenn Sie zu einer kleinen Dinnerparty eingeladen werden, können Sie anbieten, einen größeren Beitrag zur Mahlzeit zu leisten.

3. Seien Sie an Feiertagen aktiver als sonst, um die üppigeren Mahlzeiten auszugleichen, den Hunger zu dämpfen und sich sehr viel besser zu fühlen.

4. Lassen Sie keine Mahlzeiten aus. Es ist verführerisch, eine oder zwei Mahlzeiten zu überspringen, wenn man weiß, dass ein opulentes Abendessen zu erwarten ist. Widerstehen Sie dieser Versuchung, denn übersprungene Mahlzeiten sind gefährlich für Diabetiker, die Medikamente einnehmen und ungesund für alle anderen. Wenn Sie das Frühstück oder Mittagessen oder beide ausfallen lassen, müssen Sie sich auf Heißhunger am Abend gefasst machen.

5. Genießen Sie Ihre Lieblingsgerichte in Maßen. Sie müssen nicht auf alles verzichten, aber es ist wichtig, wählerisch zu sein und moderate Portionen zu essen. Wenn Sie beispielsweise Butterkekse lieben, sollten Sie an den Sahnetorten, Obstkuchen und Schokofondants vorbeigehen und sich ein paar Kekse zum Tee gönnen. Beim Abendessen genießen Sie dann fettreiche Speisen – z. B. Kartoffelbrei und Füllungen – in kleinen Mengen und häufen stattdessen Gemüse auf den Teller. Denken Sie daran, dass die Portionsgrößen sehr wichtig sind, was die Gesamtkalorien anbelangt. Ein großes Stück Karottenkuchen bringt Ihnen zum Beispiel rund 520 Kalorien ein, während ein kleines Stück nur 260 Kalorien enthält.

Reisen

Wenn Sie glauben, Reisen seien für Diabetiker zu schwierig, steht Ihnen auf eine angenehme Überraschung bevor. Selbst wenn Sie Insulininjektionen brauchen, dürfen Sie überall auf der Welt Urlaub machen. Das ist kein Problem, sofern Sie Ihren Diabetes durch gesunde Ernährung und Bewegung im Griff haben. Insulinabhängige brauchen zwar mehr Vorbereitung, aber das zahlt sich aus, weil die Reise angenehmer und sicherer wird.

Etwa einen Monat vor Beginn der Reise sollten Sie sich vom Arzt untersuchen lassen, denn es ist wichtig, den Diabetes gut einzustellen. Wenn Sie Insulin nehmen und eine Flugreise machen oder das Land verlassen, brauchen Sie einen Brief von Ihrem Arzt, in dem Ihr medizinischer Zustand und die benötigten Medikamente beschrieben werden. Falls Sie sich impfen lassen, sollten Sie es mehrere Wochen vor Antritt der Reise tun, denn Impfstoffe können die Einstellung eines Diabetes beeinflussen. Ihr Arzt hilft Ihnen auch, das Insulin und die Medikamente so einzustellen, dass Sie Zeitzonen überqueren können.

Einige Dinge müssen Sie mitnehmen. Am wichtigsten ist eine Halskette oder ID-Karte, die Sie als Diabetiker ausweist. Sie wissen, dass Ihr Gehirn nicht mehr normal arbeitet, wenn eine Hypoglykämie Sie erwischt und, dass diese Hilfsmittel Ihnen das Leben retten können, indem sie anderen Leuten Informationen vermitteln, die Sie in Notfällen möglicherweise nicht selbst geben können. Außerdem brauchen Sie einen Vorrat Insulin, Spritzen, Medikamente und Teststreifen, vor allem wenn Sie ins Ausland reisen. Sie müssen damit rechnen, dass Ihre Rückkehr sich um eine Woche oder länger verzögert. Wenn Sie Insulin nehmen, benötigen Sie eine spezielle Isoliertasche, damit das Insulin weder zu kalt noch zu warm wird. Denken Sie auch an bequeme Schuhe und laufen Sie diese vorher gut ein.

Flugreisen

Die Fluggesellschaften sind gut auf Diabetiker vorbereitet, aber man muss sie rechtzeitig informieren und Diabetikerkost bestellen. Nehmen Sie auf jeden Fall Imbisse mit, wenn Sie Insulin oder Medikamente nehmen, einerlei, ob Mahlzeiten serviert werden oder nicht. Es kommt auch vor, dass eine Mahlzeit sich verzögert. Vergessen Sie auch nicht, genügend zu trinken, am besten Wasser.

Achten Sie darauf, dass Ihr Diabetikerbedarf im Flugzeug stets griffbereit ist. Bringen Sie ihn nie im Gepäck unter, denn das kann verloren gehen oder verspätet eintreffen.

Auto-, Bus- und Zugreisen

Auch hier müssen Sie Imbisse mitnehmen, besonders wenn Sie Insulin oder Medikamente brauchen. Geeignet sind getrocknete oder frische Früchte und Müsliriegel, vielleicht sogar ein Sandwich, für den Fall, dass Sie eine Mahlzeit verpassen. Essen Sie, wenn irgend möglich, zu Ihren üblichen Tageszeiten und trinken Sie reichlich Wasser. Denken Sie daran, die Imbisse ins Handgepäck zu stecken und nutzen Sie jede Pause, um sich ein wenig zu bewegen – schon ein kurzer Spaziergang ist nützlich.

Sie sind angekommen!

Wenn Sie Insulin nehmen, müssen Sie es sobald wie möglich an einem kühlen Platz lagern. Finden Sie heraus, wo das nächste Krankenhaus und die nächste Apotheke ist.

Messen Sie Ihren Blutzucker häufig, denn Ihr Tagesplan sieht wahrscheinlich ganz anders aus als zu Hause. Wenn Sie viel gehen, sollten Sie die Füße nach Blasen absuchen. Gehen Sie nicht barfuß am Strand.

Wenn Sie mit einem Freund reisen oder privat wohnen, sollten Sie diese Leute darüber informieren, wie man eine Hypoglykämie erkennt und behandelt.

Genießen Sie Ihren Urlaub!

Kapitel 8

Die gesunde Lebensweise

Nachdem Sie Ihre Ernährung zu einer feinen Kunst gemacht haben, ist es nun an der Zeit, sich anderen wichtigen Aspekten des Lebens zuzuwenden. Dieses Kapitel führt Sie durch die Grundsätze eines guten Lebens: körperliche Fitness, Schlaf, sexuelle Fitness und seelische Gesundheit.

Körperliche Fitness

Wenn Sie den Nutzen körperlicher Bewegung in eine Pille packen könnten, würde eine endlose Menschenschlange dafür anstehen. Welche Menschen überwinden die Hürden des Lebens am besten? Zweifellos jene, die in bester körperlicher Verfassung sind.

Der Körper braucht nicht nur die beste Nahrung, sondern er muss diesen Treibstoff auch verarbeiten können. Wir sind alle dafür bestimmt, uns intensiv zu bewegen und dennoch sind wir (und darum auch unsere Kinder) weniger aktiv als vor einigen Jahrzehnten. Das muss sich ändern. Eine sitzende Lebensweise kann zu Herzinfarkten, Schlaganfällen, Übergewicht und Diabetes beitragen und die Ernährung allein kann Bewegungsmangel nicht wettmachen.

Die Herausgeber des angesehenen *New England Journal of Medicine* schrieben kürzlich, Fitness verlängere das Leben. Allerdings dauere es drei bis sechs Monate, bis ein Fitnessprogramm messbare gesundheitliche Wirkungen zeigte: Senkung des Cholesterin- und Blutzuckerspiegels und des Blutdrucks sowie Gewichtsabnahme. Die Vorteile, von denen diese Studie berichtet, gehen allerdings über das Messbare hinaus: Tonus und Reaktion der Blutgefäße verbessern sich, das Nervensystem arbeitet harmonischer, das Blut wird flüssiger, Entzündungen gehen zurück. Das alles senkt das Risiko für Herz- und Gefäßkrankheiten und verlängert letztlich das Leben.

Alle wichtigen medizinischen Organisationen stimmen darin überein, dass wir körperlich aktiv sein müssen. Erwachsene sollten sich an den meisten Wochentagen – besser an allen – mindestens dreißig Minuten mäßig bewegen. Der renommierte nationale Forschungsrat der USA empfiehlt sogar eine Stunde Bewegung am Tag – die ehrgeizigste Fitnessempfehlung, von der wir je gehört haben!

Offenbar können wir länger leben, wenn wir besser leben. Aber Fitness verbessert auch die Lebensqualität. Wenn wir aktiv und dynamisch sind, besitzen wir im Alltag die erforderliche Ausdauer und Kraft, selbst wenn die Jahre vergehen. Wir sind ausgeglichener und in besserer Stimmung. Die beste Arznei für leichte bis mäßig starke Depressionen ist nachweislich Sport. Er ist wirksamer als Medikamente oder Therapiesitzungen und die Wirkung hält länger an. Andererseits kann Bewegung sowohl Medikamente als auch Beratung perfekt ergänzen und es kann sogar sein, dass wir die Einsichten, zu denen wir im Gespräch mit einem vertrauenswürdigen Therapeuten gelangen, während eines Langlaufs besser verarbeiten können.

Alle lebenswichtigen Organe arbeiten besser, wenn der Körper fit ist. Wird das Gehirn gut durchblutet, reagiert es schneller auf Störungen im ganzen Körper und kann den Bedarf an Insulin, Wachstumshormon, Östrogen, Testosteron und Adrenalin genauer steuern. Die Zellen bekommen alles, was sie an Nährstoffen brauchen und werden gleichzeitig entschlackt. Wenn das Immunsystem regelmäßig stimuliert wird, erkranken wir seltener an Schnupfen, Grippe oder sogar Krebs.

So wird Bewegung zur Gewohnheit

Wenn es Ihnen schwer fällt, Sport zu treiben, denken Sie an die Worte eines berühmten japanischen Kampfsportlehrers: „Du kannst deine Gefühle nicht ändern, aber du kannst etwas anderes tun!" Ein vielseitiges Fitnessprogramm als Teil Ihres Lebens ist wertvoller, als Worte es beschreiben können.

Wenn Sie aktiver werden wollen, empfehlen wir Ihnen ein ausgewogenes Programm, das Herz und Kreislauf trainiert – z. B. Laufen und Gehen – aber auch Kraft und Geschmeidigkeit verbessert. Umfangreiche Studien belegen, dass zwanzig Minuten forsche Bewegung dreimal in der Woche das Leben deutlicher verlängern als die bloße Senkung des Cholesterinspiegels.

Aus welchen Elementen besteht nun unser Trainingsprogramm, das zum Sieg über Diabetes beitragen soll? Wie die Ernährung ist auch dieses Programm an Ihre persönlichen Bedürfnisse angepasst. Die drei Trainingsarten gelten allerdings für alle:

1. Kreislauf-Fitness (aerobes Training)
2. Krafttraining
3. Geschmeidigkeit

Herz-Kreislauf-Fitness

Aerobes Training verbessert die Ausdauer und die Fitness und steigert die Energie. Und was das längere Leben angeht, sind aerobe Fitness und Herz-Kreislauf-Training unübertroffen. Aber sogar im täglichen Leben profitieren wir von größeren Reserven des Herzens und der Lungen. Kleine Erkältungen, Grippe, ja sogar Bronchitis und Lungenentzündung sind weniger bedrohlich, wenn der Kreislauf ökonomischer arbeitet.

Was Herz und Gefäße anbelangt, hat ein Training von insgesamt 60 Minuten am Tag die beste Wirkung. Wenn Ihr Leistungsvermögen zunimmt, können Sie nach und nach intensiver trainieren. Hervorragend geeignet sind Gewichttraining, forsches Gehen (mindestens 6½ Kilometer in der Stunde), Joggen, Schilanglauf, Schneeschuhlaufen, Rollschuhlaufen, Fußball, Basketball und Squash. Holzhacken und Wassertragen sind ebenfalls Sport, sofern Sie sich dabei anstrengen. Das Gleiche gilt für Gartenarbeit im Frühling oder Herbst und zügiges Jäten. Sogar Harken und Hacken sind nützlich. Früher glaubten die Experten, man müsse sich beim aeroben Training mindestens 15 bis 20 Minuten bewegen, aber heute weiß man, dass kürzere Einheiten sich addieren. Laufen Sie die Treppe hinauf, parken Sie in der hintersten Ecke des Parkplatzes, fahren Sie mit dem Rad zur Arbeit – alle diese kurzen, intensiven Bewegungsphasen tragen zum täglichen Training bei.

Treiben Sie Sport mit Freunden, in einem Fitnesskurs oder in einer Mannschaft, denn die Begeisterung der Gruppe ist oft ein großer Ansporn. Familiensportarten wie Badminton, Tennis, Federball und Trampolinspringen sind großartig für die Fitness. Rad fahren in Gruppen ist ein wundervolles aerobes Training; aber tragen Sie dabei einen Helm und benutzen Sie, wenn möglich, Radwege anstelle von Straßen.

Trainingsgeräte schonen die Gelenke, wenn man sie richtig einstellt. Ellipsentrainer, Schilanglaufgeräte, schräge Laufbänder mit Armhebeln, Fahrradergometer, Rudergeräte und Ministepper sind vorzügliche Hilfsmittel, die die Knie nicht zu sehr belasten. Natürlich können Sie auch die Treppe hinauf- und hinunterlaufen. Spaß und Sicherheit sind immer das Wichtigste.

Bei den meisten Menschen besteht das größte Problem darin, eine Sportart zu finden, die ihnen liegt und an der sie festhalten können. Wenn Sie aerobe Aktivitäten in Ihr tägliches Leben integrieren wollen, muss dieses Training für Sie ebenso Priorität haben wie Essen und Schlafen. Sie dürfen also nicht damit aufhören, es sei denn, Sie liegen mit Grippe im Bett. Überlegen Sie, wie Sie den Sport am besten in Ihrem Tagesplan unterbringen. Sind Sie eine Lerche oder eine Nachteule? Wenn Sie gerne früh aufstehen, sollten Sie gleich danach trainieren. Für Nachteulen sind Abendkurse am besten. Da Sie Ihr Leben lang aktiv bleiben wollen, muss das Training Ihnen Freude machen; deshalb ist Abwechslung zu empfehlen. Im Sommer können Sie schwimmen, wandern und Ball spielen; im

Winter bietet sich Hallentennis und am Wochenende Schilanglauf an. Was hat Ihnen als Teenager oder junger Erwachsener am meisten Spaß gemacht? Wenn Sie Schwimmer waren, können Sie sich einer Senioren-Wettkampfmannschaft anschließen. Wenn Sie Badminton gespielt haben, können Sie an Turnieren teilnehmen. Und wenn Sie unsportlich waren, denken Sie darüber nach, was Sie schon immer gerne tun wollten. Tun Sie es! Belegen Sie Kurse und kümmern Sie sich nicht darum, was andere denken. Amüsieren Sie sich.

Es ist vernünftig, wenn Sie das Training Ihrem Alter entsprechend langsam intensivieren. Wenn Sie über 40 sind (oder jünger, falls Angehörige früh herzkrank wurden), sollten Sie einen Belastungstest am EKG machen, um herauszufinden, was Ihr Herz aushält. Ein solcher Test ist auch zu empfehlen, wenn unerwartete Symptome auftreten.

So messen Sie Ihre aerobe Fitness

Das einfachste Messinstrument ist der Ruhepuls. Wer regelmäßig Sport treibt, hat eine niedrige Herzfrequenz; wer viel sitzt, hat eine höhere. Eine große italienische Studie belegt, dass das Sterberisiko bei Menschen mit hohem Puls um über 50 Prozent höher ist (berücksichtigt wurden alle Todesursachen, nicht nur Tod durch Herz-Kreislauf-Krankheiten). Zum Glück können wir die Herzfrequenz auf ein gesünderes Niveau senken, indem wir regelmäßig trainieren.

Um Ihre maximale empfohlene Herzfrequenz beim Training zu ermitteln, brauchen Sie nur Ihr Alter von 220 Schlägen pro Minute (SpM) abzuziehen. Wenn Sie 40 Jahre alt sind, beträgt Ihre maximale empfohlene Herzfrequenz demnach 220 - 40 = 180 SpM.

Maximale Herzfrequenz = 220 – Alter in Jahren

Streben Sie 70 bis 85 Prozent Ihrer maximalen Frequenz an und versuchen Sie, diese Rate je Trainingseinheit 20 Minuten beizubehalten. Wenn Sie 40 sind, beträgt die untere Grenze Ihrer wünschenswerten Herzfrequenz 70 % von 180 SpM = 126 SpM und die obere Grenze 85 % von 180 SpM = 153 SpM. Beim Training sollten Sie also einen Puls zwischen 126 und 153 SpM anstreben und das mindestens 20 Minuten lang. Wenn Ihnen das wenigstens dreimal in der Woche gelingt, profitieren Sie von einer stetig zunehmenden aeroben Fitness.

Die Herzfrequenz-Methode berücksichtigt automatisch Ihr jeweiliges Leistungsvermögen. Wenn es zunimmt, müssen Sie intensiver trainieren, um die erwünschte Herzfrequenz zu erreichen. Das ermutigt Sie, aktiver und somit immer leistungsfähiger zu werden.

Alter	Zielpuls Bereich
25-29	134-166
30-34	130-162
35-39	127-157
40-44	123-153
45-49	120-149
50-54	116-145
55-59	112-140
60-64	109-136
65-69	106-132
70-74	102-128
75-79	99-123
80-84	95-119
85-89	92-115

Krafttraining

Kraft- oder Widerstandstraining fördert das Muskelwachstum, die magere Körpermasse und die Knochendichte und es hilft Ihnen, im täglichen Leben weitgehend unabhängig zu bleiben. Mit ausreichender Muskelkraft können Sie im Alltag viel mehr leisten, ohne sich zu sehr anzustrengen. Sie werden leistungsfähiger und sind auch im Alter in der Lage, Arbeiten zu verrichten, die Kraft erfordern. Versuchpersonen in den Achtziger- und Neunzigerjahren konnten im Rahmen einer wissenschaftlichen Studie ihre Leistungsfähigkeit im täglichen Leben um bis zu 300 Prozent steigern, wenn sie jede Woche mehrere kurze Trainingseinheiten mit kleinen Gewichten (0,9 bis 4,5 Pfund) absolvierten. Vielleicht ist das Ergebnis bei Ihnen weniger dramatisch; aber wir alle profitieren von einer größeren Muskelmasse.

Schon ein leichtes Krafttraining verbessert also die Fitness erheblich, wobei Krafttraining meist Gewichttraining bedeutet. Natürlich sind Klimmzüge, Liegestützen oder andere Widerstandsübungen, bei denen Sie Ihr Körpergewicht nutzen, ebenso wirksam. Wenn Sie einem Verein beitreten oder in ein Fitnesscenter gehen, können Sie mühelos zwischen aerobem Training und Krafttraining abwechseln und auch wenn Sie täglich aerob trainieren wollen, können Sie ein kurzes Gewichttraining anschließen, das abwechselnd verschiedene Muskelgruppen kräftigt. Halten Sie kleine Gewichte griffbereit, damit Sie zu Hause und am Arbeitsplatz trainieren können, sobald Sie eine Pause machen. So werden Fernsehen und Computerarbeit gesünder! Die folgenden Tipps helfen Ihnen, Ihr Krafttraining effektiver zu machen.

✓ Arbeiten Sie, wenn möglich, mit einem qualifizierten Trainer einen Trainingsplan aus, der Ihre Ziele, Ihre Fähigkeiten und Ihre Zeit berücksichtigt und Ihnen zeigt, welche Fortschritte Sie machen.

✓ Ruhen Sie sich nach dem Krafttraining gut aus. Für die meisten Menschen genügt es, zwei- bis dreimal in der Woche zu trainieren. Mehr ist nicht besser! Trainieren Sie jeden zweiten Tag und bearbeiten Sie nicht zweimal hintereinander dieselbe Muskelgruppe.

✓ Hanteln sind sehr wirksam und billiger als Kraftgeräte. Natürlich können Sie auch Geräte und Hanteln benutzen.

✓ Einen optimalen Muskelzuwachs erreichen Sie, wenn Sie ein Gewicht 8 bis 12 Mal heben und diese Serie 1 bis 3 Mal wiederholen. Sobald Sie Fortschritte machen, verringern Sie die Zahl der Wiederholungen und steigern das Gewicht.

✓ Setzen Sie bei der ersten Serie 50 Prozent Ihrer Maximalkraft ein, bei der Zweiten 75 Prozent und bei der Dritten 95 bis 100 Prozent. Fordern Sie sich heraus!

✓ Wechseln Sie die Übungsart und die Gewichte etwa alle 4 bis 6 Wochen. Sie müssen verschiedene Muskeln trainieren, um weitere Fortschritte zu machen.

Geschmeidigkeit

Neben dem aeroben Training und dem Krafttraining müssen Sie auch Dehnübungen in Ihr Programm aufnehmen, denn Geschmeidigkeit oder Flexibilität ist ein weiterer wichtiger Bestandteil der Fitness. Dabei geht es um den Bewegungsumfang der Gelenke, Muskeln, Sehnen, Bänder und Knochen.

Bei vielen Menschen lässt die Geschmeidigkeit schon Ende der Zwanzigerjahre oder Anfang der Dreißigerjahre nach und dieser Prozess geht weiter, je älter sie werden. Um flexibel zu bleiben, ist es am besten, regelmäßig Dehnübungen – auch Stretching genannt – zu machen und mit zunehmendem Alter länger zu üben. Verspannte Muskeln und steife Gelenke sind natürliche Folgen des Bewegungsmangels. Häufige Dehnübungen tragen dazu bei, die Muskelspannung zu reduzieren, die Durchblutung zu verbessern, Verletzungen vorzubeugen und den Bewegungsspielraum zu steigern. Dehnübungen nach dem Training dämpfen zudem Muskelschmerzen.

Tägliches Stretching ist eindeutig die beste Methode, um größere Fortschritte zu machen. Periodische, intensive Dehnübungen führen oft zu Verletzungen und verbessern die Geschmeidigkeit langfristig kaum. Wie aerobe Übungen und das Krafttraining sollten Sie auch Dehnübungen allmählich intensivieren, um eine optimale Wirkung zu erzielen. Ein gutes Stretchingprogramm legt großen Wert auf richtige Ausführung, um das Verletzungsrisiko zu verringern. Statisches Dehnen (dabei behalten Sie eine Position mindestens 10 Sekunden bei) ist eine der wirksamsten Methoden, um Muskelkater zu reduzieren und flexibler zu werden. Zudem sind Verletzungen bei dieser Art von Dehnübungen selten.

Es ist wichtig, vor dem aeroben Training leichte und nachher, wenn die Muskeln gut warm sind, intensivere Dehnübungen zu machen. Schon vor dem Stretching sollten Sie jedoch die Muskeln aufwärmen und wenn Sie Anfänger sind, müssen Sie vorher mindestens 5 Minuten lang leicht trainieren.

Jede Dehnübung ist hilfreich, aber viele Menschen haben mit Yoga besonders gute Erfahrungen gemacht. Selbst einfache

Atemübungen und stimulierende Übungen steigern die Fitness auf mehreren Ebenen. Hatha Yoga und seine Vettern Tai Chi und Qi Gong sind seit Jahrhunderten beliebt. Tai Chi und Qi Gong bestehen aus verschiedenen Bewegungsfolgen, die langsam von einer Stellung in die andere fließen wie ein Tanz in Zeitlupe. Finden Sie selbst heraus, welches dieser alten Systeme Ihnen liegt. Oft hängt die Entscheidung davon ab, ob ein Lehrer zur Verfügung steht oder Kurse in der Nähe angeboten werden. Für den Anfang genügen auch gute Videos.

Schlafen Sie sich fit

Unser Leben ist so hektisch, dass wir dem weißen Kaninchen in *Alice im Wunderland* gleichen, das herumrennt und jammert: „Ich komme zu spät, ich komme zu spät! Keine Zeit, hallo zu sagen. Leb wohl, ich komme zu spät, ich komme zu spät!“ Ist es da noch ein Wunder, dass viele Menschen zu wenig oder nicht erholsam schlafen?

Wenn Sie ein Fitnessprogramm in Ihren Alltag integrieren, bauen Sie Stresshormone ab, die bei zu viel Hektik ausgeschüttet werden. Dadurch fördern Sie einen friedlichen, erholsamen Schlaf, denn die täglichen Sorgen werden buchstäblich verbrannt. Durch körperliche Bewegung können Sie die Hormone Kortison und Adrenalin, die der Körper benutzt, um den hohen Anforderungen des täglichen Lebens gewachsen zu sein, durch natürliche, Angst hemmende und Schmerzen lindernde Endorphine ersetzen.

Die Vorbereitung auf einen erholsamen Schlaf

Um gut zu schlafen, müssen Sie sich ein wenig anstrengen. Wie jeder andere Aspekt der gesunden Lebensweise verlangt ein erholsamer Schlaf eine gewisse Vorbereitung. Seien Sie sich darüber im Klaren, dass ein aufregendes Fernsehprogramm, gefolgt von zwei Espressos, keine günstige Voraussetzung ist. Wenn Sie stattdessen ein Bad mit Epsomer Bittersalz nehmen, lockern sich die Muskeln und das Gehirn bildet mehr Serotonin (das die Entspannung fördert) und Melatonin (das den Schlaf fördert).

Neuere Studien deuten darauf hin, dass der Schlaf vor Mitternacht am erholsamsten ist. Aber auch andere Faktoren sind wichtig. Wenn das Flutlicht des Nachbarn oder die Straßenlampen das Schlafzimmer hell erleuchten, ist dies eine Art Umweltverschmutzung, die verhindert, dass genügend Melatonin gebildet wird. Selbst ein wenig Licht, das durch den unteren Türspalt ins Zimmer dringt, verhindert offenbar echte Entspannung und Ruhe. Es wäre am besten, in einem ruhigen, sehr dunklen Zimmer zu schlafen – aber das ist meist nicht einfach. Eine Augenmaske ist oft eine hilfreiche, billige und gut verträgliche Lösung. Manche Leute benutzen mit Erfolg Augenkissen, die nicht nur eine Maske sind, sondern dank ihrer Füllung sanften Druck auf die Augen ausüben, so dass deren Muskeln sich besser entspannen können.

Ein heißes Bad und ein paar lange, langsame, tiefe Atemzüge danach fördern den Schlaf ebenfalls. Nehmen Sie sich Zeit für eine kurze Meditation oder ein Gebet, damit der Geist inspiriert wird und die drückende Furcht vor der alltäglichen Verantwortung abwirft. Auch ein sauberes, aufgeräumtes Schlafzimmer bereitet den Geist auf den Schlaf vor.

Schlafstörungen

Wenn andere behaupten, dass Sie schnarchen, wenn Sie sich durch lautes Atmen oder Schnarchen selbst wecken oder wenn Sie nachts in Atemnot geraten, sollten Sie ein Schlaflabor aufsuchen, um herauszufinden, ob Sie an Apnoe leiden. Schlafapnoe nennt man die Unfähigkeit, während des Schlafes normal zu atmen. Dazu kommt es, wenn lockere Muskeln die Luftwege ganz oder teilweise abschnüren. Apnoe stört nicht nur Ihren Schlaf und den Ihres Partners, sondern kann auch am Tag Narkolepsie auslösen, plötzliche „Schlafanfälle". Zwischen Übergewicht und Apnoe kann ein Zusammenhang bestehen und Bauchfett behindert die normale Atmung ohnehin.

Wenn Sie vermuten, dass Sie oder Ihr Partner an Apnoe leiden, müssen Sie sich schnell Klarheit verschaffen. Vielleicht handelt es sich nur um eine teilweise Blockade der Nase; aber echte Apnoe ist lebensgefährlich. Im Schlaflabor können Experten Ihr Schlafverhalten beobachten und Ihre Gehirnwellen aufzeichnen. Apnoe kann die Wurzel vieler Probleme sein, von allgemeiner Erschöpfung bis zum Bluthochdruck und sie kann zur Ausschüttung von Stresshormonen führen, die den Blutzucker beeinflussen.

Wird Apnoe diagnostiziert, kann ständiger leichter Druck auf die Atemwege eine deutliche Linderung bewirken. Fragen Sie auch einen Hals-Nasen-Ohren-Arzt, ob Sie überflüssiges Gewebe im Rachen entfernen lassen sollten.

Einerlei, ob Sie sich einfach nur auf einen erholsamen Schlaf vorbereiten wollen, ob Sie eine sichere und günstige Umgebung brauchen oder an Apnoe leiden – alle diese Probleme sind lösbar.

Sexuelle Fitness

Diabetes beeinflusst die Nerven und die Durchblutung der Geschlechtsorgane und macht sie für sexuelle Reize unempfindlicher. Da Sex die seelische Gesundheit beeinflusst, sollte ein normales Geschlechtsleben eines der Ziele im Rahmen einer aktiven, gesunden Lebensweise sein. Richtige Ernährung und Bewegung sind die Grundlage der sexuellen Fitness. Beide öffnen die Arterien und schützen die Nerven vor Schäden, die ein schwankender Blutzuckerspiegel auslösen kann.

Männer fürchten sich vor Erektionsstörungen oder Impotenz, weil sie ihnen peinlich sind und weil sie Symptome einer ernsten Erkrankung sein können. Zum Glück wird heute offener über solche Probleme diskutiert, so dass es den Männern leichter fällt, sie beim Arzt anzusprechen. Es gibt zwar Medikamente wie Viagra, um Erektionsstörungen zu behandeln, doch damit müssen Sie vorsichtig umgehen, wenn Sie Herzmittel einnehmen, die Nitroglycerin enthalten – in diesem Fall kann die Einnahme von Viagra den Blutdruck drastisch senken und sogar zum Tod führen. Ein solches Risiko wird durch die möglichen Vorteile gewiss nicht aufgewogen.

Bei Frauen können Diabetes und Diabetesmedikamente sowie Antidepressiva das sexuelle Verlangen dämpfen. Oft braucht eine Diabetikerin nur länger als früher, um den Höhepunkt zu erreichen.

Wenn Sie auch beim Sex experimentierfreudig sind und sich in Ihrer Beziehung geborgen fühlen, ist dieses Problem ebenfalls lösbar.

Denken Sie daran, dass manche Medikamente die sexuelle Fitness verringern können. Andererseits können Sie mit Medikamenten auch die sexuelle Aktivität fördern – aber erst nach einem Gespräch mit dem Arzt. Bessere Methoden sind Bewegung, ein gesundes Gewicht, eine gesunde Ernährung und natürlich eine stabile, aufrichtige Beziehung zwischen Partnern, die einander unterstützen.

Seelische Fitness

Wenn Sie aktiv bleiben, profitiert jeder Lebensbereich davon, selbst wenn Sie Ihre Ernährung bereits gründlich umgestellt haben. Sie behalten einen gesunden Appetit, ohne zu schlemmen. Außerdem können Sie besser mit Stress umgehen, Probleme bewältigen und Stresshormone abbauen. Dann fällt es Ihnen auch leichter, freundlich zu Ihren Mitmenschen zu sein.

Stressabbau ist wohl die am häufigsten übersehene Komponente im Kampf gegen Diabetes und dennoch eine der wichtigsten. Manche Leute essen zu viel, wenn sie unter Stress stehen und die Folge ist, dass sie lethargisch und müde werden. Da Übergewicht und Bewegungsmangel Mitursachen des Diabetes Typ 2 sind, müssen wir den Stress als Auslöser dieser Fehler erkennen und in unserem Behandlungsplan berücksichtigen. Stressabbau hat zwei Aspekte: Wir müssen uns sowohl vor vermeidbarem Stress schützen als auch den unvermeidbaren Stress besser bewältigen.

In unserer hektischen Welt ist Stress ein Teil des Lebens. Wir arbeiten länger, verbringen weniger Zeit mit der Familie, essen hastiger und reisen schneller. Selbst wenn alles in Ihrem Leben gut geht, leiden Körper und Geist unter den hohen Anforderungen. Es lohnt sich also, etwas gegen den alltäglichen Stress zu unternehmen und ruhiger zu werden.

Meyer Friedman identifizierte als erster Arzt die „Typ-A-Persönlichkeit", den angespannten, etwas aggressiven Menschen, der die Welt als Feind betrachtet. Interessant ist, dass ein Handwerker der eigentliche Entdecker des Typs A war. Als der aufmerksame Mann die Sessel im Wartezimmer des Arztes reparierte, fielen ihm die unterschiedlichen Abnutzungsmuster auf. Er erklärte gegenüber dem Kardiologen, seine Patienten seien offenbar die ungeduldigsten Menschen der Welt, da sie hauptsächlich die Vorderkanten und die Armstützen der Sessel abnutzten. Friedman verknüpfte diesen Persönlichkeitszug, den er „Typ A" oder „gehetzte Persönlichkeit" nannte, mit einem erhöhten Risiko für Herzkrankheiten. Mit der Zeit wurde dieses Konzept verfeinert und schloss dann auch Feindseligkeit als besonders schädlichen Aspekt der Typ-A-Persönlichkeit ein. Für den Typ A ist die Welt ein feindlicher Ort und alle anderen sind Konkurrenten. Mehrere Studien, vor allem über das Risiko für Herzkrankheiten bei Frauen, belegen, dass Wut und Feindseligkeit eng mit diesem Risiko zusammenhängen. Da Diabetiker häufiger herzkrank werden, ist Stressabbau für sie ebenso wichtig wie die Kontrolle des Blutzuckers.

Seelisch gesund bleiben

Es gibt viele sehr alte Methoden, um den Geist zu beruhigen. Neben Hatha Yoga, das sich auf Kraft und Geschmeidigkeit konzentriert, haben auch andere Yogaformen eine belebende Wirkung. Pranayama, eine Reihe von Atemübungen, gibt dem Körper Energie und trägt dazu bei, dass wir uns wohler und gelassener fühlen.

Meditation (und das Gebet als spiritueller Ableger) bündelt die Gedanken und beruhigt die Sinne. Ein Beispiel für die praktische Anwendung der Meditation enthält das Buch *Relaxation Response** von Herbert Benson, der an der Universität Harvard arbeitet. Er stellte fest, dass Automobil- und Fabrikarbeiter Stress abbauen und

* Die deutsche Ausgabe, *Gesund im Streß,* ist vergriffen.

ihren Blutdruck messbar senken konnten, indem sie sich ein paar Minuten am Tag auf eine unsinnige Silbe konzentrierten, beispielsweise auf das Wort „eins“. Die Versuchsteilnehmer setzten sich zehn Minuten in einem ruhigen Raum hin und wiederholten im Geist langsam das Wort „eins“. Dabei stellten sie sich vor, dass sie einen kleinen Kieselstein in einen stillen Teich fallen ließen und die Wellen beobachteten, die er auslöste. Die Wirkung auf den Blutdruck war dramatisch und nach einiger Übung konnten die Teilnehmer den Blutdruck und den Puls sogar nach dem Meditieren auf dem niedrigen Niveau halten. Von dieser Methode können zweifellos auch Diabetiker mit Bluthochdruck profitieren. Unsere Checkliste auf Seite 220–228 enthält einige Tipps, die Ihnen helfen herauszufinden, wie Sie mit den Herausforderungen des Lebens fertig werden. Einerlei, welche Methode Sie anwenden, Sie müssen sich täglich entspannen, um eine optimale Wirkung zu erzielen. Der Lohn ist groß und die Gelassenheit, die Sie erlangen, strahlt auch auf andere aus.

Eine gesunde Umwelt für die Seele

Wenn Sie über seelische Reserven verfügen und gelassen sind, können Sie zu anderen Menschen freundlicher sein und deren Stress ebenfalls abbauen und wenn Sie potenziell stressige Situationen transformieren und auflösen, sind Sie in der Lage, selbst aktiv zu werden und Stress zu reduzieren.

Wir alle fühlen uns wohl, wenn wir anderen helfen. Neuere Studien fanden sogar heraus, dass Fürsorglichkeit das Risiko, herzkrank zu werden, senkt. Freundlichkeit tut nicht nur dem Herzen gut, sondern dem ganzen Körper. Wenn wir im Konkurrenzdenken gefangen sind, werden mehr Stresshormone ausgeschüttet und der Blutzuckerspiegel steigt. Die Nebennieren leiten Adrenalin und Kortison ins Blut und das macht uns anfälliger für Insulinresistenz. Im Übermaß schaden diese Hormone nicht nur den inneren Organen, sondern auch den Nebennieren selbst, so dass sie uns nicht mehr unterstützen können, wenn wir unter Stress stehen und ein Hormonschub angebracht wäre.

Wie äußere Ereignisse uns beeinflussen, hängt auch von unserer Einstellung ab. Das ist einer der wichtigsten Grundsätze der Stressbewältigung. Was wir als Drohung empfinden, hat eine starke Wirkung; aber wenn wir glauben, die Situation und unser Schicksal im Griff zu haben, sinkt die körperliche und seelische Belastung. Entscheidend ist, dass wir in uns eine Steuerzentrale haben, das Gefühl, unser Leben selbst zu bestimmen. Wir müssen fähig sein, im Augenblick zu leben und uns mit jeder Situation beschäftigen, sobald sie auftaucht und zwar mit einem Optimismus, der selbst in unangenehmen Dingen einen Sinn findet. Das ist eine innere Haltung, die wir formen können.

Was brauchen Sie, um das Leben so nehmen zu können, wie es ist? Vor allem die Fähigkeit, sich zu konzentrieren, eine Achtsamkeit zu entwickeln, die wie ein Laser von den negativen Aspekten einer Situation zu einer sinnvollen, positiven Einstellung hinüberschwenken kann. Es ist nicht immer leicht, diese Fähigkeit zu erwerben, aber die einzelnen Schritte sind erstaunlich einfach.

Stellen Sie sich vor, Sie stehen in der Bank in einer Warteschlange und hinter Ihnen steht ein Mann, der vor Ungeduld zappelt und dauernd auf die Uhr schaut. Sie können sich nun ärgern und dadurch Ihren Stress und Ihre Feindseligkeit steigern, oder Sie können Ihrem Herzen Kummer ersparen und einfach sagen: „Ich hab's nicht eilig – wollen Sie nicht vorgehen?" Anstatt selbst ungeduldig zu werden, drücken Sie Mitgefühl aus, das eine enorme Heilkraft besitzt. Neue Studien über den Zusammenhang zwischen dem Persönlichkeitstyp und dem Risiko für Herzkrankheiten bei Männern belegen, dass der Typ A (der zum Erfolg verdammt ist) am häufigsten herzkrank wird, wenn er nicht nur ehrgeizig, sondern auch noch feindselig ist – und am größten ist die Gefahr, wenn Ungeduld hinzukommt.

Eine der besten Methoden, inmitten aller Herausforderungen des Lebens gelassener zu werden, hat Sri Eknath Easwaran entwickelt, ein indischer Mystiker, der später Professor für englische Literatur an der Universität Berkeley wurde. Ein wichtiger Teil seiner Philosophie ist die Einsicht, dass wir keine Inseln sind. Wir sind aufeinander angewiesen und wir werden letztlich so behandelt, wie wir andere behandeln. Easwaran erklärte, es gebe einen engen Zusammenhang zwischen unserer Vorstellung von unserem Platz im Universum, unserem Mitgefühl für die Natur und unseren täglichen Entscheidungen, die dieses Mitgefühl widerspiegeln. Er verstärkte die konzentrierte Aufmerksamkeit, wie Benson sie lehrte, indem er seinen Schülern beibrachte, sich auf inspirierende Sätze anstatt auf sinnlose Silben zu konzentrieren. Das bündelt nicht nur die Gedanken, sondern verstärkt auch das Gefühl, dass unser Leben einen Sinn hat.

Eine buddhistische Meditation besteht darin, sich zu jeder Mahlzeit dankbar an den Tisch zu setzen und die Dankbarkeit auszudrücken, indem wir jeden Tischgefährten anlächeln. Wir brauchen kein „Fußabstreifer" für die angeblichen Bedürfnisse anderer zu sein; aber wir sollten uns darin üben, bei allem, was wir tun, mitfühlend zu sein. Vielleicht können Sie Ihrer halbwüchsigen Tochter einen bestimmten Wunsch nicht erfüllen; aber Sie können sich bemühen, es ihr ruhig und freundlich zu erklären und Alternativen anbieten.

Wenn Sie sich angewöhnen, ein Leben ohne Feindseligkeit zu führen, indem Sie helfen, wo Sie können, verringern Sie Ihr Krankheitsrisiko. Betrachten Sie andere nicht als Konkurrenten. „Sei gütig" ist ein Leitmotiv, das von Ihnen nicht verlangt, andere zu beurteilen oder berechnend zu sein. Es verschafft Ihnen Freude und bereichert Ihr Leben.

Sie können vielleicht nicht mehr zu einem Leben in der stabilen Großfamilie zurückkehren, wie es sie früher einmal gab; aber auch Sie können Güte, Rücksicht und andere alte Werte wieder schätzen lernen und anwenden, wann immer es möglich ist. Ohne diese Güte werden Herzkrankheiten, Immunstörungen, Feindschaft und Wut in unserer Gesellschaft weiter wüten.

Wegweiser zu einem guten Leben

- Versuchen Sie, jeden Tag 60 Minuten körperlich aktiv zu sein. Trainieren Sie Geschmeidigkeit, Kraft und Ausdauer.
- Schlafen Sie ausreichend. Die Zeit zwischen 22 und 24 Uhr ist möglicherweise am wichtigsten.
- Achten Sie darauf, ob Ihr Interesse am Sex nachlässt und wie Sie sich körperlich und seelisch fühlen.
- Rauchen Sie nicht, trinken Sie wenig Alkohol und nehmen Sie keine Drogen.
- Bemühen Sie sich um gesunde Beziehungen zu Ihrem Ehepartner und zu Ihren Kindern, Kollegen und Freunden.
- Seien Sie glücklich und strahlen Sie dieses Glück in Ihre Umwelt aus – es hat heilende Kraft.
- Ignorieren Sie Probleme nicht, sondern arbeiten Sie aktiv an Ihrer Zukunft. Versuchen Sie, Schäden gar nicht erst entstehen zu lassen. Vorbeugen ist billiger und einfacher als Heilen.

Kapitel 9

Das tägliche Vorsorgeprogramm

Sie verfügen nun über einen Behandlungsplan und überwachen regelmäßig Ihren Blutzucker. Nun ist es Zeit für einen weiteren wichtigen Teil Ihrer Strategie: das tägliche Vorsorgeprogramm. Wir alle sollten gut für uns sorgen, einerlei, ob wir insulinresistent oder Diabetiker sind oder einfach nur vernünftig leben und gesund bleiben wollen. Aber Diabetiker sind zweifellos von fast jeder Krankheit stärker bedroht als Nicht-Diabetiker und darum kann ein gutes Vorsorgeprogramm ihr Leben retten. Bei einem Diabetiker ohne Herzkrankheit ist beispielsweise das Risiko eines Herzinfarkts oder einer tödlichen Herzkrankheit ebenso hoch wie bei einem Nicht-Diabetiker im gleichen Alter, der schon einen Herzanfall hinter sich hat. Außerdem vergrößert Diabetes das Risiko für Augen- und Nierenkrankheiten, Nervenschäden, Autoimmunkrankheiten, Zahnprobleme, Infektionen und Krankheiten der Arterien, die zu Schlaganfällen führen. Die Änderungen der Lebensweise, die wir in diesem Buch empfehlen, sind also besonders wichtig, wenn Sie Diabetes haben und Probleme erkennen müssen, bevor Sie sich darüber Sorgen machen müssen.

Ein ehrliches tägliches Vorsorgeprogramm setzt Vernunft und echtes Interesse am eigenen Wohlbefinden voraus. Körper und Geist sind wunderbare Instrumente, die meist wenig Pflege verlangen. Aber etwas Aufmerksamkeit ab und zu ist notwendig und bringt reichen Lohn. Wollen Sie gerne im Lotto gewinnen? Nun, Ihre Gesundheit können Sie mit allen Lottogewinnen der Welt nicht zurückkaufen, wenn sie einmal verloren ist. Die Gesundheit ist unser kostbarster Besitz – und wir können sie mit einfachen Mitteln schützen.

Bevor wir auf Einzelheiten eingehen, wollen wir noch einmal an zwei sehr wichtige Tatsachen erinnern. Erstens: Rauchen ist eine Katastrophe für die Gesundheit, vor allem für Diabetiker. Zweitens: Übermäßiger Alkoholkonsum ist schädlich. Die Sterberate bei Rauchern ist eine ansteigende Gerade – bis eine bestimmte Schwelle überschritten wird und das Risiko drastisch ansteigt. Selbst Passivrauchen ist gefährlich, wie die Sterberate und die schlechte Gesundheit der Partner und Kinder von Rauchern beweisen.

Mit dem Alkohol ist es komplizierter. Übermäßiger Alkoholgenuss ist die Hauptursache tödlicher Verkehrsunfälle und der Alkohol kann unsere Beziehungen und unser ganzes Leben ruinieren. Andererseits hat er, in Maßen getrunken, eine positive Wirkung auf das Herz und die Gefäße. Das zeigen die größten epidemiologischen Studien, die wir geprüft haben. Das Risiko, an einem Herzinfarkt oder Schlaganfall zu sterben, sinkt, wenn Frauen einen Drink und Männer zwei Drinks am Tag zu sich nehmen. Selbstverständlich ist das Risiko-Nutzen-Verhältnis bei jedem Menschen anders; ganz sicher ist aber, dass Alkoholmissbrauch uns allen schadet.

Das Vorsorgeprogramm im Einzelnen

Beginnen und beenden Sie jeden Tag mit einer „Sicherheitsüberprüfung“. Stehen Sie ein paar Minuten früher auf, damit Sie nicht in Zeitdruck geraten und machen Sie in der Stille des Morgens rasch eine Inventur. Fangen Sie mit einigen tiefen Atemzügen an und vergessen Sie nicht, dabei den Bauch zu weiten und die Luft erst danach in den Brustkorb strömen zu lassen, der sich ebenfalls maximal dehnen sollte. Zum Schluss heben Sie das Schlüsselbein ein paar Zentimeter, um die Lungen bis zur Neige zu füllen. Halten Sie den Atem an diesem Punkt an und atmen Sie dann langsam durch die geschürzten Lippen aus. Schließen Sie dabei den Rachen ein wenig, so dass ein zischender Laut zu hören ist, als würden Sie durch eine Maske atmen. Die Ausatmung ist dann ein bisschen erschwert und das Zischen entsteht hinten im Mund. Ansonsten sollten Sie durch die Nase einatmen, um die Luft zu wärmen und von Staub und Bakterien zu befreien, ehe sie in die Lungen strömt.

Die richtige Atmung harmonisiert das Temperament und die Gefühle. Darum ist tiefes, gleichmäßiges Atmen eine körperliche und seelische Reinigung sowie ein guter Anfang und ein gutes Ende des Tages. Viele Menschen sind sich ihres körperlichen Zustandes nicht wirklich bewusst und vergessen daher, wie wichtig es ist, tief zu atmen. Vielleicht verlieren sie diese Fähigkeit sogar. Denken Sie also daran, dass die Vitalkapazität eine enorme Bedeutung hat und beugen Sie Lungenkrankheiten auf diese einfache Weise vor. Jetzt sind Sie bereit für Ihren „Gesundheits-TÜV".

Muskeln und Gelenke

Sind Muskeln verspannt? Schmerzen Gelenke, oder sind sie geschwollen? Denken Sie über die letzten paar Tage nach: Welche Gelenke sind besonders empfindlich? Schmerzen die Knie, wenn Sie die Treppe hinaufgehen? Wenn ja, sollten Sie die Belastung der Kniegelenke verringern. Wenn Sie übergewichtig sind und Probleme mit den Hüften, Knien, Füßen oder Knöcheln haben, ist Gewichtsabnahme der wichtigste Teil der Lösung. Ein hoher Insulinspiegel vergrößert das Entzündungsrisiko in stark belasteten Gelenken und eine Umstellung der Ernährung auf pflanzliche Kost lindert Entzündungen und hilft Ihnen zudem, Pfunde zu verlieren. Die häufigste Krankheit der Gelenke ist Osteoarthritis. Dabei wird die schützende Knorpelschicht abgebaut, die verhindern soll, dass zwei Knochen aneinander reiben. Der Knorpel macht das Gelenk stabil und geschmeidig und die Bänder und Sehnen halten es zusammen. Mit zunehmendem Alter werden die Fingergelenke möglicherweise breiter und steifer, vor allem am Morgen. Versuchen Sie herauszufinden, was ein bestimmtes Gelenk belastet und versuchen Sie dann, diese Belastungen zu vermeiden. Bewegung ist meist gut für Gelenke, die von Osteoarthritis betroffen sind. Aber wenn Sie ein Gelenk immer in der gleichen Weise belasten, kann es Schaden nehmen. Bemühen Sie sich also, Bewegungsmuster zu verändern.

Wenn Sie heiße, geschwollene rote Gelenke bemerken – vor allem wenn die gleichen Gelenke an beiden Körperseiten betroffen sind –, leiden Sie möglicherweise an einer infektiösen Arthritis, zum Beispiel an der rheumatoiden Arthritis. Je nachdem, wo Sie wohnen oder sich aufgehalten haben, muss auch eine Lyme-Arthritis erwogen werden, die hauptsächlich von Zecken übertragen wird. Konsultieren Sie auf jeden Fall Ihren Arzt, damit er eine Diagnose stellt.

Prüfen Sie den Bewegungsspielraum von Gelenken, die kein Gewicht tragen. Das sind unter anderem die Ellbogen und die Schultergelenke. Achten Sie auf eingeschränkte Beweglichkeit und Schmerzen. Die Form des Gelenks und die Haut über ihm müssen normal aussehen. Alles, was ungewöhnlich ist, sollten Sie mit Bewegung und Massage behandeln. Gehen Sie aber zum Arzt, falls die Beschwerden sich verschlimmern, denn es ist wichtig, einer Gelenksversteifung vorzubeugen, die drastischere Eingriffe erfordert.

Augen und Ohren

Sehen Sie mit beiden Augen gleich scharf? Leider gehören Schäden an der Augennetzhaut (Retina) zu den ernsteren langfristigen Folgen eines hohen Blutzuckerspiegels und des Bluthochdrucks. Wir wissen, dass die Gefahr für die winzigen Blutgefäße in der Netzhaut umso geringer ist, je besser wir den Diabetes im Griff haben. Wenn es dennoch zu Schäden kommt, muss man sie früh erkennen und behandeln. Darum ist es wichtig, die Augen alle sechs Monate beim Augenarzt untersuchen zu lassen. Eine Lasertherapie kann den Schaden oft eindämmen. Die beste Behandlung bleibt jedoch die Vorbeugung – ein möglichst normaler Blutzuckerspiegel.

Andere sehr häufige Augenprobleme bei Diabetikern sind der graue Star und der grüne Star (Glaukom). Grauer Star kann anfangs die Nachtsicht verschlechtern, so dass Autofahren gefährlich wird. Er macht sich als Nebel in der Augenlinse bemerkbar und kann von einem hohen Blutzuckerspiegel und von Schäden durch Sonnenlicht verursacht werden. Rauchen und falsche Ernährung beschleunigen die Entwicklung des grauen Stars. Man kann den grauen Star heute gut behandeln und sollte möglichst früh damit beginnen. Schützen Sie sich durch eine gute Einstellung des Diabetes, eine Ernährung mit vielen Antioxidantien und eine Sonnenbrille, die starke UV-Strahlen abwehrt.

Das Glaukom ist die Folge eines Drucks im Auge, der den Sehnerv schädigt. Anfangs gehen die Ränder des Sehfeldes verloren, so dass Sie seitlich nichts mehr sehen können, wenn Sie geradeaus schauen. Diese progressive Krankheit muss behandelt werden, sonst droht frühzeitige Erblindung!

Ein weiteres häufiges Augenproblem ist die Makuladegeneration, die häufigste Ursache der Blindheit in den Industrieländern. Früher hielt man sie für eine unvermeidliche Alterskrankheit, aber heute wissen wir, dass sie auf einen Mangel an schützenden Phytochemikalien im Essen zurückzuführen ist. Wie bereits erwähnt (siehe Kapitel 3) enthalten buntes Obst und Gemüse sekundäre Nährstoffe wie Zeaxanthin und Lutein. Diese gelben und orangefarbenen Stoffe werden in der Makula (dem zentralen Bereich der Retina) gespeichert. Studien deuten darauf hin, dass eine Kost, die reich an Antioxidantien ist, eine Makuladegeneration im Anfangsstadium sogar heilen kann, vor allem wenn man sie früh erkennt. Es ist sinnvoll, ein Multivitaminpräparat einzunehmen, das auch Lutein enthält, um das Auge besser zu schützen. Sehr wichtig ist es auch, diesen Teil des Auges nicht durch Sonnenlicht zu schädigen, denn an diesem Punkt sehen wir am schärfsten.

Lassen Sie die Augen mindestens einmal jährlich, bei Bedarf häufiger, von einem Augenarzt untersuchen, der mit Diabetes vertraut ist. Diabetische Augenkrankheiten sind in unserem Land am häufigsten an Erblindung schuld; darum muss man sie sehr ernst nehmen. Achten Sie auf verschwommenes Sehen, Doppeltsehen, dunkle oder vorbeitreibende Flecke oder Lichtblitze. Blitze können ein Zeichen dafür sein, dass die Retinamembran sich löst und diese schwere Komplikation muss man sofort behandeln. Wenn Sie Schmerzen oder Druck in den Augen spüren oder die Ränder des Sehfeldes zu verschwinden beginnen, müssen Sie einen Augenarzt aufsuchen.

Hören Sie gut? Der achte Schädelnerv, der für das Gehör zuständig ist, reguliert auch das Gleichgewicht. Alterung oder Diabetes können ihn schädigen und darum müssen Sie auf jede Veränderung achten. Tinnitus (Klingeln in den Ohren) ist nicht nur lästig, sondern in Verbindung mit Gehörverlust in einem Ohr auch ein schlechtes Zeichen, denn die Ursache kann ein seltener, aber gefährlicher Tumor am Hörnerv sein. Meist tritt Tinnitus jedoch auf, weil wir jahrelang zu starkem Lärm ausgesetzt waren und höhere Frequenzen nicht mehr hören können. Auf jeden Fall muss ein Arzt die Ursache abklären. Selbst Schwerhörigkeit lässt sich heute gut behandeln. Besprechen Sie also jede Störung des Gehörs mit Ihrem Arzt und resignieren Sie nicht.

Haut und Haar

Nehmen Sie sich auch Zeit, den Zustand der Kopfhaut, des Haares und der Haut zu prüfen. Ist die Haut trocken und schuppig oder feucht und straff? Wenn Sie Veränderungen bemerken, sollten Sie nur noch Seifen, Shampoos und Kosmetika benutzen, die sanft sind und keine Netzmittel (z. B. Natriumlaurylsulfat) oder Farb- und Konservierungsstoffe (z. B. Diäthanolamin) enthalten, von denen einige Krebs erregend sein könnten. Ideal sind die einfachsten, natürlichsten Produkte mit möglichst wenigen Bestandteilen, denn manche schädliche Stoffe dringen durch die Haut. Sprechen Sie mit Ihrem Arzt, wenn die Kopfhaut gerötet ist oder blutet oder wenn zu viele Haare ausfallen, besonders wenn sich runde kahle Stellen bilden. Hartnäckige Wunden können Hautkrebs sein und kahle Stellen sind mitunter ein Zeichen für Pilzinfektionen oder eine Autoimmunkrankheit namens Alopecia areata. Beides kommt bei Diabetikern möglicherweise häufiger vor und deshalb muss ein Arzt sich darum kümmern.

Ist die Haut zu fettig? Bei Diabetikern ist öfter als bei Gesunden die Schilddrüse gestört und die Folge ist eine fettige Haut. Ist das Gesicht rosa oder bleich? Wenn es gerötet ist, könnte eine Infektion oder eine hormonelle Umstellung in der Lebensmitte schuld sein, aber auch eine Reaktion auf bestimmte Nahrungsmittel. Blasse Haut kann auf Anämie oder Eisenmangel zurückzuführen sein und für eine Anämie gibt es immer einen triftigen Grund. Wenn Sie kein Blut verloren haben (durch Menstruation, eine Verletzung oder eine Operation) deutet Anämie immer auf eine ernste Krankheit hin. Lassen Sie die Zahl Ihrer roten Blutkörperchen bestimmen; wenn sie niedrig ist, müssen Sie herausfinden, warum.

Schützen Sie die Haut mit einer Feuchtigkeitscreme, um Risse zu verhindern, die sich entzünden können. Bei hohem Blutzuckerspiegel ist die Haut trockener und neigt zu Wunden, die schlecht heilen. Vor allem im Gesicht, an den Händen und an den Füßen muss die Haut feucht und geschmeidig bleiben (mehr über Fußpflege erfahren Sie im folgenden Abschnitt). Verwenden Sie Mandel-, Traubenkern- oder Olivenöl als gesundes, anregendes Massageöl, das Wasser in der obersten Hautschicht festhält. Diese Öle sind in Apotheken, Drogerien und Reformhäusern erhältlich und tun der Haut gut. Tragen Sie das Öl nur dünn auf und massieren Sie es in die Haut ein. Das verbessert die Durchblutung der oberen und unteren Hautschichten, vor allem der zarten oder empfindlichen Bereiche. Wenn Sie wollen, fügen Sie ein paar Tropfen ätherisches Öl hinzu, zum Beispiel Lavendel, Rosmarin oder Rosenholz. Nehmen Sie nicht zu viel ätherisches Öl und verwenden Sie nur Öle, mit deren Duft Sie gute Erinnerungen verbinden und die Sie erfrischen.

Fußpflege

Diabetes badet die Nerven und Organe buchstäblich in süßem, sirupartigem Blut und in einer ebenso zuckerhaltigen Lymphe. Die Folge sind Nervenschäden, vor allem in den Beinen, welche die längsten Nerven enthalten. Daher kann es sein, dass Sie Wunden und Verletzungen an den Füßen gar nicht spüren. Außerdem verstopft Plaque die feinen Arterien, die Immunzellen in die Körperperipherie befördern, so dass die Infektionsgefahr steigt. Denken Sie auch daran, dass sich leicht Fußpilze entwickeln, wenn die Füße in den Schuhen oder Stiefeln schwitzen, denn das ist eine günstige Umwelt für Pilze.

Massieren Sie die Fußsohlen morgens und abends mit den Daumen. Spreizen Sie die Zehen und bewegen Sie jede Einzelne in alle Richtungen. Nutzen Sie dabei den gesamten Bewegungsspielraum aus. Achten Sie besonders auf Wunden und rissige Haut. Eine gerötete Haut kann auf eine beginnende Infektion hindeuten, vor allem wenn die Rötung sich nach oben ausbreitet. Reiben Sie die feuchte Haut nach dem Baden oder Duschen mit Körperöl ein, damit sie Feuchtigkeit speichert. Da die Haut Erdölprodukte und Silikon absorbiert, sollten Sie natürliche Pflanzenöle bevorzugen, die kalt gepresst wurden und weder Lösungs- noch Konservierungsmittel enthalten. Wenn irgendein Symptom Sie beunruhigt, zeigen Sie es so bald wie möglich einer Fußpflegerin oder einem Arzt.

Mund, Zähne und Zahnfleisch

Prüfen Sie den Mund, die Zähne und das Zahnfleisch. Bürsten Sie die Zähne mindestens einmal am Tag, besser zweimal und benutzen Sie Zahnseide. Ist das Zahnfleisch rot, wund oder geschwollen? Blutet es beim Zähneputzen? Steht es von den Zähnen ab? Zahnkrankheiten sind heutzutage weit verbreitet und Diabetiker sind häufiger betroffen, vor allem wenn sie den Blutzuckerspiegel nicht im Griff haben. Zu viel Blutzucker fördert die Vermehrung von Bakterien und die Bildung von Zahnbelag. Rötung, Schwellungen und Blutungen sind die Folge.

Der Mund kann trocken sein, weil zu wenig Speichel gebildet wird und da der Speichel Bakterien bekämpft, ist das ein Grund zur Besorgnis. Es kann aber auch sein, dass der Mund trockener wird, weil Sie zu wenig Wasser trinken. Auch hier kann ein hoher Blutzuckerspiegel die Ursache sein. Wasser hat eine erstaunliche Schutzwirkung und darum müssen Sie jeden Tag prüfen, ob Sie genügend trinken. Ideal sind sechs bis zehn Gläser reines Wasser am Tag. Eine Autoimmunkrankheit, welche die Speicheldrüsen schädigt, kann ebenfalls Mundtrockenheit verursachen. Suchen Sie bei hartnäckigen Problemen einen Arzt auf.

Zahnersatz muss immer sauber sein. Denken Sie auch daran, dass Sie mit einem künstlichen Gebiss kleine Objekte – etwa Knochen – oder unzerkaute Speisebrocken oft nicht spüren. Schmerzen oder eine verstopfte Speiseröhre können die Folge sein. Kauen Sie das Essen also gründlich (auch wenn Sie noch Ihre eigenen Zähne haben), denn das erleichtert die Verdauung und verbessert die Qualität des Speichels.

Stress

Es gibt nicht nur einen Intelligenzquotienten, sondern auch einen Stressquotienten als Maßstab für unsere Fähigkeit, Stress zu bewältigen. Mit welchen Instrumenten können Sie Ihren Stressquotienten ermitteln?

1. Persönlicher Stressmonitor: Prüfen Sie jeden Tag, ob Sie gestresst sind, vor allem morgens nach dem Aufstehen und abends vor dem Zubettgehen. Woran denken Sie, wenn Sie aufwachen?

Sind Sie wütend oder nervös? Machen Sie sich Sorgen? Schreiben Sie es auf und kümmern Sie sich, wenn möglich, noch am selben Tag darum. Überlegen Sie, was schlimmstenfalls geschehen könnte und entwerfen Sie einen Plan für dieses Szenario. Aber denken Sie auch daran, dass der schlimmste Fall wahrscheinlich nie eintreten wird. Beenden Sie die Stressanalyse immer mit einer Liste, auf der drei Dinge stehen, für die Sie dankbar sind.

Denken Sie vor dem Schlafengehen dankbar an den Tag zurück und schreiben Sie auch auf, was Sie nicht beendet haben. Versprechen Sie, sich am nächsten Tag damit zu befassen oder wenigstens damit anzufangen – denn nicht alle Probleme lassen sich an einem Tag lösen. Oft findet das Unterbewusstsein im Schlaf eine Lösung.

2. Beziehungen: Denken Sie nach dem Aufwachen und vor dem Zubettgehen auch über Ihre engsten Beziehungen nach. Ist etwas ungesagt oder ungetan geblieben? Wenn ja, wann können Sie es nachholen? Je früher, desto besser! Es ist bereichernd, erleuchtend und heilend, Probleme anzupacken, sobald Sie darauf aufmerksam werden. Denken Sie positiv. Eine uralte Weisheit rät, ein Wort erst auszusprechen, wenn es durch drei Tore gegangen ist: Ist es wahr, ist es gütig, ist es notwendig? Nur wenn diese drei Voraussetzungen erfüllt sind, lohnt es sich vielleicht, das Wort zu äußern. Wenn Sie Beziehungsstress abbauen wollen, müssen Sie immer wieder aufrichtig kommunizieren.

3. Stress abbauen: Wenn Sie täglich ein paar Minuten meditieren und sich entspannen, wird der Körper widerstandsfähiger. Sprechen Sie langsam und stumm Ihr Lieblingsgebet; nehmen Sie jedes Wort in sich auf, als wäre es eine Perle, die in einen stillen Teich fällt. Machen Sie zwischen den Worten genügend lange Pausen, damit jedes Wort ein paar Wellen nach außen senden kann, ehe das nächste folgt. Bewegen Sie sich langsam durch die drei Tore und führen Sie die Gedanken zurück, wenn sie abschweifen. Diese Übung verschafft Ihnen erstaunliche Energiereserven, so dass Sie die Herausforderungen des Lebens gelassen bewältigen können.

Kapitel 10

Wenn gesunde Ernährung und Bewegung nicht genügen

In manchen Fällen können wir einen Diabetes durch gute Ernährung und Körpertraining nicht in den Griff bekommen. Wenn die Krankheit diagnostiziert wird, ist der Blutzuckerspiegel vielleicht sehr hoch und in dieser Situation ist es am wichtigsten, ihn so schnell wie möglich zu senken. Der Diabetes kann auch ein Stadium erreicht haben, in dem Sie Insulin oder Medikamente brauchen. An diesem Punkt müssen Sie nicht nur über Ernährung und Bewegung nachdenken, sondern auch über andere Behandlungsmöglichkeiten. Der nächste Schritt sind möglicherweise orale (mit dem Mund eingenommene) Medikamente, die entweder den Insulinausstoß steigern oder die Reaktion des Körpers auf sein eigenes Insulin wiederherstellen. Wenn Ernährung, Bewegung und orale Medikamente nicht wirken, sind meist Insulininjektionen angezeigt.

Medikamente sind nicht immer ungefährlich und sie sind nicht die beste Alternative für junge Menschen, die in immer größerer Zahl insulinresistent werden. Wie bei anderen Medikamenten können im Laufe der Zeit gefährliche Nebenwirkungen auftreten. Obwohl orale Diabetesmedikamente Ihnen im Vergleich zu Ernährung und Training erträglicher vorkommen mögen, müssen Sie langfristig einen hohen Preis dafür zahlen.

Wenn konventionelle Therapien nicht die gewünschte Wirkung haben oder unakzeptable Nebenwirkungen auslösen, werden oft alternative Therapien erwogen. Obwohl Krankenhäuser und Diabeteskliniken diese Verfahren selten anwenden, sind sie eine Überlegung wert. Zu den beliebtesten alternativen Diabetestherapien gehören Akupunktur, Biofeedback, gelenktes Visualisieren, Vitamine, Mineralien und Kräuter. Viele dieser Verfahren sind brauchbar, aber die meisten sind nie wissenschaftlich überprüft worden. Immerhin haben sie eine lange Tradition in vielen Kulturen und wenn man den Nutzen berücksichtigt, den sie nach vorläufigen Studien oder Fallgeschichten haben, sind sie vielversprechend. Es wäre schwierig, eine Studie zu entwerfen, die alternative Methoden nach westlichen wissenschaftlichen Maßstäben beurteilt; dennoch lohnt es sich diese Verfahren zu erforschen.

Alternative Therapien können allerdings gefährlich sein, wenn Sie ihnen zuliebe auf eine konventionelle Behandlung verzichten, mit denen Sie den Blutzuckerspiegel in den Griff bekämen. Vergessen Sie nie, dass Kräuter ebenfalls Arzneien sind, auch wenn Sie kein Rezept dafür brauchen. Es kommt auch vor, dass Kräuter und andere Präparate nicht richtig zubereitet wurden, dass Therapeuten schlecht ausgebildet sind und, dass Sie die möglichen Wechselwirkungen zwischen einer alternativen Therapie und Medikamenten nicht kennen. Kürzlich nahm beispielsweise ein älterer Diabetiker Ginseng in seinen Behandlungsplan auf und erlitt einen schweren hypoglykämischen Schock. Studien der Universität Toronto belegen, dass Ginseng den Blutzuckerspiegel in der Tat deutlich senkt. Darum müssen Sie vorsichtig sein, wenn Sie Ginseng oder andere Kräuter mit Medikamenten kombinieren, welche die gleiche Wirkung haben. Was auch immer Sie probieren wollen, um Ihren Diabetes zu behandeln, informieren Sie unbedingt Ihren Arzt darüber.

Orale Medikamente

Manchmal sind Medikamente notwendig, um die Betazellen in der Bauchspeicheldrüse anzuregen, so dass sie mehr Insulin bilden. Das ist vor allem dann wichtig, wenn der Blutzuckerspiegel hoch ist, zum Beispiel nach dem Essen. Man setzt sie auch ein, um die Insulinempfindlichkeit zu steigern, meist in Verbindung mit einer kohlenhydratarmen Kost. Man kann diese oralen Medikamente in fünf Gruppen einteilen:

- Sulfonylharnstoffe
- Biguanide
- Alpha-Glucosidase-Hemmer
- Thiozolidinedione
- Meglitinide

Wie alle Medikamente hat jede dieser Gruppen Vorteile und Nachteile. Man kann mehrere Präparate kombinieren, um die Vorzüge jedes Einzelnen zu ermitteln und sie optimal einzustellen. Aber jedes Mal, wenn Sie Ihrem Programm gegen Diabetes etwas Neues hinzufügen, steigt die Gefahr einer Hypoglykämie.

Sulfonylharnstoffe Diese Substanzen sind wichtige Waffen gegen Blutzuckerschwankungen bei Diabetikern. Sie werden unter verschiedenen Namen angeboten und stimulieren die Bauchspeicheldrüse, so dass sie mehr Insulin produziert und sie helfen dem Körper, dieses Insulin besser zu verwerten. Sulfonylharnstoffe können jedoch Gewichtszunahme auslösen und viele Menschen, die gegen schwefelhaltige Antibiotika allergisch sind, reagieren auch negativ auf Sulfonylharnstoffe. Außerdem lösen diese Medikamente häufig Blutzuckerschwankungen oder gar Hypoglykämie aus, besonders bei älteren Menschen. Im Gegensatz zu älteren Medikamenten (z. B. Chlorpropamid) ist die Gefahr einer dauerhaften Hypoglykämie bei alten Menschen – die zu Depressionen führen kann – bei neueren Präparaten geringer. Dennoch müssen Sie wachsam sein, denn Hypoglykämie kann gefährlich sein und über kurz oder lang sogar das Leben bedrohen.

Biguanide Früher glaubte man, diese Medikamente könnten eine Insulinresistenz beheben. Es ist aber wahrscheinlicher, dass sie die Glukoseabgabe der Leber hemmen, die Stärke in Form von Glykogen speichert. Biguanide haben den Vorteil, nur selten eine Hypoglykämie zu verursachen. Außerdem fördern sie oft die Gewichtsabnahme, vor allem bei älteren Patienten. Wenn Sie Insulin nehmen und dennoch Schwierigkeiten haben, den Blutzucker zu stabilisieren, profitieren Sie möglicherweise von Biguaniden.

Gelegentlich sind diese Substanzen jedoch riskant, besonders wenn die Nierenfunktion geschwächt ist. Sie können eine gefährliche Zunahme der Milchsäure im Körper auslösen, die den Nieren schadet, den Stoffwechsel übersäuert und schließlich zum Tod führt. Bei umsichtiger Anwendung kommt das selten vor; dennoch ist Vorsicht geboten. Wenn Ihre Nieren nicht mehr gesund sind, kommen andere Medikamente – z. B. ACE-Hemmer und Angiotensin-Rezeptoren-Blocker – eher in Betracht.

Thiazolidinedione Dies sind die neusten Medikamente zur Stabilisierung des Blutzuckers. Sie werden heute sehr oft benutzt, um Insulinresistenz zu beheben. Diese Präparate sind gut verträglich und ziemlich ungefährlich, wenn auch recht teuer. Man setzt sie oft im Frühstadium einer Insulinresistenz ein, um zu erreichen, dass der Körper das Insulin wieder verwertet. Allerdings gibt es erste Hinweise darauf, dass diese Substanzen bei Menschen mit schwerem Diabetes zu einer Anreicherung von Natrium im Körper führen und Herzversagen auslösen können.

Alpha-Glucosidase-Hemmer Diese Medikamente blockieren Enzyme, die Stärke abbauen. Dadurch steigt der Blutzuckerspiegel langsamer und nicht so hoch, vor allem nach dem Essen, und anschließend fällt er weniger drastisch. Eine mögliche Nebenwirkung sind Blähungen, die sich nach einiger Zeit aber meist legen. Andere Nebenwirkungen, zum Beispiel niedriger Blutzucker, sind selten.

Meglitinide Diese relativ neuen Diabetesmedikamente regen die Bauchspeicheldrüse an, mehr Insulin zu bilden, damit der Blutzuckerspiegel nach dem Essen nicht zu hoch steigt. Offenbar sind sie gut verträglich, aber wir haben wenig Erfahrung mit ihnen. Meglitinide nimmt man am besten im Anfangsstadium eines Diabetes als einziges Medikament ein. Der Nüchternblutzucker ist in dieser Phase oft normal, aber nach dem Essen steigen die Blutzucker- und Blutfettwerte zu stark. Nebenwirkungen wie Magen-Darm-Störungen oder Hypoglykämie gibt es anscheinend nicht.

Insulininjektionen

Bei manchen Typ-2-Diabetikern enthält das Blut viel Insulin, aber es entwickelt sich eine Insulinresistenz. In diesem Fall werden Insulinspritzen verordnet, oft auch zusammen mit anderen Medikamenten, zum Beispiel vor dem Schlafengehen Insulin und tagsüber orale Medikamente.

Dieses synthetische Insulin ist mit dem natürlichen identisch, so dass keine Allergie auftritt. Leider gießen wir Öl ins Feuer, wenn wir Insulin injizieren, obwohl der Körper selbst noch genug Insulin bildet. Entzündungen, Arterienverhärtung und Übergewicht können die Folge sein. Insulin ist ein Wachstumshormon, das helfen soll, Kalorien zu speichern. Ist der Insulinspiegel hoch, kann der Körper also Nährstoffe besser in Fett und Glykogen umwandeln. Bei chronisch hohem Insulinspiegel steigt die Neigung zu Übergewicht erheblich. Das muss man berücksichtigen, weil Übergewicht letztlich die Insulinresistenz und die Blutzuckerschwankungen verschlimmert.

Dr. Anne Kenshole, eine bekannte Diabetologin an der Universität Toronto, ist der Meinung, injiziertes Insulin führe zu Übergewicht, weil es einen Glukoseverlust im Urin verhindere. Mit anderen

Worten, das Insulin verbessert die Glukoseverwertung und reduziert die Ausscheidung von Glukose, die manchmal zu Gewichtsverlust und Auszehrung führt, wie man sie bei Menschen vor der Diagnose „Diabetes“ sieht. Patienten, die im Rahmen einer Studie zehn Jahre lang Insulin bekamen, nahmen stärker zu als jene, die orale Medikamente erhielten. Ein steigender Insulinspiegel – einerlei, ob durch natürliches oder synthetisches Insulin verursacht – erhöht zudem das Risiko, an einer Herzkrankheit zu sterben. Bei Nichtdiabetikern ist ein Zusammenhang zwischen steigendem Insulinspiegel und Herzinfarkt nachgewiesen und es sind weitere Studien zu diesem Thema geplant.

Die Abstimmung der Mahlzeiten auf die Medikamente

Wenn Sie Insulin und/oder Sulfonylharnstoffe nehmen, ist das Timing der Mahlzeiten wichtig. Wenn Sie eine Mahlzeit verschieben, sinkt der Blutzucker womöglich zu tief und es droht eine Hypoglykämie.

Falls Ihre Mahlzeit sich um etwa eine Stunde verzögert, besteht in der Regel kein Grund zur Besorgnis, es sei denn, Sie injizieren schnell wirkendes Insulin. Wenn Sie Insulin oder Medikamente normalerweise vor der verzögerten Mahlzeit nehmen, tun Sie es einfach etwas später. Dann können Sie auch die anderen Mahlzeiten um jeweils eine halbe Stunde verschieben; andernfalls brauchen Sie vielleicht einen kleinen Imbiss zur üblichen Essenszeit, zum Beispiel ein Stück Obst oder stärkehaltiges Gemüse. Wenn Sie abends ein sehr lange wirkendes Insulin (Lente-Insulin) nach dem Basis-Bolus-Prinzip nehmen, zum Beispiel Ultralente®, brauchen Sie die Dosis meist nicht zu ändern, außer wenn die Mahlzeit sich sehr lange verzögert.

Sollte die Mahlzeit sich um eineinhalb Stunden oder länger verschieben, müssen Sie genauer nachdenken. Was zu tun ist, hängt davon ab, wie oft Sie Insulin und/oder Sulfonylharnstofftabletten nehmen:

Das richtige Timing des Insulins oder Sulfonylharnstoffs

Nur morgens:
Am besten essen Sie den Imbiss, der normalerweise der verzögerten Mahlzeit folgen würde, zur üblichen Essenszeit. Angenommen, Sie verschieben Ihr Mittagessen von 12 auf 14 Uhr; dann nehmen Sie um 12 Uhr Ihren Nachmittagsimbiss ein.

Vor dem Frühstück und vor dem Abendessen (wenn Sie schnell und langsam wirkendes Insulin mischen oder eine fertige Insulinmischung – Verhältnis 70:30 – oder Sulfonylharnstoff nehmen):
Hier haben Sie zwei Möglichkeiten, wenn Sie Sulfonylharnstoff nehmen (Nr. 1 und 2) und drei, wenn Sie Insulin nehmen (Nr. 1–3):

1. Nehmen Sie das Insulin oder die Tabletten wie gewöhnlich vor Ihrer normalen Abendessenszeit, aber essen Sie Ihren Imbiss anstelle des Abendessens. Wenn Sie normalerweise um 18 Uhr, aber heute erst um 19.30 Uhr essen, nehmen Sie das Insulin oder den Sulfonylharnstoff zur üblichen Zeit (gegen 17.30 Uhr) und den Abendimbiss um 18 Uhr ein.
2. Nehmen Sie das Insulin oder das Medikament 30 Minuten vor der verschobenen Mahlzeit ein und essen Sie den Abendimbiss vor dem Schlafengehen. Falls die Mahlzeit sich lange hinzieht, lassen Sie den Imbiss ausfallen und addieren die erlaubten Tagesmengen des Imbisses zum Abendessen. Angenommen, das Abendessen verzögert sich bis 20 Uhr und Ihre normale Essenszeit ist 18 Uhr; dann nehmen Sie das Insulin um 19.30 Uhr.
3. Halbieren Sie die Dosis. Wenn Sie beispielsweise das Abendessen verschieben, können Sie das Insulin mit verzögertem Wirkungs-

beginn (Intermediär-Insulin) zur üblichen Essenszeit nehmen (es beginnt erst nach 1–2 Stunden zu wirken) und das schnell wirkende Insulin 30 Minuten vor dem Essen. Zur normalen Essenszeit nehmen Sie einen Imbiss zu sich, der etwa 15 Gramm Kohlenhydrate enthält (ein Stück Obst oder stärkereiches Gemüse).

Vor dem Essen: (bei Einnahme von schnell wirkendem Insulin oder Insulinanalogon lispro oder von normalem Insulin):

Falls Sie ein schnell wirkendes Insulin oder Insulinanalogon brauchen, nehmen Sie es kurz vor dem Essen. Ein kurz wirkendes (normales) Insulin nehmen Sie 30 Minuten vor dem verschobenen Essen. Sollte der Blutzuckerspiegel vor dem verspäteten Essen zu tief sinken, nehmen Sie etwa 15 Gramm Kohlenhydrate (ein Stück Obst oder stärkereiches Gemüse) zu sich.

Einerlei, wie sorgfältig Sie verschobene Mahlzeiten kompensieren, es kann schief gehen. Seien Sie darauf vorbereitet! Vielleicht stecken Ihre Gäste im Verkehrsstau, oder Sie bekommen keinen Tisch im Restaurant, oder man serviert sehr spät. Dann ist es wichtig, immer einige passende Kohlenhydrate bei sich zu haben: Trockenfrüchte, frisches Obst, Müsliriegel, Kräcker, Saft oder Süßigkeiten. Bewahren Sie solche Imbisse für Notfälle griffbereit im Auto, im Schreibtisch, in der Handtasche oder in der Aktenmappe auf. Und scheuen Sie sich nicht, im Restaurant darauf hinzuweisen, dass Sie ihre Essenszeiten einhalten müssen.

Alternative Therapien

Akupunktur, Biofeedback und gelenktes Visualisieren können zwar Diabetes nicht heilen, aber sie können den Stress (z. B. die Oxidation) lindern, der mit dem normalen Stoffwechsel verbunden ist und auch den hormonalen Stress verringern – beide hemmen die Insulinwirkung. Dadurch werden Blutzuckerschwankungen gedämpft. Diese Methoden können auch die Schmerzen lindern, deren Ursache diabetische Nervenschäden sind.

Die Akupunktur ist eine uralte Wissenschaft, die in China wurzelt. Sie gründet auf dem Prinzip, dass unser Chi (die Lebensenergie) ungehindert durch den Körper und zwischen den Organen fließen muss, damit wir gesund bleiben. Die Leitbahnen des Chi sind die Meridiane, ein Netzwerk von Energiekanälen. Solange das Chi frei fließen kann, bleiben wir gesund und fühlen uns wohl. Ein Akupunkteur sticht sehr dünne, sterilisierte Nadeln in bestimmte Punkte auf der Haut, um die Meridiane zu stimulieren und das Chi zu befreien. So lindert er Schmerzen und fördert die Heilung. Manchmal benutzt man statt Nadeln auch Hitze oder Kälte, Fingerdruck, kleine Gold- oder Silberkörnchen, elektrischen Strom oder einen schwachen Laser.

Biofeedback ist eine einfache Methode, Stress durch Entspannung abzubauen und Schmerzen zu lindern. Sie können lernen, willentlich die Durchblutung einer Hand zu steuern, die Muskelspannung im ganzen Körper zu beeinflussen und die Pulsfrequenz zu senken und sich tief zu entspannen. Auf diese Weise können Sie Stresshormone abbauen, den Blutdruck senken, Schmerzen lindern und sogar Herzkrankheiten und schwere Lungenkrankheiten positiv beeinflussen.

Gelenktes Visualisieren ist ebenfalls eine nützliche Entspannungstechnik. Dabei konzentrieren Sie sich auf positive, heilende geistige

Bilder. Oft geht es nicht nur darum, sich zu entspannen, sondern auch darum, eine bestimmte Immunreaktion auszulösen. Sie können sich beispielsweise vorstellen, dass tapfere Immunzellen ausschwärmen und jede vorhandene Krebszelle vernichten. Pioniere wie Dr. Bernie Siegel oder Dr. Carl Simonton nutzen diese Technik in Verbindung mit anderen Therapien, um den Stoffwechsel zu stabilisieren, das Tumorwachstum zu hemmen und das Wohlbefinden zu verbessern. Obwohl diese Imagination seit Urzeiten in vielen Kulturen angewandt wird, gibt es nur wenige wissenschaftliche Studien, die ihre Wirksamkeit bestätigen.

Nahrungsergänzungen

Der Gedanke, den Blutzucker mit Ergänzungsmitteln zu beeinflussen, mag Sie überraschen; aber es gibt Beweise für ihre Wirksamkeit. Am besten untersucht wurden bisher Chrom, Magnesium, Vanadium, Taurin und Alphaliponsäure.

Chrom wird am häufigsten als nützliches Ergänzungsmittel für Diabetiker anerkannt, obwohl es unter Wissenschaftlern auch heiß umstritten ist. Mehrere Studien deuten darauf hin, dass Chrom hilft, Diabetes richtig einzustellen, weil es notwendig ist, um den Glukosetoleranzfaktor zu bilden, eine Substanz, welche die Insulinwirkung verbessert. Zwei wichtige chinesische Studien belegen, dass Chromkapseln den Blutzucker stabilisieren helfen. Andere, größere Studien haben dies jedoch nicht bestätigt. Was die Einnahme von zusätzlichem Chrom anbelangt, so gibt es derzeit keine offizielle Empfehlung. Forscher, die das Chrom in der Nahrung studiert haben, sind aber der Meinung, dass die meisten Menschen an Chrommangel leiden und daher von niedrig dosiertem Chrom in Kapselform profitieren würden. Chrom ist auch in Nüssen, Kernen und Vollkornprodukten enthalten. Eine kleine

Menge Chrom hilft Diabetikern wahrscheinlich, den Blutzucker in den Griff zu bekommen.

Magnesium entspannt die Muskeln, erleichtert Nervenimpulse und aktiviert viele Enzyme im Körper. Mehrere Studien zeigen, dass Menschen mit Magnesiummangel häufiger an Diabetes Typ 2 erkranken. Aus anderen Studien geht hervor, dass bei Magnesiummangel weniger Insulin gebildet wird und eine Insulinresistenz sich verschlimmert. Bei Typ-2-Diabetikern, die Magnesiumtabletten bekommen, verbessern sich die kurzfristige Insulinempfindlichkeit und die Blutzuckerstabilität. Wird Getreide gemahlen, gehen mehr als 80 Prozent seines Magnesiums verloren und es wird nicht „angereichert". Hülsenfrüchte, Nüsse, Kerne, Vollkornprodukte, grünes Blattgemüse und Bananen sind gute Magnesiumlieferanten.

Vanadium ist ein Spurenelement, das in winzigen Mengen in Pflanzen und Tieren enthalten ist. Eine neuere Studie belegt, dass Vanadiumtabletten die Insulinempfindlichkeit etwas verbessern und den Insulinbedarf leicht senken. Die Beweise dafür sind jedoch schwach, so dass wir bestenfalls empfehlen können, regelmäßig verschiedene ganze Lebensmittel zu essen; denn diese enthalten nicht nur Vanadium, sondern auch viele andere wichtige Spurenelemente wie Bor, Mangan und Zink, die Bestandteile zahlreicher Enzyme sind. Gute Vanadiumquellen sind Dill, Rettiche, Eier, Pflanzenöle, Buchweizen, Hafer und Paprikaschoten.

Taurin ist eine Aminosäure, die als Puffer dient und Zellmembranen schützt. Neuere Studien lassen darauf schließen, dass Taurin die Wirkung von Insulin verstärkt. Erste Versuche sind ermutigend, aber wir brauchen größere Studien, bevor wir Taurin als Ergänzungsmittel für Diabetiker empfehlen können.

Alphaliponsäure ist eine schwefelhaltige Verbindung, deren wichtige Rolle bei der Energieproduktion der Zellen man seit langem kennt. Seit kurzem wissen wir auch, dass sie ein sehr starkes Antioxidans ist. Im Gegensatz zum wasserlöslichen Vitamin C und zum fettlöslichen Vitamin E neutralisiert Alphaliponsäure freie Radikale sowohl in der Zellflüssigkeit als auch in den fetthaltigen Membranen. Darum bezeichnet man sie auch als „Königin der Antioxidantien". Ein Mangel an Alphaliponsäure kann die Wirkung anderer Antioxidantien schwer beeinträchtigen. Sie recycelt Vitamin C und Glutathion und verlängert damit ihre Lebensdauer und sie erneuert indirekt Vitamin E. Dieses einzigartige Antioxidans gilt nicht als Vitamin, weil der Körper es in ausreichenden Mengen herstellen kann. Es gibt allerdings Anzeichen dafür, dass es vorteilhaft ist, zusätzliche Alphaliponsäure einzunehmen. Das Interesse an dieser Substanz nimmt unter den Diabetesforschern rasch zu, denn sie fördert die Glukoseverwertung bei Typ-2-Diabetikern, lindert die Insulinresistenz, repariert Nervenschäden und verbessert möglicherweise auch das Sehvermögen bei Glaukom. Da Nahrungsmittel sehr wenig Alphaliponsäure enthalten, wird meist ein Ergänzungsmittel empfohlen, wobei die tägliche Dosis bei 100 bis 800 mg liegt.

Kräuter

Wie steht es mit Kräutern und Ergänzungsmitteln, die Extrakte oder aktive Inhaltsstoffe aus den Wurzeln, Beeren, Samen, Stielen, Blättern, Knospen oder Blüten von Pflanzen enthalten? Es gibt faszinierende Studien, die darauf hindeuten, dass manche Kräuter, zum Beispiel Ginseng und Ginkgo, den Blutzuckerspiegel senken und somit die traditionelle indische und chinesische Medizin bestätigen. Die westliche Medizin hat nachgewiesen, dass diese Kräuter die Glukoseverwertung verbessern und vor alters- und stressbedingten Schäden schützen – etwa vor Oxidation–, die eine natürliche Folge des Stoffwechsels sind.

Wenn Sie daran denken, Medikamente mit Kräutern zu kombinieren, sollten Sie umsichtig vorgehen, denn wir wissen nicht alles über mögliche Wechselwirkungen. Kräuter können nicht nur Medikamente beeinflussen, die den Blutzucker stabilisieren, sondern auch Blutverdünner; darum ist Vorsicht geboten. Informieren Sie Ihren Arzt über alles, was Sie auf eigene Faust unternehmen. Um Wechselwirkungen zu vermeiden, sollten Sie Kräuter nur zur Abrundung Ihres Ernährungs- und Bewegungsprogramms einnehmen, nicht als Ergänzung der Insulintherapie.

Die Überwachung des Blutzuckerspiegels

Das Ziel jeder Diabetestherapie ist ein normaler Glukose- und Insulinspiegel sowie möglichst normale Blutfettwerte. Auch wenn Ihr Arzt sich von Zeit zu Zeit über Ihre Fortschritte informiert, ist es sinnvoll, sich selbst ebenfalls zu überwachen. Tabelle 10.1 erklärt, was Sie bei bestimmten Blutzuckerwerten unternehmen sollten. Alle nicht idealen Werte erhöhen das Risiko für Komplikationen.

Messinstrumente

Früher verließ man sich auf eine Urinkontrolle, um herauszufinden, ob der Blutzuckerspiegel normal war. Wenn die Nieren Zucker ausschieden, stellte man das mit Hilfe eines Testreifens fest, der in den Urin getaucht wurde. Der Test verriet, ob der Körper Fett und Eiweiß verbrannte und Ketone (saure Verbindungen, die im Urin ausgeschieden werden) produzierte. Im Idealfall – wenn der Blutzuckerspiegel stabil ist – enthält der Urin keinen Zucker.

Da manche Patienten Zucker leichter im Urin ausscheiden als andere, ist dieser Test kein genaues Messinstrument. Außerdem kann man den Blutzuckerwert heute schon anhand eines einzigen Bluttropfens bestimmen. Dafür gibt es einfache, preiswerte Messgeräte auch für Zuhause. Mit den neusten Geräten kann man den Blutzuckerspiegel sogar schätzen, ohne sich in den Finger zu stechen. Sie sind aber noch nicht überall erhältlich und man muss die alten Geräte trotzdem regelmäßig benutzen.

Tabelle 10.1
Richtlinien für den Blutzuckerwert bei Typ-2-Diabetikern*

Gemessener Wert	Ideal (Nicht-Diabetiker)	Ziel für Diabetiker	Suboptimal (Handeln empfohlen)	Unzureichend (Handeln notwendig)
Nüchternblutzucker	68-110 mg/dl	70-120 mg/dl	130-180 mg/dl	über 180 mg/dl
	3,8-6,1 mmol/l	3,9-6,7 mmol/l	7,1-10,0 mmol/l	über 10 mmol/l
Blutzucker 2 Std. nach dem Essen	80-125 ml/dl	90-180 mg/dl	200-250 mg/dl	über 250 mg/dl
	4,4-7,0 mmol/l	5,0-10 mmol/l	11,1-14 mmol/l	über 14 mmol/l
HbA1c	unter 6	unter 7	über 7	über 8

* Nach Angaben der amerikanischen Diabetesgesellschaft. Grundlage: „Standards of medical care for patients with diabetes mellitus" **Diabetes Care,** 1998:21 (Beilage): S24, und Melzer, S., et al., „Clinical Practice Guidelines for the Management of Diabetes in Canada", **Can Med Assoc. J.,** 1998:159 (Beilage 8): 159S1.

Der richtige Zeitpunkt

Wenn Sie den Blutzucker im Griff haben und er innerhalb der Norm bleibt, genügt es, den Wert ein- oder zweimal in der Woche zu Hause zu messen. Wenn Sie krank sind, sich unwohl fühlen, übermäßig durstig sind, häufig Wasser lassen müssen und einen trockenen Mund haben, sind zusätzliche Messungen notwendig. Bei schlecht eingestelltem Blutzucker sollten Sie einmal täglich oder öfter messen, bis das Problem behoben ist.

Da es heute neue, schnell wirkende Insuline gibt, wollen manche Patienten ihren Blutzuckerwert vor jeder Mahlzeit und vor dem Schlafengehen messen, um die Dosis anzupassen. Auch wenn Sie körperlich aktiver werden, ist ein Test zu empfehlen, um einen niedrigen Blutzuckerspiegel rechtzeitig zu erkennen und Hypoglykämie zu verhindern.

Der Arzt kann einen weiteren nützlichen Test durchführen: den A1c-Test. Damit lässt sich abschätzen, wie stabil der Blutzuckerspiegel in den vergangenen drei Monaten war. Man misst, wie viel Glukose sich mit dem Eiweiß der roten Blutkörperchen verbunden hat. Der A1c-Test ist vor allem nützlich, wenn die Einstellung des Diabetes schwierig ist; denn er liefert ein Gesamtbild, das Monate umfasst, nicht nur den momentanen Zustand wie die Messgeräte für zu Hause. Der normale Wert liegt beim A1c-Test bei 6 Prozent oder niedriger.

Wenn ein Test auf Probleme hindeutet, sollten Sie sobald wie möglich mit Ihrem Arzt darüber sprechen. Die meisten Allgemeinärzte und Internisten kennen sich mit Diabetes aus und in besonderen Fällen können Sie einen Diabetes-Spezialisten oder Endokrinologen aufsuchen. Wie oft Sie zum Arzt gehen, hängt davon ab, wie es Ihnen geht; aber eine regelmäßige Überwachung ist wichtig. Suchen Sie den Arzt einige Male im Jahr auf, wenn Sie nicht optimal eingestellt sind und noch häufiger, wenn die Einstellung schwierig ist. Der Rat einer Diätistin ist ebenfalls nützlich.

Außer dem Blutzucker sollten Sie auch andere Indikatoren für diabetische Komplikationen überwachen, zum Beispiel Augenschäden, Fußbeschwerden, Herzkrankheiten, Nervenschäden,

Bluthochdruck und das Schlaganfallrisiko. Sprechen Sie mit Ihrem Arzt über diese und andere Probleme.

Schlussbemerkung

Eines der größten Probleme bei der Einstellung des Blutzuckers ist das Leugnen eines Problems. Selbst nachdem Diabetes diagnostiziert wurde, ignorieren manche Leute jeden ärztlichen Rat und nehmen damit große Risiken in Kauf. Verdrängen Sie nichts! Wenn Sie aktiv an Ihrer Gesundheit arbeiten, ist die Gefahr künftiger Komplikationen erheblich geringer.

Kapitel 11

Küchenmagie

Sie haben viel über gehärtetes Fett, Oxidantien, Antioxidantien und Phytochemikalien gelernt und haben nun eine recht gute Vorstellung davon, wie Sie Ihre Ernährung umstellen müssen, um die Krankheit zu besiegen. Sie sind bereit, Ihr Bestes zu geben. Nur eine Kleinigkeit hält Sie zurück: Sie fühlen sich in der Küche nicht wohl und haben keine Ahnung, wie man aus Kamut, Quinoa, Tofu und Tempeh schmackhafte Mahlzeiten bereitet – alles ist so neu für Sie. Keine Angst! Dieser Teil des Umstellungsprozesses kann zum Abenteuer werden. Erstaunliche Entdeckungen und wundervolle Aromen warten auf Sie. Nehmen Sie die Herausforderung an. Experimentieren Sie mit neuen Zutaten, kaufen Sie ein paar gute Rezeptbücher, belegen Sie einen Kochkurs. Machen Sie die neuen Lebensmittel zu treuen Verbündeten.

Vielleicht haben Sie immer noch Bedenken. Müssen Sie künftig immer das Gleiche essen und in Fachgeschäften einkaufen? Werden Ihre Verpflegungskosten explodieren? Ist die Zubereitung dieser Speisen nicht enorm zeitraubend? Brauchen Sie viele neue und teure Küchengeräte? Das sind verständliche Fragen, aber Sie werden sehen, dass Ihre neuen Speisepläne mindestens so abwechslungsreich sind wie die alten. Fachgeschäfte können nützlich sein und es macht Spaß, sie zu durchstreifen; aber die meisten Zutaten bekommen Sie im Supermarkt. Die Zubereitung kostet zwar Zeit, aber sobald Sie ein wenig Erfahrung haben, geht Ihnen alles flott von der Hand. Und was Ihre Küchengeräte anbelangt, ändert sich nicht sehr viel. In diesem Kapitel finden Sie eine Fülle von praktischen Tipps, die Ihre Umstellung angenehm und unterhaltsam machen.

Was Sie einkaufen sollten

Fangen wir mit Ihrer Einkaufsliste an. Womit füllen Sie den Kühlschrank, die Gefriertruhe und die Speisekammer? Einige Zutaten brauchen Sie täglich, andere kaufen Sie jede Woche frisch. Am besten denken Sie im Voraus über die wichtigsten Mahlzeiten der kommenden Woche nach, damit Sie alle notwendigen Zutaten besorgen können. Die Liste auf der folgenden Seite erleichtert den Start. Sie können sie einfach übernehmen oder Ihren Wünschen anpassen.

Wo Sie einkaufen können

Wenn Sie die folgende Liste überfliegen, fragen Sie sich vielleicht, wo in aller Welt Sie solche Dinge bekommen. Es wird Sie überraschen, dass die meisten Zutaten in Supermärkten und Reformhäusern erhältlich sind. Natürlich können Sie auch in kleinen Läden stöbern, die Sie bisher gar nicht kannten, oder einen Lieferservice beauftragen, Ihnen Bioprodukte an die Haustür zu bringen. Wir gehen nachfolgend nur auf einige der beliebtesten Einkaufsquellen ein.

Supermärkte Die großen Ketten haben ihr Angebot an Bioprodukten und ausländischen Spezialitäten in den letzten Jahren erweitert. Fangen Sie in der Frischwarenabteilung an. In vielen Geschäften finden Sie dort auch Tofu und Fleischersatz. Vollkornprodukte, Nüsse, Kerne und Hülsenfrüchte bekommen Sie überall, manchmal auch Sojamilch.

Naturkostläden Neben den Reformhäusern gibt es heute viele kleine Geschäfte, die auf vegetarische Produkte und Bioprodukte

Einkaufsliste für das Notwendigste

Getreide

_ brauner Reis
_ Gerste, Hirse
_ Kamut, Dinkel, Weizen
_ Haferschrot
_ Quinoa und anderes Getreide
_ Haferflocken
_ andere Vollkornflocken
_ Weizenkeime
_ ungebleichtes Vollkornmehl (Weizen, Roggen usw.)
_ Nudeln
_ Popcorn
_ Vollkornbrot, -brötchen
_ Vollkornkräcker

Bohnen, Linsen, Fleischersatz

_ verschiedene getrocknete Bohnen
_ getrocknete Linsen, Erbsen
_ verschiedene Bohnen in Dosen
_ tiefgefrorene Sojabohnen
_ Tofu, Tempeh
_ fertige Bohnengerichte (Hummus, Suppen, Aufläufe, Chili)
_ pflanzlicher Fleischersatz
_ Seitan
_ Sojanüsse

Nüsse, Kerne, Butter

_ Nussbutter
_ Nüsse (Cashews, Mandeln, Walnüsse, Pecanüsse)
_ Samenbutter (Tahini)
_ Kerne (Sesam-, Leinsamen, Kürbis-, Sonnenblumenkerne)

Gemüse und Obst

_ frisches Grüngemüse (Kohl, Mangold, Brokkoli, Kopfsalat)
_ Frischgemüse der Saison
_ Knoblauch und Zwiebeln
_ tiefgefrorenes Obst
_ tiefgefrorenes Gemüse
_ Dosenobst
_ Dosentomaten, Tomatensoße und andere Tomatenprodukte
_ Trockenfrüchte (Rosinen, Feigen, Aprikosen, Datteln, Backpflaumen, Preiselbeeren usw.)
_ Obst- und Gemüsesäfte (frisch, gefroren, in Flaschen, in Dosen, im Tetrapack)

Soja- und Getreidegetränke und Verwandtes

_ angereicherte Soja- und Getreidemilch
_ Sojajoghurt

Milchprodukte und Eier (wenn gewünscht)

_ fettarme oder entrahmte Milch
_ fettfreier Quark oder Hüttenkäse
_ sehr fettarmer Käse
_ fettarmer Joghurt
_ Eier

Süßmittel

_ Agavensirup, Gerstenmalz, Reissirup, Ahornsirup usw.
_ getrocknete Süßmittel

Forts.: **Einkaufsliste für das Notwendigste**

- __ Stevia
- __ schwarze Melasse
- __ zuckerarme Konfitüren

Getränke

- __ Getränke aus Getreide
- __ Kräutertees
- __ Biokaffee (wenn gewünscht)

Fett und Öl

- __ Olivenöl, extra vergine
- __ Leinöl
- __ Mayonnaise oder ähnliche Brotaufstriche
- __ nicht gehärtete Margarine
- __ Nussöle (Haselnuss, Walnuss)
- __ Raps-, Sonnenblumen-, Färberdistelöl (Bioprodukte)
- __ geröstetes Sesamöl
- __ Gemüse- oder Lecithinspray

Würzmittel

- __ Soßen in Flaschen (süß und sauer)
- __ Kochwein
- __ Ketchup, Senf, Speisewürze, Chutney
- __ Zitronensaft
- __ Miso
- __ Currypaste
- __ eingelegte Gurken usw.
- __ Tamari oder Sojasoße
- __ Algen (Hijiki, Wakame, Nori, Agar)
- __ Gemüsebrühe (Pulver und Würfel), Hähnchenwürze
- __ Essig (Reis, Wein, Apfel)

Kräuter und Gewürzkräuter

- __ Chilipulver, Peperoni
- __ Zimt, Piment, Muskat, Gewürznelke, Kardamom
- __ Curry, Kümmel, Kurkuma
- __ getrocknete Kräuter (Oregano, Basilikum, Salbei, Lorbeer, Thymian)
- __ frische Ingwerwurzeln
- __ frische Kräuter (Petersilie, Basilikum)
- __ Senfpulver
- __ Salz, Pfeffer

spezialisiert sind. Dort findet man Hülsenfrüchte, seltenere Getreidearten, Vollkornnudeln aus Quinoa, Dinkel und Kamut sowie Fertiggerichte ohne gehärtetes Öl, Farbstoffe, Konservierungsstoffe und andere Zusätze. Manche Geschäfte führen Milch und Eier sowie andere Produkte von Biobauern, Vollkornbackwaren, Tofu, Sojamilch, tiefgefrorene Nüsse, Nussbutter und gesunde Imbisse wie fettfreie Tortillachips und Fruchtriegel. Ein guter Naturkostladen ist für gesundheitsbewusste Verbraucher ein wahrer Schatz.

Bauernmärkte Wenn Sie in einer ländlichen Gegend wohnen, sollten Sie Bauernmärkte besuchen. Meist finden Sie dort auch Bioprodukte zu günstigen Preisen und können größere Mengen kaufen. Die meisten Produkte stammen zudem aus der Region und wurden frisch geerntet. Auf vielen Märkten bekommen Sie Produkte, die in Supermärkten kaum erhältlich sind, etwa Portulak, Mangold, besondere Artischocken- und Kohlsorten, Mangold, rote Kartoffeln und Steckrüben. Manche Bauernhöfe verkaufen direkt an Verbraucher, vor allem Obst und Gemüse, oder Sie dürfen dort selbst pflücken.

Lieferservice In manchen Städten bringen Bauern, Biobauern und kleine Firmen ihre Produkte direkt ins Haus. In der Regel können Sie bestellen, was Sie jede Woche haben wollen. Die Palette ist unterschiedlich: Obst, Gemüse, Brot, frisch gepresste Öle, Salatsoßen, Apfelessig usw. Wenn Sie von diesen Leuten kaufen, unterstützen Sie lokale Kleinbetriebe und Biobauern.

Ethnofood In den meisten größeren Städten gibt es Geschäfte, die von Ausländern geführt werden. Sie bieten viele verschiedene Produkte aus anderen Kulturen an. Zum asiatischen „Ethnofood" zählen Tofu, Frischgemüse, Algen, Seitan, Edamame und Soßen, oft zu einem viel günstigeren Preis als anderswo. Händler aus dem Nahen Osten verkaufen hochwertiges Olivenöl, Oliven, Tahini, Falafel, Tabuli und frisches Pitabrot. In indischen Läden bekommen Sie Mehle, Currypasten, Bohnen, Getreide und Würzmischungen. Die Besitzer sind gerne bereit, Ihre Fragen zu beantworten.

Kaufgemeinschaften Verwandte, Freunde, Nachbarn und Kollegen können sich zusammentun, um Produkte von Großhändlern zu kaufen. Notwendig sind mindestens zwei oder drei Personen oder Familien, denn die meisten Großhändler verlangen einen Mindestbestellwert von mehreren hundert Euro. Namen von Großhändlern finden Sie in den Gelben Seiten. Wahrscheinlich bekommen Sie einen fast so großen Rabatt wie Einzelhändler. Natürlich erhalten Sie die Ware in Kisten oder Säcken und müssen selbst für den Transport sorgen und abwiegen, was Sie mit anderen teilen. Langfristig sparen Sie dennoch eine Menge Zeit und Geld, weil die Vorräte lange halten.

Etiketten und Etikettenschwindel

Kein Cholesterin, fettarm, natürliche Zutaten ... solche Behauptungen findet man auf vielen Etiketten und Packungen. Aber mit solchen Floskeln dürfen Sie sich nicht begnügen. Nehmen Sie sich ein wenig Zeit und lesen Sie auch die Angaben über den Nährstoffgehalt und die Zutaten. Diese Informationen sind sehr nützlich, wenn Sie damit umgehen können.

Der Nährstoffgehalt

Auf vielen Produkten und Packungen ist der Nährstoffgehalt angegeben und da viele Packungen die gleiche Größe haben, können Sie die Angaben leicht vergleichen. Manchmal ist auch angegeben, wie viel Prozent der „empfohlenen Tagesmenge" eines Nährstoffs (etwa Vitamin C, Kalzium oder Eisen) Sie mit einer bestimmten Produktmenge – z. B. 100 Gramm, einer Scheibe usw. – zu sich nehmen. Auch Angaben über Kalorien, Kalorien aus Fett, Gesamtfett, gehärtetes Fett, Cholesterin, Natrium, Kohlenhydrate, Ballaststoffe, Zucker und Eiweiß werden bisweilen gemacht.

Manche Behauptungen sind schlicht irreführend. Wenn Sie beispielsweise das Wort „cholesterinfrei" auf einem Glas Erdnussbutter lesen, wird dadurch vorgetäuscht, dass andere Marken Cholesterin enthalten. In Wahrheit enthält keine Erdnussbutter (und kein pflanzliches Produkt) Cholesterin.

Die Zutaten

Auf allen verarbeiteten und abgepackten Produkten finden Sie eine Liste der Inhaltsstoffe, wobei die Zutat mit dem größten Anteil in der Regel an erster Stelle steht. Anhand dieser Liste können Sie Behauptungen zu den Nährwerten überprüfen. Angenommen, auf einer Packung Kekse steht „arm an gesättigtem Fett". Das hört sich gut an; aber wenn Sie die Zutatenliste lesen, entdecken Sie womöglich angereichertes Weißmehl und pflanzliches Öl als Backfett an erster Stelle. Wie Sie aus Kapitel 3 wissen, enthält Backfett Transfettsäuren, die zwar als einfach ungesättigte Fette gelten, aber noch schädlicher sind als gesättigtes Fett. Aber es gibt noch andere Arten von „Etikettenschwindel":

✓ Viele Backwaren enthalten „angereichertes" Mehl oder „Weizenmehl" als Hauptzutaten. Beide sind Fabrikmehle. Achten Sie also auf die Angabe „Vollkornmehl".

✓ In vielen Produkten sind Backfett, Schmalz, gehärtetes oder teilweise gehärtetes Pflanzenöl oder andere harte Fette enthalten.

✓ Gut sind Süßstoffe, die einen Nährwert haben, zum Beispiel konzentrierte Fruchtsäfte, Trockenfrüchte oder schwarze Melasse.

✓ Wenn die Liste Worte enthält, die Sie nicht kennen, ist Vorsicht geboten. Natriumkarbonat ist beispielsweise harmloses Backpulver, aber ein gesundes Produkt sollte nicht eine Fülle von komplizierten Chemikalien enthalten.

Der Gesundheitswert

In der Europäischen Union sind Angaben über eine gesundheitliche Wirkung nur eingeschränkt zulässig, weil für das Produkt sonst die Arzneimittelgesetze gelten würden. Darum lesen Sie zum Beispiel auf Packungen, die Naturheilmittel oder Kräutertees enthalten: „Traditionell angewandt bei ..." oder „Diese Angaben beruhen ausschließlich auf Überlieferung und langjähriger Erfahrung".

Richtiges Lagern

Es ist ein gutes Gefühl, Produkte zu kaufen, von denen Sie wissen, dass sie Ihrer Gesundheit nützen. Andererseits ist die Enttäuschung groß, wenn ein Lebensmittel schnell verdirbt oder ranzig wird. Um das zu verhindern, müssen Sie die Produkte richtig aufbewahren. Dabei verfolgen Sie drei Ziele:

1. Das Lebensmittel soll frisch und schmackhaft bleiben.
2. Es soll nicht verderben, schimmeln, ranzig werden oder Schädlinge anlocken.
3. Der optimale Nährwert soll bewahrt werden.

Die richtige Lagerung ist besonders wichtig, wenn Sie naturbelassene Produkte essen, denn diese sind auch ein Leckerbissen für Insekten. Produkte ohne Nährwert, zum Beispiel Fabrikzucker und Weißmehl, sind bei Schädlingen viel weniger beliebt.

Getreide

Die Natur schützt Getreidekörner mit einem harten Mantel vor Schäden. Wird dieser Mantel zerbrochen, verdirbt das Getreide viel schneller.

Tipps zur Lagerung

Ganze Getreidekörner (Weizen, Kamut, Dinkel, Hirse, Quinoa, Hafer u. a.) können Sie in dicht geschlossenen Behältern an einem kühlen, trockenen Platz bis zu 2 Jahre lang aufbewahren.

Vollkornmehl können Sie in dicht verschlossenen Behältern an einem kühlen, trockenen Platz bis zu 2 Monaten aufbewahren. Im Kühlschrank hält es sogar 3–4 Monate.

Weizenkeime bewahren Sie in einem verschlossenen Behälter im Kühlschrank oder in der Gefriertruhe auf.

Hülsenfrüchte

Getrocknete Bohnen sind sehr gut haltbar, wenn man sie richtig aufbewahrt.

Tipps zur Lagerung

Getrocknete Hülsenfrüchte können Sie in dicht verschlossenen Behältern an einem kühlen, trockenen Platz bis zu einem Jahr oder länger aufbewahren. Getrocknete Bohnen sind fast unbegrenzt haltbar, aber wenn sie älter werden, sind sie schwer verdaulich. Am besten kaufen Sie Bohnen in relativ kleinen Mengen und verbrauchen sie innerhalb von wenigen Monaten.

Sojaeiweiß und Sojapulver können Sie in dicht verschlossenen Behältern an einem kühlen, trockenen Platz bis zu einem Jahr oder länger aufbewahren. Nicht gewürztes Sojaeiweiß kann an einem kühlen, trockenen Platz mehrere Jahre halten.

Tofu bewahren Sie im Kühlschrank auf und verbrauchen ihn, bevor das Verfallsdatum erreicht ist. Nach dem Öffnen legen Sie den Tofu in Wasser und in einen verschlossenen Behälter und essen ihn innerhalb von wenigen Tagen.

Tempeh hält im Kühlschrank mehrere Tage, in der Gefriertruhe lange.

Fleischersatz bewahren Sie im Kühlschrank auf und verbrauchen ihn, bevor das Verfallsdatum erreicht ist, nach dem Öffnen innerhalb einiger Tage. In der Gefriertruhe hält er lange.

Sojamilch im Tetrapack bewahren Sie an einem kühlen, trockenen Platz auf und verbrauchen sie vor dem Verfallsdatum. Nach dem Öffnen lagern Sie Sojamilch im Kühlschrank und verbrauchen sie innerhalb einer Woche. Frische Sojamilch bewahren Sie im Kühlschrank auf und verbrauchen sie, bevor das Verfallsdatum erreicht ist.

Nüsse, Kerne und ihre Butter

Nüsse und Kerne hat die Natur gut verpackt, um ihre wertvollen Bestandteile zu schützen. Sobald die Schale zerbrochen wird, verderben diese fettreichen Energielieferanten rasch.

Tipps zur Lagerung

Ganze Nüsse in der Schale und ganze Kerne bewahren Sie in einem luftdichten Behälter im Kühlschrank bis zu 4 Monate und in der Gefriertruhe bis zu einem Jahr auf. Walnüsse legen Sie wegen ihres hohen Gehaltes an Omega-3-Fettsäuren am besten in die Gefriertruhe, sonst werden sie schnell bitter. Andere ungeschälte Nüsse lagern Sie in einem verschlossenen Behälter bis zu 2 Monate an einem kühlen, trockenen Platz, besser noch im Kühlschrank.

Gemahlene Leinsamen halten im Kühlschrank bis zu 2 und in der Gefriertruhe bis zu 6 Monate.

Kern- und Nussbutter können Sie ungeöffnet 6-9 Monate aufbewahren, nach dem Öffnen im Kühlschrank bis zu 4 Monate.

Frisches Obst und Gemüse

Frisches Obst und Gemüse verdirbt leicht und muss daher sorgfältig gelagert werden.

Tipps zur Lagerung

Die meisten frischen Früchte lassen Sie bei Zimmertemperatur reifen und bewahren Sie dann bis zum Verbrauch innerhalb von 2 Wochen im Kühlschrank auf (dort reifen Sie nicht weiter).

Die meisten frischen Gemüsearten legen Sie sofort nach dem Kauf in den Kühlschrank und verbrauchen sie innerhalb einer Woche. Tomaten sind ebenfalls Früchte, die am besten bei Zimmertemperatur reifen und gegessen werden. Nach dem Reifen kann man sie im Kühlschrank aufbewahren. Kopfsalat und anderes Grüngemüse hält sich gut in fest verschlossenen Plastikbehältern. Es gibt spezielle Vorratsbeutel, die Gemüse im Kühlschrank wunderbar frisch halten.

Kartoffeln, Süßkartoffeln, Zwiebeln, Knoblauch und Kürbis bewahren Sie bis zu 2 Wochen an einem dunklen, kühlen, trockenen Platz auf.

Andere Produkte

Pflanzliche Öle können Sie an einem kühlen, dunklen Platz ungeöffnet bis zu einem Jahr aufbewahren. Nach dem Öffnen sollte man sie innerhalb von 2 Monaten verbrauchen. Was dann noch übrig ist, stellen Sie am besten in den Kühlschrank. Nicht raffinierte Öle verderben leichter. Öle, die reich an Omega-3-Fettsäuren sind (Leinöl, Hanfsamenöl und Walnussöl) gehören in den Kühlschrank und sollten innerhalb von 2 Monaten verbraucht werden. Licht, Wärme und Sauerstoff schaden den Ölen.

Tierische Produkte Milchprodukte und Eier müssen Sie im Kühlschrank, andere tierische Produkte ebenfalls im Kühlschrank oder in der Gefriertruhe aufbewahren.

Trockene Backhefe bewahren Sie bis zum Verfallsdatum ungeöffnet an einem kühlen, trockenen Platz auf. Nach dem Öffnen luftdicht in den Kühlschrank legen.

Bierhefe bewahren Sie an einem kühlen, trockenen Platz auf. Um Insekten fernzuhalten, lagern Sie größere Mengen in der Gefriertruhe und legen nur in den Kühlschrank, was Sie in etwa einem Monat verbrauchen.

Dosen halten bis zu einem Jahr. Obwohl sie auch danach meist noch verwendbar sind, können Farbe, Geschmack, Textur und Nährwert abnehmen. Den Inhalt einer geöffneten Dose bewahren Sie im Kühlschrank bis eine Woche lang in einem sauberen, geschlossenen Behälter auf.

Produkte im Glas, zum Beispiel ungeöffnete Salatsoßen, Konfitüren, flüssige Süßmittel, Suppen, Ketchup und Chilisoße halten bis zu einem Jahr.

Lagerung in der Speisekammer

Wenn Sie anfangen, viele verschiedene Hülsenfrüchte und Getreide zu essen, haben Sie bald so viele gefüllte Plastikbeutel, dass Sie nicht mehr finden, was Sie suchen. Das kann sehr ärgerlich sein, wenn Sie gerade ein Rezept ausprobieren. Ein wenig Organisation schafft hier Abhilfe. Bewahren Sie Getreide, Hülsenfrüchte, Trockenfrüchte, Kerne, Schokochips, Kokosraspeln und andere getrocknete Produkte in Einmachtöpfen auf. Kaufen Sie etwa drei Dutzend Gläser mit großer Öffnung und stellen Sie die gefüllten Gläser ordentlich in ein offenes Regal in der Speisekammer. Mehl und andere sperrige Produkte bewahren Sie in großen Behältern, gut verschlossenen Plastikeimern oder größeren Gläsern auf.

Wichtige Küchenutensilien

Sie können in der Küche mit sehr wenigen Extras auskommen, aber mit ein paar hochwertigen Hilfsmitteln arbeiten Sie besser und schneller. Die folgenden Utensilien sind sehr zu empfehlen.

Drei gute Messer. Ein großes Küchenmesser, ein kleines Schälmesser und ein Brotmesser mit Wellenschliff machen Ihnen in der Küche am meisten Freude.

Schneidbrett. Hölzerne Bretter sind zum Schneiden am besten geeignet, aber schwerer zu reinigen als Plastik oder Glas.

Rührschüsseln. Sie brauchen mindestens drei Schüsseln aus rostfreiem Stahl in verschiedenen Größen. Tiefe, schmale Schüsseln sind besonders praktisch.

Bratpfanne mit Antihaftbeschichtung. Leisten Sie sich hochwertiges Kochgeschirr, wenn Sie können. Bratpfannen sollten gut leitfähig sein und die Hitze gleichmäßig verteilen.

Zwei Töpfe. Sie brauchen mindestens einen großen Topf für Suppen oder Nudeln und einen kleineren Topf für gekochtes Getreide, Soßen oder gedünstetes Gemüse.

Gemüsedünster aus rostfreiem Stahl. Diese billigen Einsätze passen in fast jeden Topf und erleichtern das Dünsten von Gemüse.

Mixer. Mixer sind sehr nützlich, wenn Sie Soßen, Suppen, Mixgetränke und dicke Getränke pürieren wollen.

Sieb. Ein Sieb brauchen Sie, um das Wasser von gekochten Nudeln, Gemüse, Kartoffeln und Hülsenfrüchten abzugießen.

Kleine Hilfsmittel. Achten Sie darauf, dass Sie genügend Messbecher und Messlöffel, einen Holzlöffel, eine Gemüsereibe, Dosenöffner, Gemüseschäler, einen Pfannenwender, eine Zange mit Sprungfeder und vielleicht auch einen Schneebesen haben.

Küchenmaschine. Eine Küchenmaschine ist nicht notwendig, aber nützlich, wenn Sie Hummus, Kern- und Nussbutter, Pasteten und dicke Aufstriche zubereiten wollen.

Entsafter. Das kann ein modernes Gerät oder ein einfacher Handentsafter aus rostfreiem Stahl sein. Am besten ist ein Entsafter, der aus zwei Teilen besteht: dem oberen, der presst und dem unteren, der den Saft auffängt.

Abwandlungen traditioneller Lieblingsgerichte

Die Umstellung auf naturbelassene, pflanzliche Nahrungsmittel bedeutet nicht, dass Sie auf alle Ihre Lieblingsgerichte verzichten müssen. Aus vielen dieser Gerichte können Sie gesündere Versionen zaubern, wenn Sie die Tipps in Tabelle 11.1 nutzen. Seien Sie kreativ und verwandeln Sie fett- und cholesterinreiche in ballaststoffreiche, nahrhafte Speisen.

Tabelle 11.1
Anstelle von Fleisch, Eiern oder Milch nehmen Sie:

Statt 1 Tasse (250 ml) Fleisch- oder Hühnerbrühe:

1 Tasse Gemüsebrühe (im Tetrapack oder aus Pulver oder Brühwürfeln), flüssige Aminosäuren, Tamari oder Miso mit Wasser.

Statt 1 Portion Fleisch oder Huhn:

- eine gleiche Menge Fleischersatz, reinen, marinierten Tofu, Kräutertofu, Tempeh, Bohnen oder Seitan
- eine gleiche Menge Pilze

Statt 1 Tasse gemahlenes Rindfleisch:

- eine gleiche Menge Fleischersatz
- ½ Tasse (125 ml) trockenes Sojaeiweiß. Mit kochender Brühe oder kochendem Wasser bedecken, umrühren, 10 Minuten einweichen.

Statt 1 Pastetchen oder Würstchen:

- 1 Gemüse-Hamburger oder 1 Sojawürstchen

Statt Rühreiern:

- verrührten Tofu (siehe Seite 274)

Statt Eiern in gefülltem Omelette usw.:

Das ist schwieriger, aber Tofu und gemahlene Nüsse passen oft gut, vor allem in Gemüse-Hamburgern, „Hackbraten" aus Gemüse oder gebratenem Gemüse. 1/4 Tasse (60 ml) Tofu und 2 EL (30 ml) gemahlene Nüsse oder Sonnenblumenkerne ersetzen 2 Eier.

Statt 1 Ei in Backwaren:

- 1 EL (15 ml) gemahlene Leinsamen mit 3 EL (45 ml) Wasser vermischt
- 2-4 EL (30-60 ml) weichen Tofu
- sehr reife Banane, zerquetscht, 1/4 Tasse (60 ml)
- 1 TL (5 ml) Ei-Ersatzpulver aus Stärke
- 1/8 TL Backpulver anstelle von 1 Ei oder Eiweiß hinzufügen, damit der Teig aufgeht

Statt 1 Tasse Vollmilch:

1 Tasse angereicherte Sojamilch, Reismilch oder entrahmte Milch

Anstatt 1 Tasse Buttermilch:

1 Tasse Sojamilch plus 2 TL Zitronensaft oder Essig; oder entrahmte Buttermilch

Anstatt 1 Tasse Vollfettjoghurt:

1 Tasse Sojajoghurt oder fettarmen Joghurt

Statt 28 g Käse:

28 g fettarmen oder fettlosen Käse oder 28 g Sojakäse ohne gehärtetes Fett

Statt 1 Tasse Quark, Hüttenkäse oder Ricotta (in Rezepten):

1 Tasse Tofubrei (mittelfest für Hüttenkäse oder Quark, fest für Ricotta) – Wasser abgießen

Statt 1 1/2 Tassen (375 ml) Schlagsahne:

340 g festen, glatten Tofu, 1/4 Tasse Ahornsirup, 1 EL Zitronensaft und 1 TL Vanillepulver – das Ganze mischen

Anstatt Butter:

Olivenöl oder nicht gehärtete Margarine (der Gesamtfettgehalt bleibt gleich, aber Olivenöl ist gesünder)

Die Umstellung auf pflanzliche Kost

Um ein köstliches, nahrhaftes Mahl auf den Tisch zu bringen, fangen Sie am besten mit frischen, hochwertigen Zutaten an. Frische Kräuter und Knoblauch, ein Spritzer Zitronensaft und ein wenig Olivenöl (extra vergine) kann aus einem simplen Gericht etwas Besonderes machen. Wählen Sie Zutaten mit verschiedenen Farben und Texturen und nehmen Sie sich Zeit, damit Ihre Mahlzeiten appetitlich aussehen.

Das Essen soll interessant, schmackhaft und gesund sein. Essen Sie nicht tagein, tagaus das Gleiche, sondern experimentieren Sie mit Aromen aller Art, auch mit solchen, die Sie noch nicht kennen. Die Tipps auf den folgenden Seiten helfen Ihnen, das Beste aus Ihren Mahlzeiten zu machen.

Frühstück

Die meisten Menschen nehmen sich wenig Zeit fürs Frühstück oder lassen es ausfallen. Das ist keine gute Idee, denn wer frühstückt, kann sich besser konzentrieren, ist bei der Arbeit leistungsfähiger und kreativer und fühlt sich wohler. Außerdem leben Sie länger, wenn Sie frühstücken.

Das Frühstück sollte für Sie Priorität haben. Sie brauchen mindestens eine Viertelstunde, damit Sie nicht hetzen müssen.

Ein gesundes Frühstück liefert etwa ein Viertel Ihres täglichen Nährstoffbedarfs und eine ordentliche Portion Ballaststoffe und Phytochemikalien. Wenn Sie eine Vielfalt von pflanzlichen Lebensmitteln auf den Tisch bringen, wie wir es auf Seite 138–150 empfehlen, können Sie kaum etwas falsch machen. Das Frühstück ist wohl die beste Gelegenheit, Vollkornprodukte zu essen (siehe dazu das Rezept auf Seite 271. Die Kombination von Getreidearten mag neu für Sie sein, aber wenn Sie heißes Getreide mögen, wird dieses Gericht Ihnen schmecken). Wenn Sie Brot und abgepackte Getreideflocken essen, sollten Sie nur Vollkornprodukte kaufen. Achten Sie auf eine gute Vitamin-C-Quelle und auf Antioxidantien. Frisches Obst ist eine gute Wahl. Ebenso wichtig ist eine gute Eiweißquelle, zum Beispiel Tofu, Sojamilch, Fleischersatz, Nüsse oder Nussbutter. Fettarmen Käse und Joghurt sowie Eier (in Maßen) dürfen Sie, falls gewünscht, ebenfalls essen.

Es wird immer einfacher, den Verzehr von Eiern und fettreichen Milchprodukten einzuschränken und in den meisten Rezepten können Sie Kuhmilch durch Getränke aus Soja, Tofu, Nüssen oder Reis ersetzen. Kaufen Sie Produkte, die mit Kalzium, Vitamin D und Vitamin B12 angereichert wurden.

Die folgenden Tipps zum Frühstück sind schnell umgesetzt und das Essen ist köstlich und nahrhaft.

- Verrührter Tofu oder übrig gebliebene Bohnen, serviert mit Maisbrot oder Vollkornbrötchen und frischen Orangen- oder Grapefruitschnitzen
- Verschiedene Getreidearten mit Gewürzen, heiß gegessen, obenauf einige Obstscheiben, Weizenkeime, Nüsse oder gemahlene Leinsamen sowie entrahmte Milch oder Sojamilch
- Fertigmüsli mit Mandeln, Beeren und Sojamilch
- Mehrkorntoast mit Tahini oder Mandelbutter und schwarzer Melasse, dazu frischen Obstsalat
- Vollkornpfannkuchen, Waffeln oder Toast, serviert mit Würstchen- oder Schinkenersatz, obenauf frisches Obst oder Obstmus

Das leckere Mittagessen

Auch das Mittagessen ist einfach und schnell zubereitet und sehr schmackhaft, einerlei, ob Sie aus einer Tüte, zu Hause oder im Restaurant essen.

Geschäftsessen oder Essen im Restaurant

Das Interesse an gesunder Lebensweise ist enorm gestiegen und es ist daher viel einfacher geworden, in einem Restaurant wohlschmeckende pflanzliche Gerichte zu bekommen. Wie bereits erwähnt (siehe

Kapitel 8), sind Restaurants mit ausländischer Küche besonders empfehlenswert. Salate, Suppen, kurz angebratene Gemüsegerichte und Bohnen sind eine sehr gute Wahl. Selbst Fast-Food-Restaurants bieten meist Gemüse-Hamburger und Salate an.

Mittagessen aus der Tüte

Wenn Sie kreativ sind, können Sie auch aus der Tüte vorzüglich essen. Das Essen muss nicht immer zwischen zwei Scheiben Brot stecken! Nehmen Sie Suppe, Eintopf oder Chili in einer Thermosflasche mit. Marinierter Salat, ein wenig Reis und kurz angebratenes Gemüse oder gefüllte Kopfsalatblätter passen in kleine Plastikbehälter. Sogar ein Sandwich kann interessant sein. Beginnen Sie mit Reispapier, Vollkornknäckebrot, schwerem Roggenbrot oder Leinsamenbrötchen. Als Füllung eignen sich Hummus und Sprossen, dünne, gewürzte Tofuscheiben, Tomatenscheiben, Salatblätter, Zwiebeln und Pickles. Oder essen Sie Tofusalat mit Oliven und roten Paprikaschoten.

Spezialitäten des Hauses

Zu Hause sind Sie am flexibelsten. Das Mittagessen ist eine gute Gelegenheit, Hülsenfrüchte zu servieren. Geben Sie sie in eine herzhafte Gemüsesuppe oder in den Salat und bereiten Sie so viel zu, dass es für mehrere Mahlzeiten reicht. Suppen kann man meist sehr gut einfrieren. Reste können ebenfalls ein gutes Mittagessen sein, vor allem Eintopf und ähnliche Gerichte. Essen Sie mindestens eine Gemüsesorte dazu.

Was gibt's zum Abendessen?

Wie sieht die pflanzliche Alternative zu einer traditionell fleischreichen Mahlzeit aus? Für neue Vegetarier ist das eine Herausforderung, aber die folgenden Tipps helfen Ihnen, ein einfaches, aber schmackhaftes Essen zu servieren.

- *Ändern Sie traditionelle Menüs ab,* indem Sie das Fleisch durch Bohnen, Tofu, Tempeh, Seitan, Gemüse-Hamburger, pflanzliche

Würstchen, Nüsse oder geformtes pflanzliches Eiweiß ersetzen. Kartoffelbrei mit Soße, Mais am Kolben, Salatsoße und Gemüse dürfen Sie immer noch essen.

- *Essen Sie „Ethnofood".* Übernehmen Sie ein paar Ideen von Kulturen, die selten Fleisch essen oder es nur in kleinen Mengen verwenden. Probieren Sie mexikanische, libanesische, indische, chinesische oder afrikanische Gerichte. Wenn Sie mit vegetarischen Gerichten erst anfangen, sind traditionelle Menüs einfacher; aber Sie können Ethnofood nach und nach in Ihr Repertoire aufnehmen. Schon nach kurzer Zeit werden Sie Speisen aus aller Welt servieren! Natürlich ist alles einfacher, wenn Sie selbst einer Kultur angehören, die sehr wenig Fleisch verwendet.

Sie brauchen nicht zu befürchten, dass pflanzliche Menüs zeitaufwendig sind – sie lassen sich genau so schnell zubereiten wie Fleischgerichte.

Ein schnell zubereitetes Abendessen

Einerlei, ob Sie Ihr Essen selbst zusammenstellen oder Fertiggerichte bevorzugen, Sie können vieles tun, um Zeit zu sparen.

- Bereiten Sie Mahlzeiten im Voraus zu. Dann wartet ein warmes Essen auf Sie, wenn Sie um 18 Uhr nach Hause kommen. Bohnen können Sie im Voraus einweichen, Gemüse am Morgen schneiden. Die Mühe lohnt sich!
- Kochen Sie mindestens doppelt so viel, wie Ihre Familie während einer Mahlzeit essen kann. Doppelte oder dreifache Portionen bedeuten, dass Sie an einem Abend oder an einem Wochenende mehr Freizeit haben. Bewahren Sie Reste vom Vortag auf, oder gefrieren Sie vorgekochte Speisen ein. Getreide und Bohnen sollten Sie ebenfalls in größeren Mengen kochen, in essfertigen Portionen verpacken und in die Kühltruhe stellen oder als Grundlage für spätere Menüs verwerten. Essen Sie beispielsweise heute Abend Gemüse mit Cashews (beides in der Pfanne kurz angebraten) und braunem Reis und morgen oder übermorgen Curry-Tofu mit dem restlichen Reis.

- Füllen Sie die Speisekammer und die Kühltruhe gut. Wenn Sie noch nie ein pflanzliches Fertiggericht probiert haben, steht Ihnen eine Überraschung bevor. Die Auswahl ist enorm und die Gerichte sind innerhalb von Minuten gar. Folgende Lebensmittel sollten immer griffbereit sein:

Linsen und Bohnen in Dosen für Suppen, Spaghettisoßen, Chili und Aufläufe. Festere Bohnen können Sie auch in kurz angebratene Gerichte streuen. Gefrorene getrocknete Bohnen oder Bohnensuppen sind für Wanderungen und beim Camping besonders nützlich.

Tofu ist ein wundervolles Fertiggericht, aus dem Sie in wenigen Minuten eine Mahlzeit zubereiten können. Man kann Tofu kurz anbraten, backen, verrühren, in Suppen, Eintöpfe und Burritos geben oder daraus Pastetchen, pflanzliche Frikadellen und Bratlinge formen. Wenn Sie Tofu einfrieren und auftauen, hat er eine angenehm kernige Konsistenz.

Vollkorngetreide, das sich schnell zubereiten lässt – z. B. wilder oder brauner Reis – und Vollkornnudeln sind fast überall erhältlich. Bulgur, Vollkornkuskus, Hirse und Quinoa sind in weniger als 30 Minuten zubereitet.

Seitan besteht aus konzentriertem Weizeneiweiß, das geknetet, gewürzt und gekocht wird. Dieses „Weizenfleisch" ist kernig und erinnert an Rindfleisch oder Huhn. Es passt vorzüglich in Eintöpfe, Suppen und Aufläufe.

Gefrorene Speisen aller Art warten in den Gefriertruhen von Reformhäusern und Supermärkten darauf, von Ihnen entdeckt zu werden. Neben Gemüse und Hülsenfrüchten finden Sie Fleischersatz, Tempeh, nahrhafte Fertiggerichte und Teig für Vollkornbrote.

So werden Sie mit Bohnen und Getreide vertraut

Die Zubereitung wundervoller neuer Rezepte (einschließlich jener im folgenden Kapitel) kann ein überaus befriedigendes Erlebnis sein – und der Beginn vieler schöner Abende mit Freunden oder

Angehörigen. Wenn die pflanzliche Kost Ihnen neu ist, brauchen Sie möglicherweise ein paar neue Tricks für Ihre Küche, besonders wenn es um weniger bekannte Zutaten geht. Viele gute Tipps finden Sie im Rezeptteil. Zwei der größten Stolpersteine für Anfänger sind Hülsenfrüchte und Getreide. Die folgenden Informationen vermitteln Ihnen die notwendigen Grundlagen.

Hülsenfrüchte kochen

Manche Hülsenfrüchte sind so klein, dass man sie vor dem Kochen nicht einweichen muss. Dazu gehören Linsen, Mungbohnen und halbe Erbsen. Allerdings verkürzt das Einweichen die Kochzeit und verbessert die Resorption der Mineralien. Für jede Tasse dieser kleinen Hülsenfrüchte nehmen Sie 3 Tassen (750 ml) Wasser. Die Kochzeit für nicht eingeweichte Linsen, Mungbohnen und halbe Erbsen liegt zwischen 25 und 60 Minuten.

Größere getrocknete Bohnen müssen Sie vor dem Kochen einweichen. Dazu gehören Kidneybohnen (Feuerbohnen), Adzukibohnen (Reisbohnen), Limabohnen, gefleckte Feldbohnen, Kichererbsen, schwarze Bohnen, weiße Bohnen und viele andere. Entfernen Sie zuerst Steinchen und verdorbene Bohnen und weichen Sie die Bohnen dann über Nacht (6 Stunden oder länger) in mindestens der dreifachen Menge Wasser ein. Schneller geht es, wenn Sie die Bohnen zum Kochen bringen, dann vom Herd nehmen und eine Stunde einweichen. Das Wasser schütten Sie weg, dann spülen Sie die Bohnen, bedecken sie mit frischem Wasser und kochen sie so lange, wie empfohlen, oder bis sie zart sind. Schütten Sie das Wasser weg und spülen Sie die Bohnen gründlich. Nun bedecken Sie die Bohnen etwa 7 Zentimeter hoch mit frischem, nicht gesalzenem Wasser und kochen sie eine Minute stark. Dann zudecken und 1–3 Stunden sieden lassen. Sehr hartes (mineralhaltiges) Wasser kann die Kochzeit verlängern. In einem langsamen Kocher können Sie Bohnen auch den ganzen Tag oder über Nacht garen. Für jede Tasse (250 ml) eingeweichte Bohnen brauchen Sie 3 Tassen (750 ml) frisches Wasser.

In einem Druckkochtopf sind Bohnen viel schneller gar. Sie können getrocknete Bohnen auch 2–3 Tage vor dem Kochen keimen lassen, um die Garzeit zu verkürzen. Die Bohnen müssen so weich sein, dass man sie zwischen Zunge und Gaumen zerdrücken kann. Knackige Bohnen kann unser Verdauungssystem nicht verkraften.

Praktischer Tipp

Bohnen sind gesund, aber sie können auch Blähungen verursachen. Um dieses Problem zu lindern, sollten Sie die Bohnen mindestens einen oder zwei Tage lang 3-5 Mal einweichen und spülen. Dann können Sie großzügige Portionen ohne Nebenwirkungen genießen.

Getreide kochen

Getreide spült man vor dem Kochen in einem Sieb. Sie bedecken die Körner in einem Topf mit der abgemessenen Menge Wasser, bringen sie zum Kochen, decken sie zu, verringern die Hitze und lassen sie sieden wie empfohlen. Hartes Wasser verlängert die Garzeit.

Große, ganze Körper (z. B. Kamut, Dinkel, Weizen, Roggen, Gerste und Hafer): Sie brauchen 1 Tasse gespülte Körner und 3 Tassen Wasser. Gerste 40 – 50 Minuten, andere Körner 1 Stunde kochen lassen.

Kleinere oder gespaltene Körner: Sie brauchen 1 Tasse gespülte Körner und 2 Tassen Wasser für Reis, Weizensplitter, Amarant und Quinoa, für andere Körner 2½ Tassen Wasser. Alle diese Körner sind in 20-30 Minuten gar, außer Reis, der rund 45 Minuten braucht. Bulgur brauchen Sie nur in kochendes Wasser zu schütten und dann einzuweichen.

Schlaue Imbisse

Für viele Diabetiker sind Zwischenmahlzeiten ein wichtiger Teil der täglichen Kost. Imbisse werden oft mit Chips, Krapfen und Süßigkeiten gleichgesetzt; aber wenn Sie die richtige Auswahl treffen, haben Imbisse eine sehr günstige Wirkung auf die Nährstoffzufuhr und -absorption. Die folgenden Tipps helfen Ihnen bei der Entscheidung:

✓ Wählen Sie pflanzliche Imbisse aus der pflanzlichen Lebensmittelpyramide aus. Was Sie auf Seite 138 – 150 nicht finden, ist wahrscheinlich nicht empfehlenswert.

✓ Halten Sie gesunde Imbisse griffbereit, denn wenn Sie hungrig sind, essen Sie vermutlich, was Sie haben.

✓ Seien Sie besonders wählerisch, wenn Sie außer Haus essen. Kaufen Sie frisches Obst, einen marinierten Salat oder Sojanüsse und Joghurt.

✓ Nehmen Sie einen Imbiss mit, wenn Sie ausgehen und wissen, dass Sie unterwegs nichts Gesundes bekommen.

✓ Essen Sie Imbisse aus Lebensmittelgruppen, die Sie eher vernachlässigen. Angenommen, Sie essen mitunter zu wenig Hülsenfrüchte; dann wählen Sie gewürzten Tofu, Erbsensuppe, Bohnensuppe oder Kräcker mit Sojapaste.

Die folgenden Imbisse leisten einen wichtigen Beitrag zu Ihrem Nährstoffbedarf und zur Stabilisierung des Blutzuckers.

- rohes Gemüse mit Tofu, Joghurt oder Bohnentunke
- frischer Obstsalat, mit Joghurt übergossen
- Sellerie, mit Nussbutter gefüllt
- Erbsensuppe und Kräcker
- Marinierter Gemüse- und Bohnensalat
- Vollkornpudding mit Obstmus
- Roggenkekse oder Reiskuchen mit Wurstersatz und Pickles
- Edamame (Sojabohnen in der Schale, in Salzwasser gekocht)
- selbst gebackene Vollkornbrötchen mit Nussbutter
- rohes Gemüse mit Tofu und Joghurttunke
- Studentenfutter oder gemischte Nüsse
- Vollkornkräcker und Antipasto
- gebackener oder gewürzter Tofu und gehacktes Gemüse in Kopfsalatblättern

- gebackene Tortillachips, gebratene Bohnen und Salsa
- Hummus und Pitabrot
- Tabulisalat mit Kichererbsen
- Getreideflocken oder Getreidebrei (kalt) mit Beeren und Sojamilch
- Sojanüsse und frisches Obst
- Vollkornhefekringel (eine Hälfte), mit fettarmem Käse und Tomatenscheiben
- Popcorn, bestreut mit Sojapulver oder Bierhefe und besprenkelt mit Leinöl

Kapitel 12

Rezepte für den Sieg über Diabetes

In diesem Kapitel führen wir Sie mit herrlichen Rezepten vom Frühstück über Imbisse zum Abendessen. Viele Rezepte werden Sie nie wieder missen wollen. Guten Appetit!

Vollkornwaffeln

Ergibt 5 Portionen (je 1 Waffel)

⅓ Tasse (85 ml) Maismehl
⅔ Tassen (165 ml) Vollkornweizenmehl
½ Tasse (125 ml) Hafermehl
½ Tasse Reismehl
3 EL (45 ml) gemahlene Leinsamen*
2 TL (10 ml) Backpulver
¼ TL (1,2 ml) Salz
2 EL (30 ml) Rapsöl
⅔ Tassen Wasser
1½ Tassen (375 ml) Sojamilch oder entrahmte Milch

Waffeleisen vorheizen.

Mehle, Leinsamen, Backpulver und Salz in einer mittelgroßen Rührschüssel mischen. In der Mitte der trockenen Zutaten ein Loch graben und Öl, Wasser und Sojamilch oder Milch hineingießen. Kurz umrühren. Der Teig sollte etwas klumpig sein.

Den Teig auf das Waffeleisen schöpfen und backen, bis er goldbraun ist. Wenn gewünscht, Waffeln mit Joghurt und gehackten Früchten oder Beeren belegen.

Siehe Glossar:

Rapsöl
Leinsamen
Hafermehl
Reismehl
Sojamilch

* Leinsamen in eine elektrische Kaffeemühle schütten und fein mahlen. Oder mit schwerem Stößel im Mörser zerdrücken.

1 Portion = 1 Waffel = 2 Getreide + 1 Nüsse/Kerne

JE WAFFEL	10 g Gesamtfett	266 mg Natrium	2,5 mg Eisen
264 Kalorien	1 g gesättigtes Fett	284 mg Kalium	161 mg Kalzium
8 g Eiweiß	5,8 g Ballaststoffe	7 RE* Vitamin A	403 mg Phosphor
38 g Kohlenhydrate	0 mg Cholesterin	0 mg Vitamin C	

Gute Quelle für Omega-3-Fettsäuren (mindestens 1 g je Portion)

Vollkornbrei

Ergibt 8 Portionen (je 1 Tasse)

Mit Sojamilch und frischen Beeren oder Trockenfrüchten servieren. Reste in den Kühlschrank stellen und am nächsten Morgen essen.

1 Tasse (250 ml) Gerste
1 Tasse Hirse
1 Tasse Hafergrütze
7 Tassen (1¾ l) Wasser

Gerste, Hirse und Hafergrütze spülen und über Nacht im Wasser einweichen.

Am Morgen das Getreide in einem Topf zum Kochen bringen, dann die Hitze verringern und 40–50 Minuten sieden lassen (oder bis die Körner weich sind und das Wasser absorbiert haben). Gelegentlich umrühren. Wasser nachgießen, wenn die Körner ankleben.

Siehe Glossar:
Gerste
Hirse
Hafergrütze

1 Portion = 1 Tasse = 3 Getreide

JE PORTION	3 g Gesamtfett	4 mg Natrium	2,3 mg Eisen
260 Kalorien	1 g gesättigtes Fett	189 mg Kalium	20 mg Kalzium
7 g Eiweiß	5,7 g Ballaststoffe	1 RE Vitamin A	209 mg Phosphor
53 g Kohlenhydrate	0 mg Cholesterin	0 mg Vitamin C	

* RE = Retinoläquivalent: 1 mg RE entspricht 1 mg oder 3,3 I.E. (internationalen Einheiten) Retinol, 6 mg all-trans-Betacarotin oder 12 mg anderer Carotinoide

Französischer Toast

Ergibt 6 Portionen (je 1 Scheibe)

¼ Tasse (60 ml) Haferflocken
⅓ Tasse (85 ml) rohe Cashews
1 Tasse (250 ml) Sojamilch oder entrahmte Milch
⅛ TL (0,6 ml) Vanilleextrakt
⅛ TL Zimt
⅛ TL Salz (wenn gewünscht)
6 Scheiben Weizenvollkornbrot

Haferflocken, Cashews, Sojamilch oder Milch, Vanille, Zimt und (wenn gewünscht) Salz in der Küchenmaschine oder im Mixer mischen. Den Teig in ein flaches Backblech gießen. Die Brotscheiben in den Teig tauchen, bis beide Seiten bedeckt sind.

Eine große Pfanne bei mittlerer Hitze vorwärmen.

Das mit Teig bedeckte Brot bei mittlerer Hitze rösten. Einmal umdrehen, bis es goldbraun ist. Wenn gewünscht, mit Joghurt und Obst servieren.

Siehe Glossar:
Haferflocken
Sojamilch

1 Portion = 1 Scheibe = 1 Getreide + ½ Nüsse/Kerne

JE SCHEIBE	6 g Gesamtfett	106 mg Natrium	1,6 mg Eisen
121 Kalorien	1 g gesättigtes Fett	173 mg Kalium	7 mg Kalzium
5 g Eiweiß	3,1 g Ballaststoffe	2 RE Vitamin A	126 mg Phosphor
14 g Kohlenhydrate	0 mg Cholesterin	0 mg Vitamin C	

Morgenmüsli

Ergibt 4 Portionen (je ⅔ Tassen)

½ Tasse (125 ml) Haferkleie
1 Tasse (250 ml) Haferflocken
1¼ Tassen (310 ml) Wasser
1 Tasse Sojamilch oder entrahmte Milch
¼ Tasse (60 ml) Sonnenblumenkerne
¼ Tasse Rosinen
¼ Tasse gehackte Walnüsse
1 Apfel, gerieben

Am Abend vorher alle Zutaten in einer mittelgroßen Schüssel mischen. Zugedeckt in den Kühlschrank stellen.

Am Morgen mit Joghurt und, wenn gewünscht, mit frischen Obstscheiben oder Beeren servieren.

Siehe Glossar:
Haferflocken
Haferkleie
Sojamilch

1 Portion = ⅔ Tassen = 2 Getreide + ½ Obst + ½ Nüsse/Kerne

JE PORTION	12 g Gesamtfett	12 mg Natrium	2,4 mg Eisen
249 Kalorien	1 g gesättigtes Fett	377 mg Kalium	36 mg Kalzium
9 g Eiweiß	6 g Ballaststoffe	7 RE Vitamin A	230 mg Phosphor
31 g Kohlenhydrate	0 mg Cholesterin	3 mg Vitamin C	

Verrührter Tofu

Ergibt 4 Portionen (je ½ Tasse)

2 Knoblauchzehen, gehackt
½ Tasse (125 ml) rote oder grüne Paprikaschoten, entkernt und gehackt
½ Tasse Zwiebeln, gehackt
½ TL (2,5 ml) Rapsöl oder Olivenöl (extra vergine)
453 g fester Tofu, zerkrümelt
1 EL (15 ml) Tamari
¼ TL (1,2 ml) Kurkuma (Gelbwurz)
2 EL (30 ml) Bierhefeflocken

Knoblauch, Paprika und Zwiebeln bei mittlerer Hitze etwa 5 Minuten in einer mittelgroßen Bratpfanne im Öl kurz anbraten (oder bis alles weich ist). Tofu, Tamari und Kurkuma dazugeben und unter gelegentlichem Umrühren erhitzen, bis das überflüssige Wasser verdampft und der Tofu etwas trocken ist. Hefeflocken einrühren und Pfanne vom Herd nehmen.

Siehe Glossar:
Bierhefeflocken
Kurkuma
Olivenöl
Tamari
Tofu

1 Portion = ½ Tasse = 1½ Hülsenfrüchte

JE PORTION:	11 g Gesamtfett	269 mg Natrium	12,2 mg Eisen
194 g Kalorien	1 g gesättigtes Fett	406 mg Kalium	241 mg Kalzium
21 g Eiweiß	3,2 g Ballaststoffe	25 RE Vitamin A	273 mg Phosphor
9 g Kohlenhydrate	0 mg Cholesterin	10 mg Vitamin C	

Frisches Obstmus

Ergibt 8 Portionen (je ¼ Tasse)

Während die Pfannkuchen, die Waffeln oder der Toast garen, diese einfache Soße zubereiten. Sofort servieren, da man frische Bananen schlecht aufbewahren kann.

¼ Tasse (60 ml) Wasser
¼ Tasse Rosinen
Saft einer Zitrone
1½ Tassen (375 ml) Beeren, Früchtewürfel oder -schnitze (z. B. Orangen oder Ananas)
3 reife Bananen

Das Wasser zum Kochen bringen. Topf vom Herd nehmen, die Rosinen hineingeben und weichen lassen, bis sie aufgequollen sind. Wasser abgießen.

In der Küchenmaschine oder im Mixer die Rosinen mit den restlichen Zutaten mischen. Sofort servieren.

1 Portion = ¼ Tasse = 1 Obst

JE PORTION:	0 g Fett	1 mg Natrium	0,4 mg Eisen
74 Kalorien	2,2 g Ballaststoffe	284 mg Kalium	15 mg Kalzium
1 g Eiweiß	0 mg Cholesterin	8 RE Vitamin A	20 mg Phosphor
19 g Kohlenhydrate		27 mg Vitamin C	

Pumpernickel

Ergibt 2 Laibe oder 24 Scheiben (1 Scheibe je Portion)

1 EL (15 ml) aktive Trockenhefe
3 EL (45 ml) schwarze Melasse
2½ Tassen (625 ml) lauwarmes Wasser
4 Tassen (1000 ml) Weizenvollkornmehl
1 Tasse (250 ml) dunkles Roggenmehl
½ Tasse (125 ml) Buchweizenmehl
¼ Tasse (60 ml) Maismehl
2 EL (30 ml) Sojapulver
1 TL (5 ml) Salz
Öl nach Bedarf
Maismehl zum Bestreuen

Hefe, Melasse, Wasser und 2 Tassen Weizenvollkornmehl in einer großen Rührschüssel verrühren, bis der Teig glatt ist, dann 10 Minuten an einen warmen Platz stellen, bis der Teig Blasen zu bilden beginnt. Roggen-, Buchweizen- und Maismehl, Sojapulver und Salz dazugeben und durch Rühren mischen. Die letzten 2 Tassen Weizenvollkornmehl hineinarbeiten, aber nur je ½ Tasse auf einmal.

Wenn der Teig zu steif zum Rühren wird, auf ein mit Mehl bestäubtes Brett geben und die Seiten der Schüssel sauber kratzen. 10 Minuten kneten und dabei so viel Mehl hinzufügen, dass der Teig nicht an den Händen klebt.

Die Rührschüssel leicht einölen und den gekneteten Teig wieder in die Schüssel geben. Den Teig einmal umdrehen und oben einölen. Dann den Teig beiseite stellen, bis er doppelt so hoch ist.

Wenn der Teig aufgegangen ist, den Teig wieder zusammendrücken und auf ein Brett geben. In zwei Hälften teilen, zu ovalen Laiben formen und diese auf ein Backblech legen, das leicht mit dem zusätzlichen Maismehl bestreut wurde. Die Laibe mit einem feuchten Tuch oder

Folie zudecken und an einem warmen Platz nochmals aufgehen lassen, bis sie fast doppelt so groß sind.

Den Herd auf 177 °C vorwärmen. Wenn die Laibe aufgegangen sind, 45 Minuten backen (oder bis die Kruste braun ist und die Laibe hohl klingen, wenn Sie an die Seiten klopfen).

Siehe Glossar:

Buchweizenmehl
Roggenmehl
schwarze Melasse
Sojapulver

1 Portion = 1 Scheibe = 1 Getreide

JE SCHEIBE			
103 Kalorien	1 g Gesamtfett	92 mg Natrium	1,5 mg Eisen
4 g Eiweiß	0 g gesättigtes Fett	186 mg Kalium	31 mg Kalzium
22 g Kohlenhydrate	3,6 g Ballaststoffe	1 RE Vitamin A	97 mg Phosphor
	0 mg Cholesterin	0 mg Vitamin C	

Sesam-Roggen-Kräcker

Ergibt 32 Kräcker (3 Kräcker je Portion)

½ Tasse (125 ml) Weizenvollkornmehl
½ Tasse Roggenmehl
¼ Tasse (60 ml) Haferkleie
2 EL (30 ml) Sesamsamen
¼ TL (1,2 ml) Salz
2 EL Rapsöl
1 EL (15 ml) Agavensirup oder Gerstenmalz
¼ Tasse Sojajoghurt oder fettarmer Joghurt

Alle Zutaten in einer Rührschüssel mischen, bis sie einen glatten Teig bilden. Mehr Mehl dazugeben, wenn der Teig klebrig ist, mehr Wasser, wenn er zu trocken ist.

Den Herd auf 190 °C vorheizen. Den Teig mit den Händen auf ein Backblech drücken oder mit einer Teigrolle auswalzen. Mit einem scharfen Messer den Teig in 32 Quadrate schneiden.

Den Teig 10–15 Minuten backen (oder bis er goldbraun ist). In den letzten paar Minuten aufpassen, dass die Kräcker nicht anbrennen.

Siehe Glossar:
Agavensirup
Gerstenmalz
Haferkleie
Rapsöl
Roggenmehl

1 Portion = 3 Kräcker = 1 Getreide

JE KRÄCKER	1 g Gesamtfett	17 mg Natrium	0,2 mg Eisen
26 Kalorien	0 g gesättigtes Fett	21 mg Kalium	7 mg Kalzium
1 g Eiweiß	0,6 g Ballaststoffe	0 RE Vitamin A	16 mg Phosphor
3 g Kohlenhydrate	0 mg Cholesterin	0 mg Vitamin C	

Würzige Muffins

Ergibt 12 Muffins (1 Muffin je Portion)

1 mittelgroße Zwiebel, gehackt
1 EL (15 ml) Tamari
2 EL (30 mg) Rapsöl
1 EL Agavensirup oder Gerstenmalz
¾ Tassen (185 ml) gekochtes Kuskus
1 Tasse (250 ml) Sojamilch oder entrahmte Milch
1 Tasse Gerstenmehl
1 Tasse Weizenvollkornmehl
1½ TL (7,5 ml) Natriumbikarbonat
1½ TL Backpulver
½ TL (2,5 ml) Salz
1 TL (5 ml) getrockneter Rosmarin
½ TL getrockneter Thymian
1 TL getrockneter Salbei

Siehe Glossar:

Agavensirup
Gerstenmalz
Gerstenmehl
Kuskus
Rapsöl
Sojamilch
Tamari

Zwiebel mit einigen Teelöffeln Wasser und Tamari in einer kleinen Bratpfanne bei mittlerer Hitze bräunen.

Den Herd auf 177 °C vorheizen.

Öl, Sirup oder Malz, Kuskus und Sojamilch oder Milch in einer Rührschüssel mischen. Mehl, Backpulver, Natriumbikarbonat, Salz und Kräuter dazugeben und gut umrühren. Den Teig in ein leicht eingeöltes Plätzchenblech löffeln und 20 Minuten backen (oder bis er leicht gebräunt ist und ein Zahnstocher, mit dem Sie in die Mitte stechen, sauber bleibt).

Vom Herd nehmen und in der Form völlig abkühlen lassen.

1 Portion = 1 Muffin = 1½ Getreide

JE MUFFIN	3 g Gesamtfett	379 mg Natrium	0,8 mg Eisen
118 Kalorien	0 g gesättigtes Fett	120 mg Kalium	52 mg Kalzium
4 g Eiweiß	3,5 g Ballaststoffe	1 RE Vitamin A	123 mg Phosphor
20 g Kohlenhydrate	0 mg Cholesterin	1 mg Vitamin C	

Apfelmus-Rosinen-Muffins

Ergibt 12 Muffins (1 Muffin je Portion)

1 Tasse (250 ml) nicht gesüßtes Apfelmus
½ Tasse (125 ml) Orangensaft
2 EL (30 ml) Rapsöl
1 EL (15 ml) schwarze Melasse
2 EL Sojajoghurt oder fettarmer Joghurt
1 Tasse Weizenvollkornmehl
½ Tasse Gerstenmehl
½ Tasse Reismehl
1½ TL (7,5 ml) Backpulver
½ TL (2,5 ml) Zimt
½ TL Salz
½ Tasse Rosinen
½ Tasse gehackte Walnüsse

Den Herd auf 175 °C vorheizen.

Apfelmus, Orangensaft, Öl, Melasse und Joghurt in einer mittelgroßen Rührschüssel mischen. Mehl, Backpulver, Zimt und Salz hineinsieben und nur so lange mischen, bis alles feucht ist. Rosinen und Walnüsse einrühren. Den Teig in leicht eingeölte Muffinformen löffeln und 20 Minuten backen (oder bis er leicht gebräunt ist und ein Zahnstocher, mit dem Sie in die Mitte stechen, sauber bleibt). Die Muffins in der Form abkühlen lassen und dann herauslösen.

Siehe Glossar:

Gerstenmehl
Rapsöl
Reismehl
schwarze Melasse
Sojajoghurt

1 Portion = 1 Muffin = 1 Getreide + ½ Obst + ½ Nüsse/Kerne

JE MUFFIN	6 g Gesamtfett	25 mg Natrium	1,2 mg Eisen
163 Kalorien	1 g gesättigtes Fett	223 mg Kalium	28 mg Kalzium
3 g Eiweiß	3,3 g Ballaststoffe	3 RE Vitamin A	86 mg Phosphor
27 g Kohlenhydrate	0 mg Cholesterin	6 mg Vitamin C	

Irische süße Brötchen

Ergibt 12 Brötchen (1 Brötchen je Portion)

¾ Tassen (185 ml) Reismehl
¾ Tassen Gerstenmehl
½ Tasse (125 ml) Weizenvollkornmehl
2 EL (30 ml) gemahlene Leinsamen
2 TL (10 ml) Backpulver
½ TL (2,5 ml) Salz
1½ EL (22 ml) Rohzucker
3 EL (45 ml) Rapsöl
½ Tasse Sojajoghurt oder fettarmer Joghurt
½ Tasse Rosinen (wenn gewünscht)

Mehle, Leinsamen, Backpulver, Salz und Zucker in einer mittelgroßen Rührschüssel mischen. Öl, Joghurt und Rosinen dazugeben und mischen, bis der Teig etwas feucht ist.

Den Herd auf 190 °C vorheizen.

Den Teig auf einem leicht mit Mehl bestäubten Brett ausrollen, bis er etwa daumendick ist. Mit einem Messer in Dreiecke schneiden und diese auf ein Backblech legen. 10 – 12 Minuten backen (oder bis die Brötchen goldbraun sind).

Siehe Glossar:
Gerstenmehl
Leinsamen
Rapsöl
Reismehl
Rohzucker
Sojajoghurt

1 Portion = 1 Brötchen = 1 Getreide + ½ Nüsse/Kerne

JE BRÖTCHEN	5 g Gesamtfett	153 mg Natrium	0,8 mg Eisen
127 Kalorien	0 g gesättigtes Fett	89 mg Kalium	67 mg Kalzium
3 g Eiweiß	2,7 g Ballaststoffe	0 RE Vitamin A	146 mg Phosphor
19 g Kohlenhydrate	0 mg Cholesterin	0 mg Vitamin C	

Rotkohlsalat

Ergibt 6 Portionen (je ⅔ Tassen)

Unsere Lieblingszutat sind geröstete Sonnenblumenkerne. Das Aroma dieses knackigen Salates ist unübertrefflich!

½ Tasse (125 ml) gehackte Frühlingszwiebeln
¼ Tasse (60 ml) gehacktes frisches Dillkraut
⅓ Tasse (85 ml) geröstete Sonnenblumenkerne
1 Tasse (250 ml) geriebene Möhren
4 Tassen (1 l) geriebener Rotkohl*
¼ Tasse Zitronensaft
⅓ Tasse (85 ml) Mayonnaise
eine Prise Salz

Die Sonnenblumenkerne in eine schwere Bratpfanne streuen und bei großer Hitze leicht bräunen lassen. Vorsichtig umrühren. Dann die Kerne auf einem Backblech im auf 200 °C vorgeheizten Herd etwa 10 Minuten backen. Mehrere Male umrühren. Aufpassen, dass die Kerne nicht anbrennen.

Die gerösteten Kerne in einer mittelgroßen Rührschüssel mit allen anderen Zutaten mischen.

* Damit der Salat knackiger wird, schneiden Sie den Kohl in dünne Streifen. Wenn Sie den Salat zarter haben wollen, reiben Sie ihn auf der rauen Seite einer Reibe.

1 Portion = ⅔ Tassen = 1 Gemüse + ½ Nüsse/Kerne

JE PORTION	7 g Gesamtfett	109 mg Natrium	1 mg Eisen
100 Kalorien	0 g gesättigtes Fett	244 mg Kalium	44 mg Kalzium
3 g Eiweiß	2,6 g Ballaststoffe	521 RE Vitamin A	87 mg Phosphor
8 g Kohlenhydrate	0 mg Cholesterin	35 mg Vitamin C	

Grüner Salat mit Vinaigrettesoße

Ergibt 4 Portionen (je ¼ Tasse)

6 Tassen (1,5 l) gemischte frische grüne Salatsorten
1 EL (15 ml) Leinöl
1 EL Olivenöl (extra vergine)
2 EL (30 ml) Kräuteressig
1 TL (5 ml) Tamari oder Miso
1 Handvoll frische Kräuter, grob gehackt
2 Zehen Knoblauch

Die Salate in eine große Salatschüssel geben und beiseite stellen.

Öl, Essig, Tamari oder Miso, Kräuter und Knoblauch in einer Küchenmaschine oder im Mixer pürieren, bis alles glatt ist. Die Mixtur über den Salat gießen und mischen. Sofort servieren.

Siehe Glossar:
Balsamessig
Leinöl
Miso
Olivenöl
Tamari

1 Portion = 1¼ Tassen = 1 Gemüse + ½ Nüsse/Kerne

JE PORTION	7 g Gesamtfett	120 mg Natrium	1,8 mg Eisen
78 Kalorien	1 g gesättigtes Fett	344 mg Kalium	68 mg Kalzium
2 g Eiweiß	1,9 g Ballaststoffe	353 RE Vitamin A	33 mg Phosphor
3 g Kohlenhydrate	0 mg Cholesterin	19 mg Vitamin C	

Reiche Quelle für Omega-3-Fettsäuren (mindestens 1 g je Portion)

Essiggurken

Ergibt 4 Portionen (je ½ Tasse)

2 Gurken, in 1 cm dicke Scheiben geschnitten
¼ TL (1,2 ml) Salz
1 EL (15 ml) Leinöl
1½ EL (22 ml) Reisessig oder Apfelessig
1 EL Wasser

Die Gurkenscheiben in eine saubere, trockene 1-Liter-Schüssel geben. Mit Salz bestreuen. Öl, Essig und Wasser über die Gurken gießen und durchmischen. Vor dem Servieren mindestens 1 Stunde in den Kühlschrank stellen.

Siehe Glossar:
Leinöl
Reisessig

1 Portion = ½ Tasse = ½ Gemüse + ⅓ Nüsse/Kerne

JE PORTION	4 g Gesamtfett	136 mg Natrium	0,4 mg Eisen
50 Kalorien	0 g gesättigtes Fett	222 mg Kalium	21 mg Kalzium
1 g Eiweiß	1,2 g Ballaststoffe	32 RE Vitamin A	31 mg Phosphor
4 g Kohlenhydrate	0 mg Cholesterin	8 mg Vitamin C	

Reiche Quelle für Omega-3-Fettsäuren (mindestens 1 g je Portion)

Frischer Spinatsalat

Ergibt 5 Portionen (je 1½ Tassen)

⅓ Tasse (85 ml) rohe Mandeln
5 Tassen (1,25 l) frische Spinatblätter, gewaschen und in mundgerechte Stücke zerrissen
2 Möhren, gerieben
2 Knoblauchzehen, gehackt
¼ Tasse (60 ml) Zitronensaft
1 TL (5 ml) Tamari
1 EL (15 ml) geröstetes Sesamöl
1 TL (5 ml) Olivenöl, extra vergine

Die Mandeln in einer kleinen, trockenen Bratpfanne rösten, umrühren. Aufpassen, dass sie nicht anbrennen. Dann aus der Pfanne nehmen und abkühlen lassen.

Spinat, Karotte und Mandeln in einer Salatschüssel mischen. Beiseite stellen.

Knoblauch, Zitronensaft, Tamari und Öl in einem kleinen Glas schütteln. Dann die Soße über den Salat gießen. Gut mischen und sofort servieren.

Siehe Glossar:
Sesamöl, geröstet
Olivenöl
Tamari

1 Portion = 1½ Tassen = 1 Gemüse + 1 Nüsse/Kerne

JE PORTION	9 g Gesamtfett	247 g Natrium	2,1 mg Eisen
118 Kalorien	1 g gesättigtes Fett	499 mg Kalium	90 mg Kalzium
4 g Eiweiß	3,5 g Ballaststoffe	1202 RE Vitamin A	95 mg Phosphor
8 g Kohlenhydrate	0 mg Cholesterin	24 mg Vitamin C	

Süßkartoffelsalat

Ergibt 6 Portionen (je ¾ Tassen)

4 Tassen (1 l) geschälte Süßkartoffeln, in Würfel geschnitten
¼ Tasse (60 ml) gehackte Pecanüsse
½ Tasse (125 ml) gehackte Frühlingszwiebeln
2 EL (30 ml) gehackte Korianderblätter
2 EL Miso (hell)
¼ Tasse frischer Limonensaft

Die Süßkartoffeln in einer mittelgroßen Pfanne 10–12 Minuten dünsten (oder bis sie zart sind, aber ihre Form noch bewahrt haben). Wasser abgießen und kühlen.

Kartoffeln, Pecanüsse, grüne Zwiebeln und Korianderblätter in einer Salatschüssel mischen.

Miso und Limonensaft in einer Tasse oder kleinen Schüssel mit der Gabel mischen, bis die Mixtur cremig ist. Dann über die Süßkartoffeln gießen. Behutsam, aber gründlich mischen.

Siehe Glossar:
Korianderblätter
Miso

1 Portion = ¾ Tassen = 1 Getreide/stärkereiches Gemüse + ½ Nüsse/Kerne

JE PORTION	4 g Gesamtfett	175 mg Natrium	0,7 mg Eisen
152 Kalorien	0 g gesättigtes Fett	389 mg Kalium	36 mg Kalzium
3 g Eiweiß	3,9 g Ballaststoffe	1994 RE Vitamin A	78 mg Phosphor
27 g Kohlenhydrate	0 mg Cholesterin	28 mg Vitamin C	

Bohnen-Pilz-Suppe

Ergibt 5 Portionen (je 1¼ Tassen)

Verwenden Sie verschiedene Pilze, um diese einfache, sahnige Suppe zu variieren. Trockene Pilze, die Sie in Wasser oder Brühe einweichen, können frische Pilze ganz oder teilweise ersetzen.

2 Tassen (500 ml) Pilze in Scheiben
2 mittelgroße Zwiebeln, gehackt
3 Zehen Knoblauch, gehackt
1 Möhre, in Würfel geschnitten
2 TL (10 ml) Olivenöl, extra vergine
2½ Tassen (625 ml) gekochte Bohnen
3 Tassen (750 ml) Bohnenkochwasser oder Gemüsebrühe
¼ TL (1,2 ml) getrockneter Thymian
¼ TL getrocknetes Bohnenkraut
¼ TL getrockneter Majoran
½ TL (2,5 ml) Salz
schwarzer Pfeffer

Siehe Glossar:
Bohnenkraut
Majoran
Olivenöl, extra vergine

Pilze, Zwiebeln, Knoblauch und Möhren bei mittlerer Hitze etwa 10 Minuten (oder bis alles weich ist) in einer mittelgroßen Pfanne in Öl rösten.

Die Bohnen mit dem Wasser oder der Brühe in einer Küchenmaschine oder im Mixer (dann in mehreren Portionen) pürieren. Das Püree in einen Suppentopf gießen und zum Kochen bringen. Gemüse, Kräuter, Salz und Pfeffer dazugeben. Hitze verringern und die Mischung 5 Minuten (oder bis sie heiß ist) zugedeckt sieden lassen.

1 Portion = 1¼ Tassen = 1¼ Hülsenfrüchte + 1 Gemüse

JE PORTION	3 g Gesamtfett	222 mg Natrium	2,8 mg Eisen
179 Kalorien	0 g gesättigtes Fett	567 mg Kalium	82 mg Kalzium
9 g Eiweiß	6,5 g Ballaststoffe	405 RE Vitamin A	197 mg Phosphor
31 g Kohlenhydrate	0 mg Cholesterin	7 mg Vitamin C	

Dreifache Bohnensuppe

Ergibt 6 Portionen (je 1¼ Tassen)

Frische Petersilie und frisches Basilikum verleihen dieser Suppe ihr besonderes Aroma.

2 TL (10 ml) Olivenöl, extra vergine
1 Tasse (250 ml) gehackte Zwiebeln
1 grüne Paprikaschote, ohne Kerne, gehackt
1 Tasse gehackter Sellerie
1 kleine Peperoni, entkernt und gehackt (wenn gewünscht)*
3 Tassen (750 ml) Brühe oder Wasser
1 Tasse passierte Tomaten
1 Tasse gefleckte Feldbohnen, gekocht
1 Tasse weiße Bohnen, gekocht
1 Tasse Limabohnen, gekocht
2 EL (30 ml) frisches Basilikum, gehackt
⅓ Tasse (85 ml) frische Petersilie, gehackt
2 TL frische Korianderblätter, gehackt
½ TL (2,5 ml) Salz (wenn gewünscht)
schwarzer Pfeffer
½ Tasse (125 ml) Sonnenblumenkerne

Das Öl in einem großen Topf erhitzen. Zwiebeln, Paprika, Sellerie und Peperoni etwa 10 Minuten bei mittlerer Hitze rösten, bis das Gemüse weich ist. Häufig umrühren. Wasser oder Brühe, Tomaten, Bohnen, Kräuter, Koriander, Salz und schwarzen Pfeffer einrühren. Zum Kochen bringen, Hitze verringern und 10–15 Minuten sieden lassen (oder bis alles gut heiß ist).

Während die Suppe kocht, die Sonnenblumenkerne in einer kleinen, trockenen Pfanne bei großer Hitze rösten. Oft umrühren und aufpassen, dass die Kerne nicht anbrennen. Die gerösteten Kerne in der Küchenmaschine oder im Mixer grob mahlen.

Die Suppe in Servierschalen löffeln. Mit den gemahlenen Kernen garnieren.

Kochtipp:
Kaufen Sie Hülsenfrüchte, um sie bald zu verbrauchen. Alte Hülsenfrüchte müssen viel länger kochen als frische. Verbrauchen Sie erst den Vorrat in der Speisekammer, ehe Sie Nachschub besorgen.

* Seien Sie vorsichtig, wenn Sie mit Peperoni umgehen, damit die Haut nicht gereizt wird. Fassen Sie sich nicht ins Gesicht oder in die Augen. Waschen Sie nach dem Peperonischneiden gründlich Ihre Hände. Am besten Sie tragen beim Hantieren mit Peperoni Handschuhe.

Siehe Glossar:
Korianderblätter
Olivenöl, extra vergine
Peperoni

1 Portion = 1¼ Tassen = 1½ Hülsenfrüchte + ½ Nüsse/Kerne + ½ Gemüse

JE PORTION	8 g Gesamtfett	265 mg Natrium	3,8 mg Eisen
239 Kalorien	1 g gesättigtes Fett	778 mg Kalium	93 mg Kalzium
12 g Eiweiß	9,8 g Ballaststoffe	49 RE Vitamin A	254 mg Phosphor
32 g Kohlenhydrate	0 mg Cholesterin	29 mg Vitamin C	

Bohnen-Grünzeug-Suppe

Ergibt 6 Portionen (je 1¼ Tassen)

1 EL (15 ml) Olivenöl, extra vergine
2 EL (30 ml) gehackter Knoblauch
1 große grüne Paprikaschote, entkernt und gehackt
1 Peperoni, entkernt und gehackt
4 Tassen (1 l) gehacktes frisches Grüngemüse, z. B. Grünkohl und/oder Senfblätter
5 Tassen (1,25 l) Wasser oder Brühe
3 Tassen (750 ml) gekochte Langbohnen (Wasser abgießen)
¼ Tasse (60 ml) dunkles Miso**
1 Tasse (250 ml) warmes Wasser

Siehe Glossar:

Grünkohl
Miso
Olivenöl, extra vergine
Peperoni
Senfblätter

Das Olivenöl in einem Suppentopf erhitzen. Knoblauch, Paprika und Peperoni bei mittlerer Hitze etwa 5 Minuten rösten (oder bis alles zart ist). Gelegentlich umrühren. Grüngemüse und Wasser oder Brühe dazugeben. Zum Kochen bringen, dann Hitze verringern und die Suppe 15 Minuten sieden lassen. Bohnen hineingeben, wieder zum Kochen bringen und bei geringerer Hitze sieden lassen.

Während die Suppe siedet, Miso in warmem Wasser auflösen. Die Suppe vom Herd nehmen und die Misomischung dazugeben. Gut umrühren.

** Miso erst dazugeben, wenn die Suppe nicht mehr kocht, damit die Enzyme nicht zerstört werden.

1 Portion = 1¼ Tassen = 1¼ Hülsenfrüchte = 1 Gemüse

JE PORTION	4 g Gesamtfett	441 mg Natrium	3,4 mg Eisen
174 Kalorien	1 g gesättigtes Fett	510 g Kalium	103 mg Kalzium
10 g Eiweiß	7,4 g Ballaststoffe	417 RE Vitamin A	188 mg Phosphor
28 g Kohlenhydrate	0 mg Cholesterin	68 mg Vitamin C	

Gefüllte Zucchini

Ergibt 6 Portionen (je ½ Zucchini mit Füllung)

- 3 Zucchini, etwa 20–25 cm lang
- 1 Tasse (250 ml) rohe Cashewstücke
- 1 TL (5 ml) Olivenöl, extra vergine
- 2 EL (30 ml) gehackter Knoblauch
- 1½ Tassen (375 ml) grüne Erbsen
- ⅓ Tasse (85 ml) gehackte frische Petersilie
- 3 Tassen (750 ml) Hirse, Gerste, brauner Reis oder Kasha (Buchweizengrütze), gekocht
- 1 mittelgroße Zwiebel, gehackt
- 1 Dose (794 ml) zerdrückte Tomaten oder 3½ Tassen (875 ml) zerdrückte frische Tomaten
- 2 EL (30 ml) geriebene Ingwerwurzel

Zucchini der Länge nach in Hälften schneiden. Kerne herauslöffeln, so dass etwa 1 cm der Zucchini mit Haut intakt bleiben. Die Zucchini in einer großen Pfanne in wenig Wasser zugedeckt 8–10 Minuten dünsten.

Während die Zucchini dünsten, die Cashews bei großer Hitze in einer kleinen, trockenen Pfanne rösten. Umrühren, bis sie leicht braun sind. Aufpassen, dass sie nicht anbrennen.

Siehe Glossar:
brauner Reis
Gerste
Hirse
Kasha
Olivenöl, extra vergine

In derselben Pfanne das Öl erhitzen. Den Knoblauch bei mittlerer bis geringer Hitze im Öl 1 Minute rösten. Erbsen dazugeben und mehrere Minuten umrühren. Petersilie und Getreide dazugeben und bei geringer Hitze umrühren, bis alles gut heiß ist.

Die Zwiebeln bei mittlerer bis großer Hitze in einer mittelgroßen Pfanne in 2 EL Wasser dünsten. Umrühren, damit die Zwiebelstücke nicht verkleben. Tomaten und Ingwer dazugeben und gut erhitzen.

Den Herd auf 200 °C vorheizen. Die Zucchini mit der offenen Seite nach oben in eine rechteckige Bratpfanne legen. Die Getreidemischung in die Zucchini löffeln und festdrücken. Alle Zucchinihälften gleichmäßig füllen. Die Tomatensoße darüber gießen. 15 Minuten backen, dann Hitze auf 175 °C senken und weitere 20 Minuten backen.

1 Portion = 1 Hülsenfrüchte + 1 Nüsse/Kerne + 1½ Getreide + 1 Gemüse

JE PORTION	14 g Gesamtfett	31 mg Natrium	4,2 mg Eisen
377 Kalorien	3 g gesättigtes Fett	892 mg Kalium	80 mg Kalzium
12 g Eiweiß	7,4 g Ballaststoffe	141 RE Vitamin A	355 Phosphor
54 g Kohlenhydrate	0 mg Cholesterin	45 mg Vitamin C	

Gebackenes Gemüse mit goldener Soße

Ergibt 4 Portionen (je 1½ Tassen)

1 TL (5 ml) Olivenöl, extra vergine
1 große rote Paprikaschote, entkernt
2 Köpfe Brokkoli
1 große Zwiebel
227 g Pilze
1 EL (15 ml) Tamari
1 Tasse (250 ml) Buchweizengrütze
2½ Tassen (625 ml) Wasser

Den Herd auf 230 °C vorheizen. Das Öl auf einem großen Backblech verteilen. Das Gemüse in große, mundgerechte Stücke schneiden und gleichmäßig auf dem Backblech verteilen. Mit Tamari besprenkeln. 15 Minuten backen. Das Gemüse mit einem Pfannenwender umdrehen und weitere 10 Minuten backen (oder bis es hellbraun ist).

Während das Gemüse röstet, die Buchweizengrütze bei großer Hitze in einer trockenen Pfanne rösten, bis sie eine goldene Farbe hat – das ist

Kasha. Oft umrühren und aufpassen, dass sie nicht anbrennt. Wasser dazugießen, zudecken und 20 Minuten sieden lassen (oder bis das Wasser absorbiert und das Kasha zart ist). Vom Herd nehmen und ein paar Minuten zugedeckt stehen lassen.

Goldene Soße

¾ Tassen (185 ml) Bierhefeflocken
1 TL (5 ml) Knoblauchpulver
1 TL gemahlener Kreuzkümmel
½ TL (2,5 ml) Kurkuma (Gelbwurz)
¼ Tasse (60 ml) Pfeilwurzstärke
2 EL (30 ml) Kräutersenf
2 Tassen (500 ml) Sojamilch oder entrahmte Milch
Salz und schwarzer Pfeffer

Während das Kasha kocht, die Soße zubereiten: Hefeflocken, Knoblauchpulver, Kreuzkümmel, Kurkuma und Pfeilwurzstärke in einer mittelgroßen Pfanne mischen. Senf und Sojamilch mit dem Schneebesen einrühren und bei mittlerer Hitze unter ständigem Umrühren kochen, bis die Soße dick wird. Vor dem Servieren das Kasha mit dem Gemüse und der Soße bedecken.

Siehe Glossar:
Bierhefeflocken
Kasha
Kurkuma
Pfeilwurzstärke
Olivenöl, extra vergine
Sojamilch
Tamari

1 Portion = 1½ Tassen = 1¼ Hülsenfrüchte + 1 Getreide + 2 Gemüse

JE PORTION			
268 Kalorien	5 g Gesamtfett	296 mg Natrium	3 mg Eisen
20 g Eiweiß	1 g gesättigtes Fett	991 mg Kalium	54 mg Kalzium
45 g Kohlenhydrate	6,4 g Ballaststoffe	141 RE Vitamin A	428 mg Phosphor
	0 mg Cholesterin	65 mg Vitamin C	

Rauke-Kichererbsen-Salat

Ergibt 6 Portionen (je 1 Tasse)

1 Tasse (250 ml) Gerste
2½ Tassen (625 ml) Wasser
2 Tassen (500 ml) gekochte Kichererbsen
¾ Tassen (185 ml) gehackter Sellerie
¾ Tassen gehackte rote Paprikaschote, entkernt
½ Tasse (125 ml) gehackte frische Petersilie
3 Tassen (750 ml) gehackte Rauke, Grünkohl, Senfblätter oder anderes dunkelgrünes Blattgemüse

Salatsoße

2 gehackte Knoblauchzehen
1 TL (5 ml) geröstetes Sesamöl
1 EL (15 ml) Olivenöl, extra vergine, oder Hanfsamenöl
1 EL Reisessig
1 EL Balsamessig
Salz und schwarzer Pfeffer

Siehe Glossar:

Gerste
Grünkohl
Hanfsamenöl
Rauke
Balsamessig
Olivenöl, extra vergine
Reisessig
Senfblätter
Sesamöl, geröstet

Gerste und Wasser in einer zugedeckten, mittelgroßen Pfanne zum Kochen bringen. Hitze verringern und 20–25 Minuten sieden lassen (oder bis das Wasser absorbiert und die Gerste zart ist). Dann vom Herd nehmen und zugedeckt abkühlen lassen.

Kichererbsen, Sellerie, Paprika, Petersilie und Rauke in einer großen Schüssel mischen. Abgekühlte Gerste einrühren.

Alle Soßenzutaten in einem kleinen Glas schütteln. Die Soße über den Salat gießen und gut mischen.

1 Portion = 1 Tasse = 1 Getreide + ¾ Hülsenfrüchte + ½ Nüsse/Kerne + 1 Gemüse

JE PORTION	5 g Gesamtfett	28 mg Natrium	3,5 mg Eisen
242 Kalorien	1 g gesättigtes Fett	421 mg Kalium	64 mg Kalzium
8 g Eiweiß	8 g Ballaststoffe	153 RE Vitamin A	158 mg Phosphor
44 g Kohlenhydrate	0 mg Cholesterin	34 mg Vitamin C	

Linsenpastete

Ergibt 8 Portionen (1½ Tassen)

3 Tassen (750 ml) gekochte Kartoffelwürfel
1 EL + 1 TL (20 ml) Olivenöl, extra vergine
½ Tasse (125 ml) Sojamilch oder entrahmte Milch
schwarzer Pfeffer
2 EL (30 ml) weißes Miso
4 Tassen (1 l) gekochte Süßkartoffelwürfel
1 mittelgroße gehackte Zwiebel
1 grüne Paprikaschote, entkernt und gehackt
2 EL gehackter Knoblauch oder 1 TL (5 ml) Knoblauchpulver
1 große gehackte Möhre
2 Tassen (500 ml) Tomatenpüree
3 Tassen gekochte Linsen
¼ TL (1,2 ml) getrockneter Thymian
½ TL (2,5 ml) getrockneter Majoran
½ TL Salz (wenn gewünscht)
Paprikapulver zum Garnieren

Die Kartoffeln mit 1 EL Olivenöl, ¼ Tasse Sojamilch, schwarzem Pfeffer und 1 EL Miso zerdrücken und beiseite stellen.

Die Süßkartoffeln mit ¼ Tasse Sojamilch, schwarzem Pfeffer und 1 EL Miso zerdrücken und beiseite stellen.

1 TL Olivenöl bei mittlerer Hitze in einem großen Topf erhitzen. Zwiebel, grüne Paprika, Knoblauch und Möhre 5 Minuten im Öl rösten, gelegentlich umrühren. Tomatenpüree, Linsen, Thymian, Majoran und Salz (wenn gewünscht) dazugeben und zum Kochen bringen. Vom Herd nehmen und in eine ca. 23 x 33 cm große Backform gießen.

Herd auf 175 °C vorheizen. Mit den Händen oder einem großen Löffel die Hälfte der Kartoffeln über ein Viertel der Linsenmischung verteilen. Daneben die Hälfte der Süßkartoffeln verteilen, dann den Rest der Kartoffeln und Süßkartoffeln. Mit dem Paprikapulver bestreuen und 45 Minuten backen. Vor dem Servieren 10 Minuten abkühlen lassen.

1 Portion = 1 Hülsenfrüchte = 1 Getreide/stärkereiches Gemüse + 1 Gemüse + 1/4 Nüsse/Kerne

JE PORTION	3 g Gesamtfett	124 mg Natrium	3,4 mg Eisen
235 Kalorien	0 g gesättigtes Fett	852 mg Kalium	52 mg Kalzium
10 g Eiweiß	9,9 g Ballaststoffe	1229 RE Vitamin A	215 mg Phosphor
43 g Kohlenhydrate	0 mg Cholesterin	38 mg Vitamin C	

Siehe Glossar:

Miso
Olivenöl, extra vergine
Sojamilch

Gersten-Linsen-Eintopf

Ergibt 6 Portionen (je 1½ Tassen)

¾ Tassen (185 ml) Gerste
¾ Tassen Linsen
6 Tassen (1,5 l) Wasser
1 großes Lorbeerblatt
3 Tassen (750 ml) gehackter Grünkohl
3 Tassen geschälte Süßkartoffeln, in Würfel geschnitten
1 Knoblauchknolle, Zehen geschält und gehackt
½ TL (2,5 ml) getrockneter Rosmarin
2 EL (30 ml) dunkles Miso
¼ Tasse (60 ml) Wasser
3 TL (45 ml) geröstete Sesamsamen

Siehe Glossar:
Gerste
Grünkohl
Miso

Gerste und Linsen mit dem Wasser in einem großen Topf zugedeckt zum Kochen bringen. Hitze verringern und 40 Minuten sieden lassen (oder bis das Wasser absorbiert und Gerste und Linsen zart sind). Süßkartoffeln, Grünkohl, Knoblauch und Rosmarin dazugeben. 15 weitere Minuten kochen lassen (oder bis die Kartoffeln weich sind). Wenn nötig, Wasser nachgießen.

Vom Herd nehmen. Miso in die Vierteltasse Wasser und dann gut in den Eintopf einrühren. Topf zudecken und mehrere Minuten stehen lassen.

Sesamsamen in einer kleinen, trockenen Pfanne bei großer Hitze rösten, bis sie goldfarben werden. Ständig umrühren und aufpassen, dass sie nicht anbrennen. Kurz vor dem Servieren die gerösteten Sesamsamen in den Eintopf streuen.

1 Portion = 1½ Tassen = 2 Getreide/stärkereiches Gemüse + 1 Gemüse + 1 Hülsenfrüchte

JE PORTION	4 g Gesamtfett	242 mg Natrium	4,6 mg Eisen
312 Kalorien	1 g gesättigtes Fett	630 mg Kalium	134 mg Kalzium
10 g Eiweiß	10,8 g Ballaststoffe	2168 RE Vitamin A	212 mg Phosphor
62 g Kohlenhydrate	0 mg Cholesterin	60 mg Vitamin C	

Quinoa-Salat

Ergibt 4 Portionen (je 1¼ Tassen)

1 Tasse (250 ml) Quinoa
1½ Tassen (375 ml) Wasser
1 Tasse gekochte Kidneybohnen
1 frische Tomate, gehackt
1 Gurke, entkernt und gehackt
1 große Möhre, in Würfel geschnitten
½ Tasse (125 ml) gehackte Frühlingszwiebeln
½ Tasse gehackte frische Petersilie
1 EL (15 ml) gehacktes frisches oder 1 TL (5 ml) getrocknetes Basilikum
2 Knoblauchzehen, gehackt
¼ Tasse (60 ml) Reisessig
1 EL Apfelsaft ohne Zuckerzusatz
1 EL geröstetes Sesamöl
1 EL Tamari

Siehe Glossar:
Quinoa
Reisessig
Sesamöl, geröstet
Tamari

Quinoa und Wasser in einer mittelgroßen Pfanne zum Kochen bringen. Hitze verringern und 10–15 Minuten sieden lassen (oder bis die Quinoa zart und das Wasser absorbiert ist). Quinoa auf ein Backblech geben und abkühlen lassen.

Bohnen, Tomate, Möhre, Zwiebel, Petersilie und Basilikum in einer Servierschüssel mischen. Knoblauch, Essig, Apfelsaft, Sesamöl und Tamari gut hineinmischen. Dann die abgekühlte Quinoa einrühren.

1 Portion = 1¼ Tassen = 1 Getreide + 1 Hülsenfrüchte + 1 Gemüse + ½ Nüsse/Kerne

JE PORTION	6 g Fett	278 mg Natrium	6,5 mg Eisen
282 Kalorien	1 g gehärtetes Fett	830 mg Kalium	76 mg Kalzium
11 g Eiweiß	7,4 g Ballaststoffe	584 RE Vitamin A	283 mg Phosphor
48 g Kohlenhydrate	0 mg Cholesterin	24 mg Vitamin C	

Polenta-Tempeh-Kuchen

Ergibt 8 Portionen (je 1¼ Tassen)

1 Tasse (250 ml) grob gemahlenes Maismehl
3⅓ Tassen (835 ml) Wasser
¼ TL (1,2 ml) Salz (wenn gewünscht)
3 TL (15 ml) Olivenöl, extra vergine
454 g Tempeh, in Würfel (1 – 1½ cm Seitenlänge) geschnitten
2 TL (10 ml) Tamari
1 große grüne Paprikaschote, entkernt und gehackt
1 große Zwiebel, gehackt
1 EL gehackter Knoblauch
794 ml zerdrückte Tomaten aus der Dose oder 875 ml frische zerdrückte Tomaten
168 ml Tomatenmark
½ Tasse (125 ml) Zitronensaft
2 EL (30 ml) getrocknetes Basilikum
½ TL (2,5 ml) Salz (wenn gewünscht)

Siehe Glossar:
Olivenöl, extra vergine
Polenta
Tamari
Tempeh

Maismehl und Salz in einer mittelgroßen Pfanne ins Wasser mischen und zum Kochen bringen. Auf mittlerer Hitze 15 Minuten kochen (oder bis die Polenta dick ist). Oft umrühren, um Verklumpung zu verhindern.

Eine ca. 23 x 33 cm große Backform leicht mit 1 TL Öl einfetten, die Polenta hineinfüllen und glatt streichen. Beiseite stellen und abkühlen lassen.

Herd auf 175 °C vorheizen. Ein Backblech mit 1 TL Öl leicht einfetten. Den Tempeh auf das Backblech legen und mit Tamari besprenkeln. 15 Minuten backen, dann umdrehen und weitere 15 Minuten backen.

Den restlichen Teelöffel Öl in einer großen Pfanne erhitzen. Paprika, Zwiebel und Knoblauch bei mittlerer Hitze etwa 5 Minuten rösten (oder bis alles zart ist). Tomaten, Tomatenmark, Zitronensaft, Basilikum und Salz dazugeben und die Soße 5–10 Minuten sieden lassen.

Wenn die Polenta abgekühlt und fest ist, in mundgerechte Quadrate schneiden. Die Quadrate vom Backblech lösen und die Tempehwürfel auf die Polenta-Quadrate und um sie herum legen. Die Tomatensoße über Tempeh und Polenta gießen. 25 Minuten backen. Vor dem Servieren etwa 10 Minuten abkühlen lassen.

1 Portion = 1 ½ Tassen = 1 Hülsenfrüchte + 1 Getreide + 1 Gemüse

JE PORTION	7 g Gesamtfett	163 mg Natrium	3 mg Eisen
237 Kalorien	1 g gesättigtes Fett	748 mg Kalium	96 mg Kalzium
14 g Eiweiß	7,1 g Ballaststoffe	131 RE Vitamin A	201 mg Phosphor
33 g Kohlenhydrate	0 mg Cholesterin	37 mg Vitamin C	

Tofusalat

Ergibt 5 Portionen (je ½ Tasse)

Dieser Salat löste Begeisterung aus, als wir ihn Gästen servierten, die Tofu noch nicht kannten. Sie wollten unbedingt das Rezept haben, um ihn öfter genießen zu können.

454 g Tofu, in Stücke geschnitten
1 EL (15 ml) geröstete Sesamsamen
½ Tasse (125 ml) gehackte Frühlingszwiebeln mit dem grünen Teil
¼ Tasse (60 ml) frischer Dill, gehackt
1 EL Tamari
1 EL Apfelessig
½ EL (7 ml) Kräutersenf
3 EL (45 ml) Mayonnaise
½ Stange Sellerie, fein gehackt

Die Hälfte des Tofus in einer Rührschüssel zerkrümeln. Die andere Hälfte in der Küchenmaschine oder im Mixer pürieren, mit den restlichen Zutaten in eine Schüssel geben und gut mischen. Mit rohem Gemüse als Tunke servieren oder auf Reiskekse, Kräcker oder Mais-Chips streichen.

1 Portion = ½ Tasse = 1 Hülsenfrüchte + ½ Nüsse/Kerne

JE PORTION	11 g Gesamtfett	310 mg Natrium	10,1 mg Eisen
171 Kalorien	1 g gesättigtes Fett	295 mg Kalium	216 mg Kalzium
15 g Eiweiß	2,8 g Ballaststoffe	21 RE Vitamin A	195 Phosphor
6 g Kohlenhydrate	0 mg Cholesterin	3 mg Vitamin C	

Gemüsespieße

Ergibt 6 Portionen (je 1 Spieß)

Planen Sie voraus, damit Sie den Tofu über Nacht oder den ganzen Tag marinieren können. Sie können die Spieße über Kohlen grillen oder im Herd backen.

½ Tasse (125 ml) Gemüsebrühe
1 Knoblauchknolle, Zehen geschält
1 EL (15 ml) Olivenöl, extra vergine
1 EL geröstetes Sesamöl
1½ EL (22 ml) Balsamessig
2 EL (30 ml) Tamari
680 g festen Tofu, in Würfel (1 – 1½ cm Seitenlänge) geschnitten
225 g Pilze
1 grüne Paprikaschote entkernt und in Schnitze geschnitten
1 rote Paprikaschote, entkernt und in Schnitze geschnitten
3 mittelgroße Zucchini, in dicke Scheiben geschnitten
2 mittelgroße Zwiebeln, geschält, in Viertel geschnitten

Siehe Glossar:
Balsamessig
Olivenöl, extra vergine
Sesamöl, geröstet
Tamari
Tofu

Brühe, Knoblauch, Öle, Essig und Tamari im Mixer mischen. Tofuwürfel auf einen flachen Teller legen, Marinade darüber gießen. Zudecken und mindestens 6 Stunden in den Kühlschrank stellen.

Herd auf 175 °C vorheizen. Den marinierten Tofu und das Gemüse auf 6 Spieße stecken und dabei die Farben variieren. Spieße in ein Backblech legen und mit der restlichen Marinade begießen. 20 Minuten backen. Einmal umdrehen und weitere 15 Minuten backen. Oder über einem heißen Grill garen und einmal umdrehen, bis beide Seiten der Spieße knusprig und Zucchini und Zwiebeln zart sind.

1 Portion = 1 Spieß = 1 1/3 Hülsenfrüchte + 1/2 Nüsse/Kerne + 2 Gemüse

JE PORTION	15 g Gesamtfett	356 mg Natrium	13 mg Eisen
257 Kalorien	2 g gesättigtes Fett	673 mg Kalium	262 Kalzium
21 g Eiweiß	5 g Ballaststoffe	88 RE Vitamin A	305 Phosphor
16 g Kohlenhydrate	0 mg Cholesterin	42 mg Vitamin C	

Gersten-Hamburger

Ergibt 6 Portionen (je 1 Hamburger)

½ Tasse (125 ml) Gerste
1½ Tassen (375 ml) Wasser
½ Tasse Walnüsse
2 EL (30 ml) gemahlene Leinsamen*
½ Tasse gehackte Zwiebeln
1 kleine Zucchini, geraspelt
½ Tasse gehackte frische Petersilie
1 TL (5 ml) getrocknetes Basilikum
2 EL Tahini
1 EL (15 ml) Tamari

Siehe Glossar:
Gerste
Leinsamen
Tahini
Tamari

Gerste und Wasser in einer zugedeckten mittelgroßen Pfanne zum Kochen bringen. Hitze verringern und 25 Minuten sieden lassen (oder bis die Gerste zart und das Wasser absorbiert ist).

Während die Gerste kocht, die Walnüsse in der Küchenmaschine oder im Mixer zu grobem Mehl verarbeiten. Walnussmehl, gemahlene Leinsamen, Zwiebeln, Zucchini, Petersilie, Basilikum, Tahini und Tamari in einer Rührschüssel mischen. Heiße Gerste hineinmischen.

Herd auf 205 °C vorheizen. Mit einem großen Löffel die Gerstenmischung auf einem leicht eingeölten Backblech verteilen und daraus

Frikadellen formen. 25–30 Minuten backen (oder bis die Frikadellen hellbraun sind); einmal umdrehen.

* Leinsamen in eine elektrische Kaffeemühle schütten und fein mahlen. Oder mit schwerem Stößel im Mörser zerdrücken.

Kochtipp:
Wir alle sind mit Reis vertraut – aber haben Sie schon einmal anderes Getreide probiert? Ganze Getreidekörner harmonieren gut mit Bohnen. Nach dem Kochen passen sie in Suppen, Eintöpfe, heiße Getreideflocken, Salate, Brotteig und andere Teige.

1 Portion = 1 Hamburger = 1 Getreide + 3/4 Nüsse/Kerne

JE PORTION	9 g Gesamtfett	152 mg Natrium	1,5 mg Eisen
151 Kalorien	1 g gesättigtes Fett	194 mg Kalium	49 mg Kalzium
4 g Eiweiß	3,4 g Ballaststoffe	28 RE Vitamin A	109 mg Phosphor
17 g Kohlenhydrate	0 mg Cholesterin	8 mg Vitamin C	

Reiche Quelle für Omega-3-Fettsäuren (mindestens 1 g je Portion)

Tempeh-Würstchen

Ergibt 6 Portionen (je 1 Würstchen)

Tempeh-Würstchen können gut eingefroren werden. Sie können also gleich mehr zubereiten um immer einen Vorrat zu haben.

225 g Tempeh
¼ Tasse (60 ml) Wasser vom Dünsten des Tempeh
1 EL (15 ml) Olivenöl, extra vergine
1 EL dunkles Miso
2 EL (30 ml) Haferflocken
¼ TL (1,2 ml) Knoblauchpulver
¼ TL getrockneter Thymian
½ TL (2,5 ml) getrockneter Salbei
2 EL (30 ml) Bierhefeflocken
schwarzer Pfeffer

Siehe Glossar:
Bierhefeflocken
Haferflocken
Miso
Olivenöl, extra vergine
Tempeh

Tempeh 10 Minuten in siedendem Wasser dünsten, dann aus dem Topf oder der Pfanne nehmen und abkühlen lassen. Restliche Zutaten und ¼ Tasse des Kochwassers beiseite stellen.

Den Tempeh nach dem Abkühlen in eine mittelgroße Rührschüssel reiben. Restliche Zutaten und ¼ Tasse Wasser dazugeben und gut mischen. 6 Würstchen formen und gut festdrücken. In einer leicht eingeölten Pfanne 5–6 Minuten bei mittlerer Hitze braten (oder bis die Würstchen hellbraun sind); einmal umdrehen.

1 Portion = 1 Würstchen = 1 Hülsenfrüchte

JE PORTION	6 g Gesamtfett	108 mg Natrium	1,1 mg Eisen
115 Kalorien	1 g gesättigtes Fett	203 mg Kalium	40 mg Kalzium
9 g Eiweiß	2,4 g Fett	27 RE Vitamin A	119 mg Phosphor
9 g Kohlenhydrate	0 mg Cholesterin	0 mg Vitamin C	

Gebackener Kürbisauflauf

Ergibt 4 Portionen (je ¾ Tassen)

Jeder orangefarbene Kürbis macht aus diesem Auflauf eine süße Beilage zum Hauptgericht.

3 Tassen (750 ml) geschälter Kürbis, in Würfel geschnitten
½ Tasse (125 ml) Orangensaft
½ Tasse gehackte getrocknete Aprikosen
3 EL (45 ml) gemahlene Leinsamen
¼ TL (1,2 ml) Salz (wenn gewünscht)

Die Kürbiswürfel etwa 10 Minuten in einer Pfanne mit wenig Wasser zugedeckt dünsten, bis er zart ist. Wasser abgießen und den Kürbis mit einer Gabel ein wenig zerdrücken. Ein paar Stücke sollten übrig bleiben.

Herd auf 175 °C vorheizen. Den Kürbis in eine kleine Backform leeren und restliche Zutaten gründlich einmischen. Zudecken und 20 Minuten backen.

Siehe Glossar:
Leinsamen

1 Portion = 3/4 Tassen = 1 Getreide/stärkereiches Gemüse + 1 Obst

JE PORTION	2 g Gesamtfett	8 mg Natrium	1,9 mg Eisen
125 Kalorien	0 g gesättigtes Fett	676 mg Kalium	84 mg Kalzium
3 g Eiweiß	6,6 g Ballaststoffe	1151 RE Vitamin A	84 mg Phosphor
28 g Kohlenhydrate	0 mg Cholesterin	39 mg Vitamin C	

Reiche Quelle für Omega-3-Fettsäuren (mindestens 1 g je Portion)

Grüne Bohnen mit Zitrone und Dill

Ergibt 4 Portionen (je ¾ Tassen)

4 Tassen (1 l) grüne Bohnen, in mundgerechte Stücke geschnitten
2 EL (30 ml) Wasser
3 EL (45 ml) Mandelsplitter
Saft einer Zitrone
¼ Tasse (60 ml) gehackter frischer Dill oder 1 EL (15 ml) getrockneter Dill
1 TL (5 ml) helles Miso

Grüne Bohnen 2 Minuten in einer mittelgroßen Pfanne in 2 EL Wasser dünsten. Hitze verringern und Mandeln, Zitronensaft und Dill dazugeben. 1 Minute sieden lassen.

Hitze abstellen und Miso in die Flüssigkeit einrühren. Zudecken und vor dem Servieren mehrere Minuten stehen lassen.

Siehe Glossar:
Miso

1 Portion = ¾ Tassen = 1 Gemüse + ½ Nüsse/Kerne

JE PORTION	4 g Gesamtfett	110 mg Natrium	1,4 mg Eisen
88 Kalorien	0 g gesättigtes Fett	302 mg Kalium	60 mg Kalzium
4 g Eiweiß	4,8 g Ballaststoffe	74 RE Vitamin A	84 mg Phosphor
12 g Kohlenhydrate	0 mg Cholesterin	23 mg Vitamin C	

Kichererbsen mit Ingwer

Ergibt 6 Portionen (je 1¼ Tassen)

Zusammen mit braunem Reis, Hirse oder Quinoa ergibt diese Beilage ein herzhaftes Hauptgericht.

1 TL (5 ml) Olivenöl, extra vergine
1 mittelgroße Zwiebel, gehackt
1 EL (15 ml) gehackter Knoblauch
1 Kopf Bok Choy, gehackt
795 ml zerdrückte Tomaten aus der Dose oder 875 ml zerdrückte frische Tomaten
2 EL (30 ml) geriebene Ingwerwurzel
3 Tassen (750 ml) gekochte Kichererbsen
Salz (wenn gewünscht)
schwarzer Pfeffer

Siehe Glossar:
Bok Choy
Ingwerwurzel
Kichererbsen
Olivenöl, extra vergine

Öl in einer großen Pfanne erhitzen. Zwiebel, Knoblauch und Bok Choy 5 Minuten bei mittlerer Hitze im Öl rösten (oder bis alles weich ist).

Tomaten, Ingwer und Kichererbsen dazugeben und zum Kochen bringen. Hitze verringern und ein paar Minuten sieden lassen. Mit Salz (wenn gewünscht) und Pfeffer würzen.

Kochtipp:
Lorbeerblätter, Knoblauch und andere Kräuter können das Aroma gekochter Hülsenfrüchte verbessern. Tomaten, Zitronensaft, Essig oder Wein machen die Haut der Hülsenfrüchte zäher; daher mischt man sie erst hinein, wenn die Hülsenfrüchte weich sind.

1 Portion = 1¼ Tassen = 1 Hülsenfrüchte + 2 Gemüse

JE PORTION	3 g Gesamtfett	54 mg Natrium	3,6 mg Eisen
185 Kalorien	0 g gesättigtes Fett	698 mg Kalium	129 mg Kalzium
10 g Eiweiß	7 g Ballaststoffe	222 RE Vitamin A	189 mg Phosphor
32 g Kohlenhydrate	0 mg Cholesterin	44 mg Vitamin C	

Würziger Kohl

Ergibt 6 Portionen (je ½ Tasse)

1 EL (15 ml) Olivenöl, extra vergine
½ TL (2,5 ml) Cayennepfeffer
2 TL (10 ml) geriebene Ingwerwurzel
1 TL (5 ml) zerdrückte gelbe Senfsamen
½ TL Kurkuma
1 große Zwiebel, gehackt
3 Knoblauchzehen, gehackt
1 EL Wasser
1 Kopf Grünkohl, ohne Strunk, gehackt
1 EL Gerstenmalz
2 EL (30 ml) Apfelessig
¼ Tasse (60 ml) gehackte Walnüsse

Siehe Glossar:
Gerstenmalz
Ingwerwurzel
Kurkuma
Olivenöl, extra vergine

Öl in einer großen Pfanne bei mittlerer Temperatur erhitzen. Cayenne, Ingwer, Senfsamen und Kurkuma hineinstreuen und unter ständigem Umrühren etwa 1 Minute rösten (oder bis die Mischung aromatisch ist). Aufpassen, dass nichts anbrennt.

Hitze auf mittlere Temperatur senken, Zwiebeln, Knoblauch, Wasser und Kohl dazugeben. Zudecken und 10–15 Minuten kochen; gelegentlich umrühren. Gerstenmalz, Essig und Walnüsse einrühren. Zudecken und 1–2 Minuten kochen, bis alles gut heiß ist.

1 Portion = ½ Tasse = 2 Gemüse + ½ Nüsse/Kerne

JE PORTION	6 g Gesamtfett	10 mg Natrium	0,4 mg Eisen
100 Kalorien	1 g gesättigtes Fett	201 mg Kalium	44 mg Kalzium
2 g Eiweiß	3,8 g Ballaststoffe	14 RE Vitamin A	53 mg Phosphor
11 g Kohlenhydrate	0 mg Cholesterin	23 Vitamin C	

Mariniertes Gemüse

Ergibt 6 Portionen (je ⅔ Tassen)

Dieses knackige Gemüse sollten Sie als schnellen Imbiss oder Beilage zu einer Mahlzeit bereithalten.

½ TL (2,5 ml) Dillsamen oder 1 Büschel frischer Dill
½ TL Senfsamen
1 Tasse (250 ml) dicke Möhrenscheiben
1 Tasse grob gehackter Blumenkohl
1 Tasse grüne Bohnen, in Stücke geschnitten
1 Tasse Zucchini, in Scheiben geschnitten
3 Knoblauchzehen, gehackt
½ Tasse (125 ml) Apfelessig
¾ Tassen (185 ml) Wasser
1 TL (5 ml) Salz

Dill oder Dillsamen, Senfsamen, Gemüse und Knoblauch in ein sauberes, trockenes Literglas mit fest schließendem Deckel geben

Essig, Wasser und Salz in einer kleinen Pfanne zum Kochen bringen. Vom Herd nehmen und die Mischung über das Gemüse gießen. Deckel zuschrauben und Glas abkühlen lassen.

Dann das Glas mit dem Gemüse mehrere Tage zum Marinieren in den Kühlschrank stellen.

1 Portion = ⅔ Tassen = 1 Gemüse

JE PORTION	0 g Gesamtfett	367 mg Natrium	0,6 mg Eisen
25 Kalorien	0 g gesättigtes Fett	213 mg Kalium	24 mg Kalzium
1 g Eiweiß	1,7 g Ballaststoffe	357 RE Vitamin A	33 mg Phosphor
6 g Kohlenhydrate	0 mg Cholesterin	15 mg Vitamin C	

Hafer-Apfel-Kekse

Ergibt 24 Kekse (1 Keks = 1 Portion)

1 Tasse (250 ml) geraspelter Apfel
1 EL (15 ml) gemahlene Leinsamen
⅓ Tasse (85 ml) Apfelmus, nicht gesüßt
½ Tasse (125 ml) gehackte getrocknete Aprikosen
2 EL (30 ml) Rapsöl
¼ Tasse (60 ml) Ahornsirup
½ TL (2,5 ml) Vanilleextrakt
½ Tasse Walnüsse
1 Tasse Haferflocken
1 TL (5 ml) Backpulver
1 TL Zimt
¼ TL (1,2 ml) Salz (wenn gewünscht)

Siehe Glossar:
Haferflocken
Leinöl
Rapsöl

Apfel, Leinsamen, Apfelmus, Aprikosen, Öl, Sirup und Vanilleextrakt in einer großen Schüssel mischen. Walnüsse in der Küchenmaschine oder im Mixer zu grobem Mehl mahlen und zu der Mischung geben.

Auch die Haferflocken zu grobem Mehl mahlen. Backpulver, Zimt und Salz (wenn gewünscht) dazugeben und alles kurz mixen. Die Hafermischung in der Schüssel mit der Apfelmischung verrühren.

Herd auf 175 °C vorheizen. Teig teelöffelweise auf einem Backblech verteilen. 15 Minuten backen (oder bis die Kekse unten goldbraun sind). Vom Herd nehmen und 1–2 Minuten stehen lassen, damit der Teig etwas fester wird. Kekse auf ein Drahtgestell legen und ganz abkühlen lassen.

1 Portion = 1 Keks = ¾ Getreide

JE KEKS	3 g Gesamtfett	16 mg Natrium	0,4 mg Eisen
61 Kalorien	0 g gesättigtes Fett	79 mg Kalium	23 mg Kalzium
1 g Eiweiß	1 g Ballaststoffe	21 RE Vitamin A	48 mg Phosphor
8 g Kohlenhydrate	0 mg Cholesterin	1 mg Vitamin C	

Knusperäpfel

Ergibt 6 Portionen (je ⅔ Tassen)

5 Tassen (125 ml) Apfelschnitze
2 EL (30 ml) Zitronensaft
½ TL (2,5 ml) Zimt
1½ EL (22 ml) Agavensirup oder Honig
1½ Tassen (375 ml) Haferflocken
¼ Tasse (60 ml) gehackte Walnüsse
¼ Tasse Sonnenblumenkerne
1 TL (5 ml) Vanilleextrakt
2 EL Wasser
1½ EL Agavensirup oder Ahornsirup

Siehe Glossar:
Agavensirup
Haferflocken

Herd auf 175 °C vorheizen.

Zitronensaft, Zimt und 1½ EL Agavensirup in ein ca. 20 x 20 cm großes Backblech geben und die Apfelschnitze darauf legen. Etwas flachdrücken.

In einer Schüssel Haferflocken, Walnüsse, Sonnenblumenkerne, Vanilleextrakt, Wasser und 1½ EL Agavensirup mischen. Dann die Mischung mit dem Löffel auf den Apfelschnitzen verteilen und 25 Minuten backen.

Kochtipp:
Flüssige Süßmittel beim Backen halten Kuchen, Kekse, Teegebäck usw. feucht. Die Kekse absorbieren die Flüssigkeit, werden dann aber weniger knusprig.

1 Portion = ⅔ Tassen = 1 Getreide + 1 Obst + ¾ Nüsse/Kerne

JE PORTION	8 g Gesamtfett	2 mg Natrium	1,6 mg Eisen
232 Kalorien	1 g gesättigtes Fett	266 mg Kalium	30 mg Kalzium
6 g Eiweiß	5,6 g Ballaststoffe	8 RE Vitamin A	172 mg Phosphor
38 g Kohlenhydrate	0 mg Cholesterin	8 mg Vitamin C	

Ananas-Erdbeer-Torte

Ergibt 10 Portionen (je 1 Stück)

Boden
2 Tassen (500 ml) Haferflocken
2 EL (30 ml) gemahlene Leinsamen
2 EL Rapsöl
⅛ TL (0,6 ml) Salz (wenn gewünscht)
½ Tasse (125 ml) bis ⅔ Tassen (165 ml) kaltes Wasser

Füllung
3 Tassen (750 ml) geschälte, gehackte Ananas ohne Herz
5 EL (75 ml) Agar-Agar-Flocken (Pflanzengelatine)
½ Tasse rohe Cashews
4 Tassen (1 l) Erdbeeren ohne Blättchen
½ TL (2,5 ml) Stevia

Siehe Glossar:
Agar-Agar-Flocken
Cashews, roh
Haferflocken
Leinsamen
Rapsöl
Stevia

Herd auf 175 °C vorheizen.

Für den Boden die Haferflocken in der Küchenmaschine oder im Mixer etwa 1 Minute lang zu grobem Mehl mahlen.

Hafermehl, gemahlene Leinsamen, Öl, Salz (wenn gewünscht) und kaltes Wasser in einer mittelgroßen Schüssel zu einem klebrigen Teig mischen. Mit nassen Händen den Teig in eine Tortenform (22 cm Durchmesser) drücken und 20 Minuten backen. Dann aus dem Backofen nehmen und auf einem Drahtgestell abkühlen lassen.

Für die Füllung die Ananasstücke in der Küchenmaschine oder im Mixer pürieren. Das Püree in eine mittelgroße Pfanne mit den Agar-Agar-Flocken leeren und bei mittlerer Hitze 5 Minuten kochen; ständig umrühren. Wenn die Mischung zu kochen beginnt, Hitze verringern und 5 Minuten sieden lassen.

Während die Ananasmischung kocht, die Cashews in der Küchenmaschine oder im Mixer fein mahlen. Die Ananasmischung, Erdbeeren und Stevia dazugeben und pürieren. Das Püree in die Tortenform auf den Tortenboden gießen und mehrere Stunden oder über Nacht in den Kühlschrank stellen, damit die Füllung fest wird.

Kochtipp:
Wenn Sie Nüsse mit der Küchenmaschine hacken achten Sie darauf, dass sie nicht zu fein werden.

1 Portion = 1 Stück = 1 Getreide + 1 Obst + ¼ Nüsse/Kerne

JE STÜCK	7 g Gesamtfett	7 mg Natrium	1,7 mg Eisen
166 Kalorien	1 g gesättigtes Fett	239 mg Kalium	34 mg Kalzium
4 g Eiweiß	4,7 g Ballaststoffe	4 RE Vitamin A	123 mg Phosphor
23 g Kohlenhydrate	0 mg Cholesterin	37 mg Vitamin C	

Brendas Dattelkekse

Ergibt 24 Kekse (1 Keks = 1 Portion)

2 Tassen (500 ml) Datteln
½ Tasse (125 ml) Wasser
1 EL (15 ml) Zitronensaft
¼ Tasse (60 ml) Rapsöl
¼ Tasse Sojamilch oder entrahmte Milch
1 TL (5 ml) Vanilleextrakt
1 EL gemahlene Leinsamen
¼ Tasse nicht gesüßtes Apfelmus oder 1 geriebener Apfel
1 Tasse (250 ml) Weizenvollkornmehl
2 TL (10 ml) Backpulver
½ TL (2,5 ml) Natriumbikarbonat
½ TL Salz
½ Tasse Walnüsse, grob gehackt

Datteln etwa 5 Minuten in einer kleinen Pfanne im Wasser kochen (oder bis die Datteln weich sind). Datteln vom Herd nehmen, Wasser abgießen und Datteln mit einem Kartoffelstampfer zerdrücken.

Herd auf 175 °C vorheizen.

Zitronensaft, Öl, Sojamilch, Vanilleextrakt, gemahlene Leinsamen, Apfelmus und die zerdrückten Datteln in einer großen Schüssel mischen. Mehl, Backpulver, Natriumbikarbonat und Salz in einem Messbecher (500 ml Inhalt) oder einer kleinen Schüssel mischen. Die trockenen Zutaten zu den feuchten geben und behutsam umrühren. Dann die Walnüsse einrühren.

Mit einem Teelöffel den Teig in kleinen Häufchen auf ein großes, leicht eingeöltes Backblech setzen. 15 Minuten backen, bis die Kekse leicht gebräunt sind. Dann die Kekse aus dem Herd holen, 1–2 Minuten auf dem Blech lassen, damit sie etwas fester werden und auf einem Drahtgestell abkühlen lassen.

Siehe Glossar:

Leinsamen
Rapsöl
Sojamilch

1 Portion = 1 Keks = ½ Getreide + ½ Obst + ¼ Nüsse/Kerne

JE PORTION	4 g Gesamtfett	102 mg Natrium	0,5 mg Eisen
98 Kalorien	0 g gesättigtes Fett	136 mg Kalium	38 mg Kalzium
1 g Eiweiß	2,1 g Ballaststoffe	1 RE Vitamin A	72 mg Phosphor
15 g Kohlenhydrate	0 mg Cholesterin	0 mg Vitamin C	

Fruchteis

Ergibt 4 Portionen (je ½ Tasse)

2 gefrorene Bananen
1 Tasse (250 ml) gefrorene Erdbeeren
½ Tasse (125 ml) gefrorene Blaubeeren
1 Tasse Sojamilch oder entrahmte Milch
3 EL (45 ml) gefrorenes Orangensaftkonzentrat

Alle Zutaten in der Küchenmaschine oder im Mixer pürieren. Bei Bedarf Sojamilch nachgießen, um die Mischung zu verdünnen. Sofort essen oder in einem verschlossenen Behälter einfrieren.

Tipp:
Schränken Sie Ihren Zuckerkonsum ein, indem Sie Zucker durch Obst oder alternative Süßmittel ersetzen. Sobald die Geschmacksknospen sich daran gewöhnt haben, werden Sie die feinere Süße mehr als den Zucker genießen!

Siehe Glossar:
Sojamilch

1 Portion = ½ Tasse = 1 Obst + ½ Hülsenfrüchte

JE PORTION	2 g Gesamtfett	10 mg Natrium	0,7 mg Eisen
115 Kalorien	0 g gesättigtes Fett	478 mg Kalium	16 mg Kalzium
3 g Eiweiß	3,6 g Ballaststoffe	13 RE Vitamin A	57 mg Phosphor
25 g Kohlenhydrate	0 mg Cholesterin	47 mg Vitamin C	

Köstliche Kugeln

Ergibt 20 Kugeln (1 Kugel = 1 Portion)

½ Tasse (125 ml) Sonnenblumenkerne
3 EL (45 ml) Sesamsamen
½ Tasse Walnüsse
½ Tasse Mandelbutter oder Cashewbutter
¼ Tasse (60 ml) Agavensirup oder Reissirup
¼ Tasse Johannisbrotpulver
½ Tasse Haferflocken
½ TL (2,5 ml) Vanilleextrakt

Sonnenblumenkerne und Walnüsse in einer kleinen, trockenen Pfanne bei großer Hitze rösten. Oft umrühren, damit nichts anbrennt. Dann die Nüsse und Kerne aus der Pfanne nehmen und abkühlen lassen. Sesamsamen in derselben Pfanne rösten, dann aus der Pfanne nehmen und ebenfalls abkühlen lassen.

Die abgekühlten Samen, Kerne und Nüsse hacken, in einer Rührschüssel gut mit Nussbutter, Sirup, Johannisbrot, Hafer und Vanilleextrakt mischen.

Die Mischung mit nassen Händen zu Kugeln von 2½ cm Durchmesser formen. Kugeln in den gerösteten Sesamsamen rollen. Vor dem Servieren kühl stellen.

Siehe Glossar:

Agavensirup
Cashewbutter
Haferflocken
Johannisbrotpulver
Mandelbutter

1 Portion = 1 Kugel = ½ Nüsse/Kerne + ½ Getreide

JE PORTION	8 g Gesamtfett	8 mg Natrium	0,9 mg Eisen
110 Kalorien	1 g gehärtetes Fett	119 mg Kalium	33 mg Kalzium
3 g Eiweiß	1,4 g Ballaststoffe	1 RE Vitamin A	99 mg Phosphor
8 g Kohlenhydrate	0 mg Cholesterin	0 mg Vitamin C	

Hirsepudding

Ergibt 4 Portionen (⅔ Tassen = 1 Portion)

⅓ Tasse (85 ml) Hirse
1¼ Tassen (310 ml) Wasser
½ Tasse (125 ml) nicht gesüßter Ananassaft
3 EL (45 ml) rohe Cashews
1 TL (5 ml) Vanilleextrakt
⅛ TL (0,6 ml) Salz

Hirse und Wasser in einer kleinen Pfanne zum Kochen bringen. Hitze verringern und 20 Minuten zugedeckt sieden lassen (oder bis die Hirse zart und das Wasser absorbiert ist).

Während die Hirse kocht, Ananassaft und Cashews in der Küchenmaschine oder im Mixer pürieren. Heiße Hirse, Vanilleextrakt und Salz dazugeben und kurz mischen.

Siehe Glossar:
Hirse

Den Pudding auf Servierteller verteilen und in den Kühlschrank stellen, bis er kühl und fest ist. Wenn gewünscht, mit frischem Obst servieren.

Kochtipp:
Bevor Sie Hirse, Quinoa oder Buchweizen kochen, sollten Sie versuchen, das Getreide ohne Öl bei mittlerer Hitze im Kochtopf zu rösten. Umrühren, bis das Getreide braun und aromatisch ist. Dann Wasser hineingießen, zudecken und kochen. Das fertige Getreide hat dann einen leichten Nussgeschmack.

1 Portion = ⅔ Tassen = 1 Getreide + ½ Nüsse/Kerne

JE PORTION	4 g Gesamtfett	67 mg Natrium	1,1 mg Eisen
164 Kalorien	1 g gesättigtes Fett	139 mg Kalium	9 mg Kalzium
4 g Eiweiß	1,4 g Ballaststoffe	0 RE Vitamin A	127 Phosphor
28 g Kohlenhydrate	0 mg Cholesterin	4 mg Vitamin C	

Fruchtsirup

Ergibt 7 Portionen (je ¼ Tasse)

Dieser Sirup schmeckt auf einem gefrorenen Dessert, auf Pfannkuchen und auf Waffeln köstlich!

4 Tassen (1 l) frische Beeren
½ Tasse (125 ml) Wasser oder nicht gesüßtes Apfelsaftkonzentrat
1 TL (5 ml) Maisstärke
2 EL (30 ml) Wasser

Beeren mit einem Kartoffelstampfer in einer mittelgroßen Pfanne zerdrücken oder in der Küchenmaschine oder im Mixer mit dem Wasser oder Saft pürieren und in die Pfanne leeren. Die Beerenmischung zum Kochen bringen, Hitze verringern und mehrere Minuten sieden lassen.

Während die Beeren sieden, die Maisstärke mit Wasser verrühren und in die Beerenmischung gießen. Bei geringer Hitze kochen und umrühren, bis die Soße dick wird.

Kochtipp:
Flüssige Süßmittel, die dick und klebrig sind, können Sie leicht abmessen, indem Sie zuerst das Öl abmessen. Oder reiben Sie ein wenig Öl auf den Löffel oder in den Messbecher, damit das Süßmittel in die Rührschüssel fließt, ohne zu kleben.

1 Portion = ¼ Tasse = ½ Obst

JE PORTION	0 g Gesamtfett	3 mg Natrium	0,2 mg Eisen
37 Kalorien	0 g gesättigtes Fett	108 mg Kalium	8 mg Kalzium
1 g Eiweiß	2,1 g Ballaststoffe	5 RE Vitamin A	12 mg Phosphor
9 g Kohlenhydrate	0 mg Cholesterin	30 mg Vitamin C	

Sellerie-Imbiss

Ergibt 9 Portionen (1 Stück = 1 Portion)

1 Avocado, geschält und entkernt
1 Knoblauchknolle, Zehen geschält und fein gehackt
2 TL (10 ml) Zitronensaft
1 Prise gemahlenen Kreuzkümmel
3 Stangen Sellerie

Avocado, Knoblauch, Zitronensaft und Kümmel in einer kleinen Schüssel zerdrücken und mischen. Arrangieren Sie die Mischung und die Selleriestangen auf einem Servierteller.

1 Portion = 1 Stück = ½ Nüsse/Kerne

JE STÜCK	3 g Gesamtfett	18 mg Natrium	0,3 mg Eisen
39 Kalorien	1 g gesättigtes Fett	186 mg Kalium	10 mg Kalzium
1 g Eiweiß	1,6 g Ballaststoffe	16 RE Vitamin A	14 mg Phosphor
2 g Kohlenhydrate	0 mg Cholesterin	4 mg Vitamin C	

Geröstete Mandeln in Tamari

Ergibt 12 Portionen (1 Portion = etwa 8 Nüsse)

1 Tasse (250 ml) rohe Mandeln
1 EL (15 ml) Tamari

Mandeln auf einem kleinen Backblech verteilen, mit Tamari besprenkeln und umrühren.

Herd auf 175 °C vorheizen. Die Mandeln 10 Minuten backen, dabei einmal umrühren. Weitere 5 Minuten backen, bis die Mandeln hellbraun sind. Ganz abkühlen lassen, dann in einem luftdicht verschlossenen Glas aufbewahren.

Siehe Glossar:
Tamari

1 Portion = 8 Nüsse = ½ Nüsse/Kerne

JE PORTION	6 g Gesamtfett	73 mg Natrium	0,4 mg Eisen
64 Kalorien	1 g gesättigtes Fett	82 mg Kalium	29 mg Kalzium
2 g Eiweiß	1,2 g Ballaststoffe	0 RE Vitamin A	58 mg Phosphor
2 g Kohlenhydrate	0 mg Cholesterin	0 mg Vitamin C	

Gurken-Minze-Tunke

Ergibt 6 Portionen (je ¼ Tasse)

1 Gurke, entkernt und gehackt
1 Tasse (250 ml) Sojajoghurt oder fettarmer Joghurt
2 EL (30 ml) Leinöl oder Olivenöl, extra vergine
2 EL Reisessig
½ Tasse (125 ml) frische Minze
1 TL (5 ml) helles Miso

Alle Zutaten in der Küchenmaschine oder im Mixer cremig pürieren. Die Tunke mit Gemüsescheiben oder Kräckern servieren, wenn gewünscht.

Siehe Glossar:

Leinöl
Miso
Olivenöl, extra vergine
Reisessig
Sojajoghurt

1 Portion = ¼ Tasse = ¼ Nüsse/Kerne

JE PORTION	3 g Gesamtfett	14 mg Natrium	0,2 mg Eisen
31 Kalorien	0 g gesättigtes Fett	67 mg Kalium	4 mg Kalzium
1 g Eiweiß	0,5 g Ballaststoffe	6 RE Vitamin A	16 mg Phosphor
1 g Kohlenhydrate	0 mg Cholesterin	1 mg Vitamin C	

Reiche Quelle für Omega-3-Fettsäuren (mindestens 1 g je Portion)

Gerösteter Knoblauch-Hummus

Ergibt 8 Portionen (je ¼ Tasse)

1 Knoblauchknolle
2 Tassen (500 ml) gekochte Kichererbsen (Wasser abgießen)
¼ Tasse (60 ml) Bohnenbrühe oder Wasser
¼ Tasse Zitronensaft
1 EL (15 ml) Tamari
3 EL (45 ml) Tahini
¼ Tasse gehackte frische Petersilie

Herd auf 175 °C vorheizen. Die ungeschälte Knoblauchknolle in Alufolie wickeln und 45 Minuten im Ofen backen, bis die Zehen weich sind.

Die etwas abgekühlten Knoblauchzehen aus den Schalen drücken und in der Küchenmaschine oder im Mixer mit den restlichen Zutaten pürieren.

Kochtipp:
Kochen Sie zusätzliche Kichererbsen, um sie für später einzufrieren. Frieren Sie jeweils 2–4 Tassen für einen schnellen Taco oder eine Tostada ein. Sie brauchen die Kichererbsen nur aufzutauen und mit etwas gehacktem Gemüse zu mischen.

Siehe Glossar:
Kichererbsen
Tahini
Tamari

1 Portion = ¼ Tasse = ½ Gemüse + ½ Nüsse/Kerne

JE PORTION	4 g Gesamtfett	134 mg Natrium	1,5 mg Eisen
103 Kalorien	0 g gesättigtes Fett	167 Kalium	47 mg Kalzium
5 g Eiweiß	3 g Ballaststoffe	11 RE Vitamin A	116 mg Phosphor
14 g Kohlenhydrate	0 g Cholesterin	6 mg Vitamin C	

Popcorn

Ergibt 4 Portionen (je 1 Tasse)

Ein Popcornrezept? Ja, es soll Sie mit dem köstlichen, käseartigen Aroma von Bierhefeflocken vertraut machen. Dies ist eine fettarme, nahrhafte Alternative zu Käsepopcorn.

4 Tassen (1 l) frisches Popcorn
2 EL (30 ml) Bierhefeflocken
1 El (15 ml) Leinöl
eine Prise Salz

Das Popcorn mit Hefeflocken und Salz bestreuen und mit Öl beträufeln.

Siehe Glossar:

Bierhefeflocken
Leinöl

1 Portion = 1 Tasse = 1 Getreide

JE PORTION	4 g Gesamtfett	55 mg Natrium	0,3 mg Eisen
72 Kalorien	0 g gesättigtes Fett	104 mg Kalium	3 mg Kalzium
3 g Eiweiß	1,2 g Ballaststoffe	2 RE Vitamin A	68 mg Phosphor
8 g Kohlenhydrate	0 mg Cholesterin	0 mg Vitamin C	

Reiche Quelle für Omega-3-Fettsäuren (mindestens 1 g je Portion)

Tofu-Tunke

Ergibt 5 Portionen (je ½ Tasse)

1 EL (15 ml) Sesamsamen
225 g weicher Tofu
225 g fester Tofu, zerkrümelt
½ Tasse (125 l) gehackte Frühlingszwiebeln
½ Tasse gewürfelter Sellerie
¼ Tasse (60 ml) frischer Dill, gehackt
3 EL (45 ml) pflanzliche Mayonnaise*
1 EL Apfelessig
1 EL Tamari
½ EL (7 ml) Kräutersenf

* Z. B. Sojanaise oder Veginaise

Sesamsamen in einer kleinen, trockenen Pfanne bei großer Hitze rösten. Oft umrühren, damit sie nicht anbrennen. Aus der Pfanne nehmen und abkühlen lassen.

Den weichen Tofu in der Küchenmaschine oder im Mixer pürieren und beiseite stellen.

Geröstete Sesamsamen, pürierten Tofu und alle restlichen Zutaten in einer Servierschüssel gut mischen. Mit rohem Gemüse servieren oder auf Reiskekse oder gebackene Mais-Chips streichen.

Siehe Glossar:
Sesamsamen
Tamari
Tofu

1 Portion = ½ Tasse = 1 Hülsenfrüchte + ½ Nüsse/Kerne

JE PORTION	11 g Gesamtfett	310 mg Natrium	10,1 mg Eisen
171 Kalorien	1 g gesättigtes Fett	295 mg Kalium	216 mg Kalzium
15 g Eiweiß	2,8 g Ballaststoffe	21 RE Vitamin A	195 mg Phosphor
6 g Kohlenhydrate	0 mg Cholesterin	3 mg Vitamin C	

Glossar

Agar-Agar-Flocken – Klarer, geschmackloser Gelatine-Ersatz aus Algen. In asiatischen Geschäften und manchen Reformhäusern erhältlich.

Agavensirup – Flüssiges Süßmittel aus einem Kaktus, das zu 90 % aus Fruktose besteht. In Rezepten ersetzt ½ Tasse Agavensirup 1 Tasse Zucker. Die Flüssigkeitsmenge verringert sich dann um ¼ Tasse.

Amaranth – Ein uraltes Getreide, das vor allem in Süd- und Mittelamerika angebaut wird, aber auch in vielen anderen Teilen der Welt. Es enthält mehr Eiweiß als die meisten anderen Getreide. Man kann Amaranth als Vollkorngetreide essen oder zu Mehl mahlen, um Brot und andere Backwaren anzureichern. Kochen Sie 1 Tasse Amaranth 20–30 Minuten mit 3 Tassen Wasser (ergibt 3 Tassen).

Bierhefeflocken – Würzige Hefeflocken, reich an B-Vitaminen und mit typischem, angenehmem Aroma, das an Käse erinnert. Manche Produkte enthalten Vitamin B12 und sind daher für Veganer besonders zu empfehlen. Bierhefe ist keine Backhefe. Man bekommt sie in Drogerien, Reformhäusern und Supermärkten.

Bohnenkraut – Ein vorzügliches Kraut, das zu Bohnengerichten passt. Das Aroma liegt zwischen Thymian und Minze. Sommerbohnenkraut ist etwas milder als Winterbohnenkraut.

Bok Choy – Knackiger, milder chinesischer Kohl mit weißem Stiel und blassgrünen oberen Blättern. Reich an Kalzium.

Brauner Reis – Reis, bei dem nur die Spelze entfernt wurde. Er ist etwa 6 Monate haltbar, im Kühlschrank länger. Kochen Sie 1 Tasse braunen Reis 45 Minuten in 2 Tassen Wasser (ergibt 3 Tassen).

Brauner Reissirup – Süßer Sirup aus braunem Reis. Kein guter Ersatz für Zucker, wohl aber für Honig. Zum Kochen mit braunem Reissirup siehe Seite 187.

Buchweizen – Meist ohne Spelzen oder als Grütze (entspelzt und zerquetscht) verkauft. Genau genommen kein Getreide, sondern mit Rhabarber verwandt. Glutenfrei und daher vorzüglich für Allergiker geeignet. Geröstete Buchweizengrütze heißt Kasha. Buchweizen passt gut zu Pilzen, Zwiebeln, Kohl, Dill und Kürbis. Lassen Sie 1 Tasse Grütze 20 Minuten in 2½ Tassen Wasser sieden (ergibt 2½ Tassen).

Buchweizenmehl – Mehl aus gemahlenem Buchweizen.

Bulgur – Zerbrochene Weizenkörner ohne Spelzen. Wenn sie nicht sehr grob sind, kann man sie ohne Kochen zubereiten. Gießen Sie 2 Tassen kochendes Wasser über 1 Tasse Bulgur, und decken Sie ihn 20–30 Minuten zu.

Cashewbutter – Streichbare Butter aus gemahlenen Cashewkernen.

Fenchel – Gemüse, das dem Sellerie ähnelt, aber leicht nach Süßholz schmeckt.

Gerste – Kerniges, vielseitiges Getreide, das in Suppen und Eintöpfen wundervoll schmeckt. Es ist eines der sahnigsten Getreide, und man kann aus ihm einen köstlichen, cremigen Pudding bereiten. Wenn nur die äußersten Spelzen entfernt wurden, ist die Gerste am nahrhaftesten, aber man muss sie länger kochen. Perlgerste wird am schnellsten gar, denn bei ihr fehlen Spelzen und Kleie, und die Körner wurden poliert und mit Dampf behandelt. Sieden Sie 1 Tasse Gerstenkörner 40–50 Minuten in 3 Tassen Wasser (ergibt 3½ Tassen).

Gerstenmalz – Süßer Sirup aus eingeweichten, gekeimten Gerstenkörnern Zum Kochen mit Gerstenmalz siehe Seite 186.

Gerstenmehl – Mehl aus gemahlener Gerste ohne Spelzen und Kleie.

Gluten (Seitan) – Weizeneiweiß, das man als Pulver kaufen kann. Es wird mit Wasser gemischt, in Dosen abgefüllt, tiefgefroren oder gekühlt. Gluten sieht ähnlich aus wie Fleisch, ist fest und geschmacklos. Daher nimmt es leicht das Aroma anderer Zutaten an.

Grünkohl – Köstliches, nahrhaftes Grüngemüse mit dunkelgrünen Krausblättern. Wir verwenden eine besonders zarte Varietät. Entfernen Sie den dicken Strunk, und rösten oder dünsten Sie die Blätter. Kochen Sie Grünkohl innerhalb von wenigen Tagen nach dem Kauf, damit er sein Aroma behält.

Hafer – Eines der nahrhaftesten Getreide. *Hafergrütze* besteht aus ganzen Körnern, die gesäubert, enthülst und manchmal in mehrere Stücke geschnitten werden, so dass man sie kochen und wie Reis essen kann. Ein sehr schmackhaftes Frühstück. *Hafermehl* besteht meist aus gemahlener Hafergrütze, aber Sie können kleine Mengen selbst herstellen, indem Sie Haferflocken in einem trockenen Mixer oder in einer Kaffeemühle fein mahlen. Mit Hafer kann man Soßen, pflanzliche Frikadellen und Füllungen verdicken; außerdem passt er in Kuchen, Brot, Teegebäck, Pfannkuchen und Granola. *Haferkleie* ist reich an löslichen Ballaststoffen und kann im Rahmen einer ballaststoffreichen Kost den Blutfettspiegel senken. Um Hafergrütze zuzubereiten, lassen Sie 1 Tasse Grütze 1 Stunde in 3 Tassen Wasser sieden, oder Sie weichen die Grütze über Nacht ein, um die Kochzeit zu verkürzen (ergibt 2½ Tassen).

Hanfsamenöl – Aus Hanfsamen gepresstes Öl, reich an essenziellen Fettsäuren.

Hirse – Winzige, runde, goldfarbene, glutenfreie Getreidekörner, die hell und locker werden, wenn man sie kocht. Hirse ist klebrig und eignet sich daher vorzüglich für Pastetchen und pflanzliche Frikadellen. Sie ist reich an Ballaststoffen und Eiweiß und hilft gegen Pilze. Lassen Sie 1 Tasse Hirse 20 Minuten in 2½ Tassen Wasser sieden (ergibt 2½ Tassen).

Hülsenfrüchte – Eine Pflanzenart mit Samenschoten, die an beiden Seiten aufplatzen, wenn die Kerne reif sind. Bekannte Hülsenfrüchte sind u. a. Bohnen, Linsen, Erdnüsse, Erbsen und Sojabohnen.

Ingwerwurzel – Die ganze Wurzel der Ingwerpflanze. Geben Sie Scheiben einer frischen Wurzel in kurz angebratene und andere Gemüsegerichte.

Johannisbrotpulver – Koffeinfreier Ersatz für Kakao, etwas süßer und mit dunklem erdigem Aroma.

Kamut – Eine alte Weizensorte (keine Hybride), die ihr reiches Aroma behalten hat. Wer gegen Gluten allergisch ist, verträgt Kamut oft besser als Weizen. Ganze Körner verwendet man wie Weizenkörner, oder man mahlt sie zu Mehl und macht daraus Brot und Nudeln. Kochen Sie 1 Tasse Kamut 50–60 Minuten in 3 Tassen Wasser (ergibt 3 Tassen).

Kasha – Geröstete Buchweizengrütze (ohne Spelzen und Kleie). Sie hat einen Nussgeschmack und ist schnell gar.

Kichererbsen – Runde, hellbraune Hülsenfrüchte mit Nussaroma. Beliebt in Mittelmeerländern, z. B. im Hummuns und im Falafel.

Kräuteressig – Dunkler Weinessig mit köstlichem, komplexem Aroma.

Kurkuma – Gewürz aus Gelbwurz und Bestandteil des Curry; in der indischen Küche oft verwendet. Gilt als sehr gesund.

Kuskus – Zerstoßene, mit Dampf gegarte und getrocknete Körner aus Durumweizen. Beliebt in Marokko und anderen Mittelmeerländern.

Leinsamen – Kleine braune Samenkerne, reich an Omega-3-Fettsäuren (u. a. Alphalinolensäure), löslichen Ballaststoffen und dem Mineral Bor. Man mahlt die Samen und mischt sie in Frühstücksflocken oder Müsli oder verwendet sie beim Backen als Ersatz für Eier. *Leinöl* wird aus Leinsamen gepresst.

Majoran – Ein Kraut mit delikatem Aroma, das an Oregano erinnert.

Mandelbutter – Streichfähige Butter aus gemahlenen Mandeln.

Miso – Salzige Paste aus gekochten, gereiften Sojabohnen, manchmal aus Gerste und Weizen. Dick und streichfähig, als Gewürz und Suppengrundlage geeignet. Es gibt verschiedene Sorten. Dunkle Sorten sind aromatischer und salziger als helle. In Reformhäusern erhältlich.

Nüsse, roh – Nüsse, die nicht geröstet wurden. Rohe Nüsse sollte man im Kühlschrank aufbewahren, damit sie nicht ranzig werden. Dort halten sie bis zu einem Monat lang, in der Gefriertruhe bis zu 6 Monate.

Olivenöl, „extra vergine“ – Kalt gepresstes, nicht gefiltertes, natives Olivenöl aus der ersten Pressung, ohne Chemikalien zum Extrahieren. Die Farbe ist unterschiedlich, je nach Klima und Ort des Anbaus.

Peperoni – Wir verwenden Jalapeño-Schoten, die etwa 10 cm lang sind und eine dicke Haut haben. Selbst ihr Saft ist extrem scharf und kann die Haut verbrennen. Tragen Sie also Handschuhe, wenn Sie diese oder andere Peperoni schneiden. Getrocknete, geräucherte Schoten, Chipotles genannt, haben ein wundervolles erdiges Aroma und passen gut zu Bohnen und Getreide.

Pfeilwurzstärke – Pflanzliche Stärke, die beim Kochen klar wird. Man kann sie anstelle von Maisstärke verwenden. In kaltem Wasser auflösen, dann erst mit heißem Wasser mischen.

Polenta – Sahniges, gekochtes Gericht aus grobem Maismehl mit ähnlicher Konsistenz wie Grütze. Oft lässt man sie abkühlen, schneidet sie dann in Stücke und serviert sie mit verschiedenen Nudelsoßen.

Quinoa – Altes Getreide (genauer: eine Melde) der Inkas. Man nennt sie „Supergetreide“, weil sie mehr hochwertiges Eiweiß enthält als jedes andere Getreide. Die runden, sandfarbenen, schnell gekochten Körner haben einen milden Nussgeschmack. Quinoa enthält sehr wenig Gluten und eignet sich daher gut für Allergiker. Lassen Sie 1 Tasse Quinoa 15 Minuten in 2 Tassen Wasser sieden (ergibt 3 Tassen). Vor dem Kochen gut waschen, um das natürliche, streng riechendes Harz zu entfernen, das die Körner überzieht.

Rapsöl – Einfach ungesättigtes Öl, reich an essenziellen Fettsäuren einschließlich Omega-3-Fettsäuren.

Rauke – Grüngemüse, das in der italienischen Küche häufiger als bei uns verwendet wird.

Reisessig – Milder, leicht süßer Essig aus gegorenem Reis. Wichtig in der japanischen Küche. In Reformhäusern und asiatischen Geschäften erhältlich.

Reismehl – Wird aus weißem Reis gemahlen und eignet sich in manchen Rezepten als Ersatz für Weizenmehl.

Reismilch – Getreidegetränk, das ähnlich aussieht wie Kuhmilch. Hergestellt aus püriertem Reis und Wasser, das abgegossen wird. Wer gegen Milch oder Sojamilch allergisch ist, kann Reismilch als Ersatz verwenden. Sie enthält allerdings weniger Eiweiß, Kalzium und Fett.

Roggen – Robuste, frostbeständige Getreideart mit starkem Aroma. Man verwendet ganze oder zerbrochene Körner und Mehl, meist für Brot. Um Vollkornroggen zuzubereiten, lassen Sie 1 Tasse ganze Körner 1 Stunde in 3 Tassen Wasser sieden (ergibt 3 Tassen). Wenn Sie die Körner über Nacht einweichen, sind sie schneller gar.

Roggenmehl – Dieses Mehl wird zum Backen meist mit anderen Mehlen gemischt, denn reines Roggenmehl macht das Brot sehr dicht und schwer. Aus dunklem Roggenmehl backt man aromatisches dunkles Brot. Man bekommt es in manchen Reformhäusern.

Rohzucker – Grober, wenig raffinierter Zucker aus Zuckerrohr oder Zuckerrüben.

Schwarze Melasse – Dunkles, sehr aromatisches flüssiges Nebenprodukt der Zuckerraffinierung. Enthält mehr Mineralien, Kalzium und Eisen als andere Melassen. Zum Kochen mit schwarzer Melasse siehe Seite 186.

Senfblätter – Nahrhaftes Grüngemüse mit stark gekräuselten Blättern und typischem Senfgeschmack. Senfblätter kann man rösten oder dünsten.

Sesamöl, geröstet – Dieses dunkle Öl verleiht Speisen ein volles, köstliches, nussartiges Aroma. Ein paar Tropfen genügen. Passt vorzüglich zu fettarmen Gerichten.

Sojamilch – Milchige Flüssigkeit aus gemahlenen Sojabohnen, die man in Wasser sieden lässt. Sojamilch kann man in fast jedem Rezept anstelle von Kuhmilch verwenden, auch für Joghurt. Reine, nicht aromatisierte Sojamilch eignet sich zum Kochen und Backen am besten. Die vielen aromatisierten Produkte werden gerne getrunken, und man kann daraus Puddings und Mixgetränke zubereiten. Sojamilch wird oft mit Kalzium und anderen Nährstoffen angereichert.

Sojamehl, Sojapulver – Eiweißreiches Mehl aus gemahlenen ganzen Sojabohnen. Da es glutenfrei ist, kann es Weizenmehl beim Backen nicht ersetzen; aber bei anderen Gerichten können Sie meist ¼ Tasse Sojamehl anstelle der gleichen Menge Weizenmehl verwenden, um den Eiweißgehalt zu vergrößern.

Stevia – Ein Kraut, dessen Blätter man mahlt und trocknet, um daraus ein weißes Pulver zu gewinnen, das ein natürlicher Süßstoff ist. Die Süßkraft hängt von der Form ab: Der Extrakt ist viel süßer als das getrocknete, gemahlene Kraut. Stevia ist in Japan und den USA bereits ein beliebter alternativer Süßstoff.

Tahini – Dicke, glatte Paste aus rohen oder gerösteten, gemahlenen Sesamsamen, reich an Kalzium. Erhältlich in Reformhäusern.

Tamari – Sojasoße aus gegorenen Sojabohnen. Das volle, komplexe Aroma wiegt den höheren Preis auf.

Tempeh – Eiweißreiches, leicht verdauliches Nahrungsmittel aus Sojabohnen, manchmal aus Getreide. Erhältlich in Reformhäusern und asiatischen Geschäften.

Tofu – Weicher bis sehr fester „Sojaquark". Ein sehr vielseitiges Produkt aus Sojamilch, das man mit Kalziumsalzen zum Gerinnen bringt. Mittelfester Tofu, der mit Kalziumsalzen zubereitet wurde, ist eine vorzügliche Kalziumquelle. Sehr fester Tofu, mit Nigari zubereitet, ist reicher an Zink und Eisen. Kräutertofu ist sehr empfehlenswert. Aromatisierter Tofu ist besonders praktisch; man braucht ihn nicht zu kochen oder zu würzen und kann ihn in Scheiben wie Käse essen, aber auch als Brotbelag und in kurz gebratenen Gerichten. Viele Lebensmittel werden aus Tofu hergestellt, z. B. Sojamilch, Sojakäse und Fleischersatz.

Quellenverzeichnis (Auswahl)

Kapitel 1

Chen, Y. D., und G. M. Reaven. „Insulin resistance and atherosclerosis“. *Diabetes Review* 5 (1997: 331-42

Gohil, B. C., et al. „Hypothalmic-pituary-adrenal axis function and the metabolic syndrome X of obesitiy“. *CNS Spectrums* 6, Nr. 7 (2001): 581-89

Reaven, G. M. „Pathophysiology of insulun resistance in human disease“. *Physiological Review* 75 (1995): 473-86

Reaven, G. M. „Role of insulin resistance in human disease“ *Diabetes* 37 (1988): 1595-1607

Reaven, G. M., H. Lithell und L. Landsberg. „Hypertension and associated metabolic abnormalities – the role of insulin resistance and the symphatholadrenal system“. *New England Journal of Medicine* 334 (1996): 374-81

Reaven, Gerald, T. Kristen Strom und B. Fox. Syndrome X. New York: Simon and Schuster, 2000

Rexrode, K. M., und J. E. Manson. „Postmenopausal hormone therapy and quality of life, no cause for celebration“. *New England Journal of Medicine* 287 (2002): 642-43

Kapitel 2

American Diabetes Association; Franz, M. J., et al. „Evidence-based nutrition principles and recommendations for the treatment and prevention of diabetes and related complications“. *Diabetes Care* 25 (2002): 148-98

Anderson, R. A., N. Cheng, N. A. Bryden et al. „Beneficial effects of chromium für people with diabetes“. *Diabetes* 46 (1997): 1786-91

Anderson, J. W. „Nutrition management of diabetes mellitus“ in *Modern Nutrition in Health and Disease*, 7. Aufl., Hrsg. M. E. Shils et al. New York 1988

Anderson, J. W., et al. „Hypocholesterolemic effects of high fibre diets rich in water-soluble plant fibers“. *Journal of the Canadian Dietetic Association* 45 (1984): 140-49

Barnard, R. J., et al. „Long-term use of a high-complex-carbohydrate, high-fiber, low-fat diet and exercise in the treatment of NIDDM patients". *Diabetes Care* 6 (1983): 268-73

Chandalia, M., et al. „Beneficial effects of a high dietary fiber intake in patients with type 2 diabetes": *New England Journal of Medicine* 342 (2000): 1392-98

Cheng, N., X. Zhu, H. Shi et al. „Follow-up survey of people in China with type 2 diabetes mellitus consuming supplement chromium". *Journal of Trace Elements Exploratory Medicine* 12 (1999): 55-60

Christiansen, E., S. Schnider, B. Palmvig et al. „Intake of a diet high in trans monounsaturated fatty acids or saturated fatty acids. Effects on postprandial insulinemia and glycemia in obese patients with NIDDM". *Diabetes Care* 20 Nr. 5 (1997): 881-87

Coulston, A. M., et al. „Persistence of hypertriglyceridemic effect of low-fat high-carbohydrate diets in NIDDM patients". *Diabetes Care* 12 (1989): 94-101

Cusi, K., et al. „Vanadyl sulfate improves hepatic and muscle insulin sensitivity in type 2 diabetes". *Journal of Clinical Endocrinology Metabolism* 86 Nr. 3 (März 2001): 1410-17

de Lorgeril, M., M. P. Salen, J. Delaye. „Effect of a Mediterranean type of diet on the rate of cardiovascular complications in patients with coronary artery disease". *Journal of the American College of Cardiology* 28 Nr. 5 (1996): 1103-08

de Lorgeril, M., M. P. Salen, J. L. Martin et al. „Mediterranean diet, traditional risk factors, and the rate of cardiovascular complications after myocardial infarction: final report of the Lyon Diet Heart Study". *Circulation* 99 (Februar 1999): 779-85

Esselstyn jun., C. B., „Updating a 12-year experience with arrest and reversal therapy of coronary heart disease" *American Journal of Cardiology* 84 Nr. 3 (August 1999): 339-41

Feskens, E. J., D. Kromhout. „Habitual dietary intake and glucose tolerance in euglycaemic men: the Zuthpen Study". *International Journal of Epidemioilogy* 19 (1990): 953-59

Feskens, E. J. M., S. M. Virtanen, L. Räsänen et al. „Dietary factors determining diabetes and impaired glucose tolerance. A 20-year follow-up of the Finnish and Dutch cohorts of the Seven Countries Study". *Diabetes Care* 18 (1995): 1104-12

Foster-Powell, K., und J. Brand Miller. „International tables of glycemic index“. *American Journal of Clinical Nutrition* 62 (1995): 8715-935

Garg, A., et al. „Effects of varying carbohydrate content of diet in patients with non-insulin dependent diabetes mellitus“. *Journal of the American Medical Associaton* 271 (1994): 1421-28

Guthrie, D., und R. Guthrie. *The Diabetes Sourcebook.* Los Angeles: Lowell House, 1999

Hollenbeck, C. B., und A. M. Coulston. „Effects of dietary carbohydrate and fat intake on glucose and lipoprotein metabolism in individuals with diabetes mellitus“. *Diabetes Care* 14 Nr. 9 (September 1991): 774-85

Hollenbeck, C. B., et al. „The effects of variations in percent of naturally occurring complex and simple carbohydrates on plasma glucose and insulin response in individuals with non-insulin-dependent diabetes mellitus“. *Diabetes* 34 (1985): 151-55

Hu, F. B., R. M. van Dam, S. Liu. „Diet and risk of Type II diabetes: the role of types of fat and carbohydrate“. *Diabetologia* 44 Nr. 7 (Juli 2001): 805-17

Jenkins, D. J. „Metabolic advantages of spreading the nutrient load: effects of increased meal frequency in non-insulin dependent diabetes“. *American Journal of Clinical Nutrition* 55 (1992): 461-67

Jenkins, D. J. „Nibbling versus gorging: metabolic advantages of increased meal frequency“. *New England Journal of Medicine* 321:949

Kao, W. H., et al. „Serum and dietary magnesium and the risk for type 2 diabetes mellitus: the Atherosclerosis Risk in Communities Study“. *Archives of Internal Medicine* 159 Nr. 18 (1999): 2151-59

Kiehm, T. G., J. W. Anderson, K. Ward. „Beneficial effects of a high carbohydrate, high fiber diet on hyperglycemic diabetic men“. *American Journal of Clinical Nutrition* 29 (1976): 895-99

Lichtenstein, A. H., U. S. Schwab. „Relationship of dietary fat to glucose metabolism“. *Atherosclerosis* 150 (2000): 227-43

Marshall, J. A., D. H. Bessesen, R. F. Hamman. „High saturated fat and low starch and fibre are associated with hyperinsulinemia in a non-diabetic population: The San Luis Valley Diabetes Study“. *Diabetologia* 40 (1997): 430-38

Marshall, J. A., R. F. Hamman, J. Baxter. „High-fat, low-carbohydrate diet and the etiology of non-insulin-dependent diabetes mellitus: The San Luis

Valley Diabetes Study". *American Journal of Epidemiology* 134 (1991): 590-603

Marshall, J. A., S. Hoag, S. Shetterly et al. „Dietary fat predicts conversion from impaired glucose tolerance to NIDDM: The San Luis Valley Diabetes Study". *Diabetes Care* 17 (1994): 50-56

McDougall, J. „Rapid reduction of serum cholesterol and blood pressure by a twelve-day, very-low-fat, strictly vegetarian diet". *Journal of the American College of Nutrition* 14 Nr. 5 (Oktober 1995): 491-96

Nicholson, A., et al. „Toward improved management of NIDDM: A randomized, controlled, pilot intervention using a lowfat vegetarian diet". *Preventive Medicine* 29 (1999): 87-91

O'Dea, K., et al. „The effects of diet differing in fat, carbohydrate, and fiber on carbohydrate and lipid metabolism in type II diabetes". *Journal of the American Dietetic Association* 89 Nr. 8 (August 1989): 1076-86

Ornish, D., et al. „Can lifestyle changes reverse coronary heart disease?" *Lancet* 336 (1990): 129-33

Ornish, D., L. W. Scherwitz, J. H. Billings et al. „Intensive lifestyle changes for reversal of coronary heart disease". *Journal of the American Medical Association* 280 Nr. 23 (Dezember 1998): 2001-07

Pan, D. A., S. Lillioja, A. D. Kriketos et al. „Skeletal muscle triglyceride levels are inversely related to insulin action". *Diabetes* 46 (1997): 983-88

Shintani, T., et al. „Obesity and cardiovascular risk intervention through the ad libitum feeding of traditional Hawaiian diet". *American Journal of Clinical Nutrition* 53 Nr. 6 (Juni 1991): 1647S-51S

Singh, I. „Low fat diet and therapeutic doses of insulin in diabetes mellitus". *Lancet* 1 (1955): 422-25

Stone, D. B., et al. „The prolonged effects of a low cholesterol, high carbohydrate diet upon the serum lipids in diabetic patients". *Diabetes* 12 (1963): 127-32

Storlien, L. H., L. A. Baur, A. D. Kriketos et al. „Dietary fats and insulin action". *Diabetologia* 39 (1996): 621:31

Thompson, K. H., et al. „Vanadium compounds as insulin mimetics". *Chemistry Review* 99 (1999): 2561-71

Vessby, B., I. B. Gustafsson, J. Boberg, et al. „Substituting polyunsaturated for saturated fat as a single change in a Swedish diet: effects on serum lipoproteion metabolism and glucose tolerance in patients with hyperlipoproteinaemia". *European Journal of clinical Investigation* 10 (1980): 193-202

Vessby, B., M. Uusitupa, K. Hermansen et al. „Substituting dietary saturated for monounsaturated fat impairs insulin sensitivity in healthy men and women: the KANWU study". *Diabetologia* 44 (2001): 312-19

World Health Organization. „The scientific basis for diet, nutrition and the prevention of cancer". Hintergrundbericht für die vereinigte WHO/FAO-Expertenberatung über Diät, Ernährung und Vorbeugung gegen chronische Krankheiten, Genf, 28. Januar – 1. Februar 2002

Kapitel 3

Ågren, J., M. Törmälä, M. Nenonen et al. „Fatty acid composition of erythrocyte, platelet, and serum lipids in strict vegans". *Lipids* 30 (1995): 365-69

Allison, D. B., S. K. Egan, L. M. Barraj et al. „Estimated intakes of trans fatty and other fatty acids in the US population". *Journal of the American Dietetic Association* 99 Nr. 2 (1999): 166-74

American Diabetes Association. „Evidence-based nutrition principles and recommendations for the treatment and prevention of diabetes and related complications". *Diabetes Care* 25 (2002): 148-98

American Diabetes Association. „Nutrition recommendations and principles for people with diabetes mellitus". *Diabetes Care* 17 (1994): 519-22

American Dietetic Association. „Position of the American Dietetic Assoiation: Vegetarian Diets". *Journal of the American Dietetic Association* 97 Nr. 11 (1997): 1317-32

Anderson, J. W., B. M. Smith und J. Gustasson. „The practicality of high fibre diets". *American Journal of Clinical Nutrition* 59 (1994): 1242S-47S

Barnard, R. J. „Effects of life-style modification on serum lipids". *Archives of Internal Medicine* 151 (1991): 1389-94

Block, A., und Thompson, C. A. „Position of the American Dietetic Association: phytochemicals and functional foods". *Journal of the American Dietetic Association* 95 (1995): 493-96

Carlson, E. A. „Comparative evaluation of vegan, vegetarian, and omnivore diets". *Journal of Plant Foods* 6 (1985): 89-100

Conquer, J. A., und Holub, B. J. „Supplementation with an algae source of docosahexanoic acid increases (n-3) fatty acid status and alters selected risk factors for heart disease in vegetarian subjects". *Journal of Nutrition* 126 (1996): 3032-39

Craig, W. J. *Nutrition and Wellness. A vegetarian way to better health.* Berrien Springs: Golden Harvest Books, 1999

Craig, W. J. „Phytochemicals: Guardians of our health". *Issues in Vegetarian Dietetics* 5 Nr. 3 (Frühling 1996): 1,6-8

Craig, W. J. *The Use and Safety of Common Herbs and Herbal Teas*, 2. Aufl., Berrien Springs: Golden Harvest Books, 1996

Crane, M. G., R. Zielinski, R. Aloia. „Cis and trans fats in omnivores, lacto-ovo vegetarians and vegans". *American Journal of Clinical Nutrition* 48 (1988): 920 (Zusammenf. P2)

Cummings, J. H., und Macfarlane, G. T. „The control and consequences of bacterial fermentation in the human colon". *Journal of Applied Bacteriology* 70 (1991): 443-59

Cunnane, S. C., S. Ganguli, C. Menard et al. „High alpha-linolenic acid flaxseed: some nutritional properties in humans". *British Journal of Nutrition* 69 (1993): 443-53

Davies, G. J. „Dietary fibre intakes of individuals with different eating patterns". *Human Nutrition Applied Nutrition* 39 Nr. 2 (April 1985): 139-48

Davis, B., und V. Melina. *Becoming Vegan.* Summertown: Book Publishing Co., 2000

Food and Nutrition Board Institute of Medicine. *Dietary Reference Intakes.* Washington: National Academy Press. Erhältlich online: www.nap.edu/index.html

Foster-Powell, K., und Miller J. Brand. „International tables of glycemic index". *American Journal of Clinical Nutrition* 62 (1995): 871S-93S

Fraser, G. E. „Diet and coronary heart disease; beyond dietary fats and low-density-lipoprotein cholesterol". *American Journal of Clinical Nutrition* 59 Nr. 5 (Mai 1994): 1117S-23S

Gartner, C., W. Stahl, H. Sies. „Lycopene is more bioavailable from tomato paste than from fresh tomatoes". *American Journal of Clinical Nutrition* 66 (1997): 116-22

Groff, J. L., S. S. Gropper, S. M. Hunt. *Advanced Nutrition and Human Metabolism.* St Paul: West Publishing Co., 1995

Hasler, C. M. „Functional Foods: Their role in diesease prevention and health promotion". *Food Technology* 52 Nr. 11 (1998): 63-70

Holt, S., J. C. Brand Miller, P. Petcoz. „Relationships between satiety and plasma glucose and insulin responses to foods". Proceedings of the Nutrition Society of Australia 20 (1996): 177

Holub, B. J., und B. Celi. „Relationships of alpha-linolenic acid to platelet fatty acid composition and trans content of cholesterol-free foods". *Nutrition* 8 Nr. 2 (März/April 1992): 136-38

Hu, F. B., und M. J. Stampfer. „Nut consumption and risk of coronary heart disease: a review of epidemiologic evidence". *Current Atherosclerosis Reports* 1 (1999): 205-10

Jacobs, D. R., L. Slavin und L. Marquart. „Whole grain intake and cancer; A review of the literature". *Nutrition and Cancer* 24 (1995): 221-29

Kies, C. V. „Mineral utilization of vegetarians: Impact of variation in fat intake". *American Journal of Clinical Nutrition* 48 (1988): 884-87

Kitts, D. D. „Bioactive substances in food". *Canadian Journal of Physiological Pharmacology* 72 (1993): 423-34

Kontessis, P. A. „Renal, metabolic, and hormonal responses to proteins of different origin in normotensiv, nonproteinuric type I diabetic patients". *Diabetes Care* 18 Nr. 9 (September 1995): 1233

Krajcovicova-Kudlackova, M., R. Simoncic, A. Bederova et al. „Plasma fatty acid profile and alternative nutrition". *Annals of Nutritional Metabolics* 41 Nr. 6 (1997): 365-70

Li, D., et al. „The association of diet and thrombotic risk factors in healthy male vegetarians and meat-eaters". *European Journal of Clinical Nutrition* 53 (1999): 612-19

Livesey, G. „Metabolizable energy of macronutrients". *American Journal of Clinical Nutrition* 62 (1995): 1135S-42S

Loma Linda University. „Protein in vegetarian diets". *Vegetarian Health Letter* 1 Nr. 7 (1998): 1-3. E-Mail: vegletter@sph.llu.edu

Loma Linda University. „Sodium and health". *Vegetarian Nutrition Health Letter* 3 Nr. 2 (2000): 1-3. E-Mail: vegletter@sph.llu.edu

Mackay, S., und M. J. Ball. „Do beans and oatbran add to the effectiveness of a low fat diet?". *European Journal of Clinical Nutrition* 46 (1992): 641-48

Mann, J. I. „Dietary determinants of ischemic heart disease in health conscious individuals". *Heart* 78 Nr. 5 (November 1997): 450-55

Marwick, C. „Learning how phytochemicals help fight disease". *Journal of the American Medical Association* 274 Nr. 17 (1995): 1328-31

McCarron, D. „The dietary guideline for sodium: should we shake it up? Yes!". *American Journal of Clinical Nutrition* 71 (2000): 1013-19

McNutt, K. „Medicinals in foods". *Nutrition Today* 30 (1995): 218-22

Melina, V., B. Davis und V. Harrison. *Becoming Vegetarian*. Summertown: Book Publishing Co., 1995

Messina, M., und J. W. Erdman (Hrsg.). „Second International Symposium on the role of soy in preventing and treating chronic *disease". American Journal of Clinical Nutrition* 68 Nr. 6S (1998): 1329S-1515

Messina, M., und V. Messina. *The Dietitians Guide to Vegetarian Diets*. Gathersburg: Aspen Publishers, 1996

Mezzano, D., und L. J. Beilin. „Vegetarian and other complex diets, fats, fiber, and hypertension". *American Journal of Clinical Nutrition* 59 Nr. 5 (Mai 1994): 1130S-35S

Millward, J. „Meat or wheat for the next millenium? The nutritional value of plant-based diets in relation to human amino acid and protein requirements". Proceedings of the Nutrition Society 58 (1999): 249-60

Milner, J. A. „Nonnutritive Components in Foods as Modifiers of the Cancer Process". In *Preventive Nutrition: The Comprehensive Guide for Health Professionals*. Hrsg. A. Bendich und R. J. Deckelbaum. Totowa: Human Press Inc.

Pennington, J. A. *Bowes an Church's Food Values of Portions Commonly Used*. 16. Aufl. Philadelphia: JB Lippincott Co, 1994

Rainey, C., und L. Nyquist. „Nuts – Nutrition and health benefits of daily use". *Nutrition Today* 32 Nr. 4 (Juli/August 1997): 157-63

Report of Joint FAO/WHO. „Expert consultation, protein quality evaluation, food and nutrition paper". 51, FAO of the United Nations. 1991

Sabaté, J., G. E. Fraser, K. Burke et al. „Effects of walnuts on serum lipid levels and blood pressure in normal men". *New England Journal of Medicine* 328 (1993): 603-07

Salmeron, J., F. B. Hu, J. E. Manson et al. „Dietary fat intake and risk of type 2 diabetes in women". *American Journal of Clinical Nutrition* 73 Nr. 6 (Juni 2001): 1019-26

Simopoulos, A. P. „Essential fatty acids in health and chronic disease". *American Journal of clinical Nutrition* 70 Nr. 3 (September 1999): 560S-69S

Simopoulos, A. P., und J. Robinson. *The Omega Plan*. New York: Harper Collins, 1998

Sola, R., A. E. Ville, J. L. Richard et al. „Oleic acid rich diet protects against the oxidative modification of high densitiy lipoproteins". *Free Radicals in Biological Medicine* 22 Nr. 6 (1997): 1037-45

The Joint FAO/WHO Expert Consultation on Carbohydrates in Human Nutrition, April 1997. www.fao.org/WAICENT/FAOINFO/ECONOMIC/ESN/Carbweb/carbo.pfd

The Report of the Scientific Review Committee. Nutrition Recommendations. Health and Welfare Canada, 1990

Third International Congress on Vegetarian Nutrition. *American Journal of Clinical Nutrition* 70, Ergänzungsband (1999): ganzer Band

Thompson, L. U. „Antioxidants and hormone-mediated health benefits of whole grains". *Critical Review of Food Science Nutrition* 34 (1994): 473-97

Thompson, L. U. „Potential health benefits of whole grains and their components". *Contemporary Nutrition* 17 Nr. 6 (1992): 1-2

Turley, M. L., C. M. Skeaff, J. I. Mann et al. „The effect of a low-fat, high-carbohydrate diet on serum high density lipoprotein cholesterol and tryglyceride". *European Journal of Clinical Nutrition* 52 Nr. Nr. 10 (Oktober 1998): 728-32

United States Department of Agriculture. *Agriculture Fact Book 1998*. Office of Communications. www.usda.gov/news/pubs/fbook98/content.htm

USDA Nutrient Database for Standard Reference: www.nal.usda.gov/fnic/cgi-bin/nut≠_search.pl

Vaisey-Genser, M. *Flaxseed: Health, Nutrition and Functionality*. Winnipeg: The Flax Council of Canada

Viola, P. *Olive Oil and Health*. Spanien: International Olive Oil Council, 1997

World Cancer Research Fund in Association with American Institute of Cancer Research. *Food, Nutrition and the Prevention of Cancer: a Global Perspective*. Menasha: Banta Book Group, 1997

World Health Organization and FAO Joint Consultation. „Fats and Oils in Human Nutrition". *Nutritional Review* (1994): 202-05

World Health Organization Study Group on Diet, Nutrition and the Prevention of Non-communicable Diseases. „Diet, Nutrition and the Prevention of Chronic Dieseases". Genf: Technical Report Series Nr. 797. WHO, 1991

World Health Organization. Background paper for the Joint WHO/FAO Expert Consultation on diet, nutrition and the prevention of chronic diseases. Anhang 3: „The scientific basis for diet, nutrition and the prevention of Type 2 diabetes". Genf: 28. Januar - 1. Februar 2002

Kapitel 4

Alfieri, M., J. Pomerlau, D. N. Grace. „A comparison of fat intake of normal weight, moderately obese and severely obese subjects". *Obesity Surgery* 7 Nr. 1 (1997): 9-15

Allison, D. B., et al. „Annual deaths attributable to obesity in the United States". *Journal of the American Dietetic Association* 282 (1999): 1530-38

American Dietetic Association. „Position of the American Dietetic Association: weight management". *Journal of the American Dietetic Association* 9 Nr. 1 (1997): 71-74

American Dietetic Association. „Send fat diets packing". Januar 1999. Aus der ADA-Webseite www.eatright.org

Appleby, P. N., M. Thorogood, J. I. Mann et al. „Low body mass index in non meat eaters: the possible roles of animal fat, dietary fiber and alcohol". *International Journal of Obesitiy Related Metabolic Disorders* 22 Nr. 5 (1998): 454-60

Atkins, R. C. „Dr. Atkins' New Diet Revolution". New York: M. Evans & Co., 1992

Baer, D. J., W. V. Rumpler, C. W. Miles et al. „Dietary fiber decreases the metabolizable energy content and nutrient digestibility of mixed diets fed to humans". *Journal of Nutrition* 127 Nr. 4 (1997): 579-86

Blackburn, G. „Effect of degree of weight loss on health benefits". *Obesity Research* 3 Nr. 2 (1995): 211s-16s

Blundell, J. E., C. L. Lawton, A. J. Hill. „Mechanisms of appetite control and their abnormalities in obese patients". *Hormone Research* 39 Nr. 3 (1993): 72-76

Bonham, G. S., und D. B. Brock. „The Relationship of diabetes with race, sex, and obesity". *American Journal of Clinical Nutrition* 41 (1985): 776-83

Bray, G. A. „Complications of obesity". *Annals of Internal Medicine* 103 Nr. 6 (1985): 1052-62

Brown et al. *State of the World 2000.* Washington: Worldwatch Institute, 1999. www.worldwatch.org

Brownell K. D. „Personal responsibility and control over our bosies: When expectation exceeds reality". *Health Psychology* 10 Nr. 5 (1991): 303-10

Chan, J. M., et al. „Obesitiy, fat distribution, and weight gain as risk factors for clinical diabetes in men". *Diabetes Care* 17 (1994): 961-69

Cheuvront, S. N. „The zone diet and athletic performance". *Sports Medicine* 27 Nr. 4 (April 1999): 213-28

Colditz, G. A., et al. „Weight gain as a risk factor for clinical diabetes mellitus in women". *Annals of Internal Medicine* 122 (1995): 481-86

Cordero-MacIntryre, Z. „Obesity and body fat distribution: A role for vegetarian diets?". 4. Internationaler Kongress über vegetarische Ernährung. Loma Linda University, April 2002

Daly, M. E., C. Vale, M. Walker et al. „Dietary carbohydrates and insulin sensitivity: a review of the evicence and clinical implications". *American Journal of Clinical Nutrition* 66 Nr. 5 (1997): 1072

Delargy, H. J., K. R. O'Sullivan, R. J. Fletcher et al. „Effects of amount and type of dietary fibre (soluble and insoluble) on short-term control of appetite". *International Journal of Food Science and Nutrition* 48 Nr. 1 (1997): 66-77

Després, J. P. „Abdominable obesity as important component of insulin-resistance syndrome". *Nutrition* 9 (1993): 452-59

Eades, M. R. *Protein Power.* New York: Bantam Books, 1996

Foreyt, J. P. und K. Goodrick. „Weight management without dieting". *Nutrition Today* (März/April 1993): 4-9

Harvey-Berino, J. „The efficacy of dietary fat vs. total energy restriction for weight loss". *Obesity Research* 6 Nr. 3 (1998): 202-07

Health and Welfare Canada. „Canadian Guidelines for Healthy Weights". Bericht einer Expertengruppe des Gesundheitsministeriums. Ottawa, 1988

Institute of Medicine. *Weighing the Options: Criteria for Evaluating Weight-Management Programs.* Washington: National Academy Press, 1995

Khouzam, Skelton N., und W. Skelton „Medical implications of obesity". *Postgraduate Medicine* 92 Nr. 1 (1992): 151-62

Kuczmarski, R. J., M. D. Carrol, K. M. Flegal et al. „Varying body mass index cutoff points to describe overweight prevalence among U. S. adults: NHANES III (1988-1994)". *Obesitiy Research* 5 (1997): 552

Levin, N., J. Rattan und T. Gilat. „Energy intake and body weight in ovo-lacto vegetarians". *Journal of Clinical Gastroenterology* 8 Nr. 4 (1986): 451-53

Ludwig, D. S., J. A. Majzoub, A. Al-Zahrani et al. „High glycemic index foods, overeating, and obesity". *Pediatrics* 103 Nr. 3 (1999): E26

Marniemi, J., A. Seppanen, P. Hakala. „Long-term effects on lipid metabolism of weight reduction on lactovegetarian and mixed diet". *International Journal of Obesity* 14 Nr. 2 (1990): 113-25

McNutt, K. „Fat traps, tips and tricks". *Nutrition Today* (Mai/Juni 1992): 47-49

Mokhad, A. H., et al. „The spread of the obesity epidemic in the United States, 1991-1998". *Journal of the American Medical Association* 282 (1999): 1519-22

National Institutes of Health. „Gastric surgery for severe obesity". Veröffentlichung Nr. 96-4006, 1996

Natioanl Institutes of Health. „Very low-calorie diets". Veröffentlichung Nr. 95-3894, 1995

National Institutes of Health, National Hear, Lung and Blood Institute. „Clinical guidelines on the identification, evaluation and treatment of overweight and obesity in adults". *The Evidence Report*, 1998

National Institutes of Health: Weight-control Information Network. www.niddk.nig.gov/health/nutrit/win.htm

Reaven, G. M. „Do high carbohydrate diets prevent the development or attenuate the manifestations (or both) of syndrome X? a viewpoint strongly against". *Current Opinions in Lipidology* 8 Nr. 1 (1997): 23

Reaven, G. M. „Syndrome X". *Clinical Diabetes* 12 (1994): 32

Rolls, B. J., und J. O. Hill. *Carbohydrates and Weight Management.* International Life Sciences Institute. Washington: ILSI Press, 1998

Schlundt, D. G., et al. „Randomized evaluation of a low fat ad libitum carbohydrate diet for weight reduction". *International Journal of Obesity* 17 (1993): 623-39

Sears, B. *Enter the Zone.* New York: Harper Collins, 1995

Shah, M., et al. „Comparison of a low-fat, ad libitum complex-carbohydrate diet with a low-energy diet in moderately obese women". *American Journal of Clinical Nutrition* 59 (1994): 980-84

Steward, H. L., C. B. Morrison, S. S. Andrew et al. *Sugar Busters.* Ballantine Books, 1998

Tiwary, C. M., J. A. Ward, B. A. Jackson. „Effect of pectin on satiety in healthy US Army adults". *Journal of the American College of Nutrition* 16 Nr. 5 (1997): 423-38

Toth, M. J., und Poehlman, E. T. „Sympathetic nervous system activity and resting metabolic rate in vegetarians". *Metabolism* 43 Nr. 5 (1994): 621-25

World Health Organization. „Obesity: Preventing and Managing the Global Epidemic: Report of a WHO Consultation of Obesity". Genf: WHO, 1997

World Health Organization. *The World Health Report 1998.* www.who.int/whr/1998/whr-en.htm

Kapitel 5

American Diabetes Association. „Evidence-based nutrition principles and recommendations for the treatment and prevention of diabetes and related complications". *Diabetes Care* 25 (2002): 148-198

American Dietetic Association and Dietitians of Canada. *Manual of Clinical Dietetics*, 6. Aufl., Chicago: American Dietetic Association, 2000

Davis, B., und V. Melina. *Becoming Vegan.* Summertown: Book Publishing Co., 2000

Food and Nutrition Board Institute of Medicine. *Dietary Reference Intakes.* National Academy Press. Washington. Erhältlich online: www.nap.edu/index.html

Gorden, D. *Vegetarian Nutrition Guide.* Ypsilanti: Dennis Gorden, 1997

Pennington, J. A. *Bowes and Church's Food Values of Portions Commonly Used.* 16. Aufl., Philadelphia: J. B. Lippincott Co, 1994

USDA Nutrient Database for Standard Reference: www.nal.usda.gov/fnic/cgi-bin/nut_search.pl

Kapitel 6

American Diabetes Association. „Evidence-based nutrition principles and recommendations for the treatment and prevention of diabetes and related complications". *Diabetes Care* 25 (2003): 148-198

American Dietetic Association. „Use of nutritive and non-nutritive sweeteners: Position of the American Dietetic Association". *Journal of the American Dietetic Association* 98 (1998): 580-87

American Dietetic Association and Dietetians of Canada. *Manual of Clinical Dietetics*, 6. Aufl. Chicago: American Dietetic Association, 2000

Bradstock, M., M. Serdula, J. Marks et al. „Evaluation of reactions to food additives: The aspartame experience". *American Journal of Clinical Nutrition* 43 (1986): 464-69

Center for Science in the Public Interest, Webseite: www.cspinet.org/

Cicinelli-Timm, D. „What are polyols and how do they work into diabetes meal plans?". *Diabetes Care and Education* 21 Nr. 5 (2000): 10-16

Committee on the Evaluation of Cyclamate and Carcinogenicity. *Evaluation of Cyclamate for Carcinogenicity*. Washington: National Academy of Science, National Resource Council, 1985

Council on Scientific Affairs, American Medical Association. „Saccharin: Review of safety issues". *Journal of the American Medical Association* 254 (1985): 2622-24

Council on Scientific Affairs, American Medical Association. „Aspartame: Review of safety issues". *Journal of the American Medical Association* 254 (1985): 400-02

FDA Statement on Aspartame. Rockville: Food and Drug Administration. FDA Talk Paper. 18. November 1996

Food and Drug Administration. „Health Claims: Dietary sugar alcohols and dental caries". *Federal Register* 61 (23. August 1996): 43433-445

Garriga, M., C. Berkebile, D. Metcalfe. „A combined single-blind, double-bond, placebo-controlled study to determine the reproducibility of hypersensitivity reactions to aspartame". *Journal of Allergy and Clinical Immunology* 87 (1991): 821-27

Glinsmann, W., und Y. Park. „Perspective on the 1986 Food and Drug Administration assessment of the safety of carbohydrate sweeteners: Uniform definitions and recommendations for future assessments". *American Journal of Clinical Nutrition* 62 (1995): 161S-169S

Health Hazard Evaluation. „Summary of Adverse Reactions Attributed to Aspartame". Washington: US Dept of Health and Human Services, 1995

Joint FAO/WHO Expert Committee on Food Additives. „Toxicological Evaluation of Certain Food Additives“. WHO Food Additives Series 42: 119-43, Genf 1999

Kojima, S., und H. Ichibagase. „Cyclohexylamine, a metabolite of sodium cyclamate“. *Chemical Pharmacology Bulletin* 14 (1966): 971-74

London, R. „Saccharin and aspartame. Are they safe to consume during pregnancy?“. *Journal of Reproductive Medicine* 33 Nr. 1 (1988): 17-21

Mackey, S., und C. J. Berlin. „Effect of dietary aspartame on plasma concentrations of phenylalanine and tyrosine in normal and homozygous phenylketonuric patients“. *Clinical Pediatrics* 31 (1992): 394-99

Maher, T., R. Wurtman. „Possible neurological effects of aspartame, a widely used food additive“. *Environmental Health Perspectives* 75 (1987): 53-57

Malerbi, D., E. Paiva, A. Duarte et al. „Metabolic effects of dietary sucrose and fructose in type II diabetic subjects“. *Diabetes Care* 19 (1996): 1249-56

Morgan, R., und O. Wong. „A review of epidemiological studies on artificial sweeteners and bladder cancer“. *Food Chemistry Toxicology* 23 (1985): 529-33

Pitkin, R. M., W. Reynolds, L. J. Filer et al. „Placental transmission and fetal distribution of saccharin“. *American Journal of Obstetrics and Gynecology* 111 (1971): 280-86

Price, J., B. Blava, B. Oser et al. „Bladder tumors in rats fed cyclohexylamine or high doses of a mixture of cyclamate and saccharin“. *Science* 167 (1970): 1131-32

Ranney, R., J. Oppermann, E. Muldoon et al. „Comparative metabolism of aspartame in experimental animals and humans“. *Journal of Toxicology and Environmental Health* 2 (1976): 441-51

Risch, H. „Dietary factors and the incidence of cancer of the urinary bladder“. *American Journal of Epidemiology* 127 (1988): 1179-91

Rowan, A., B. Shaywitz, L. Tuchman et al. „Aspartame and seizure susceptibility: results of a clinical study in reportedly sensitive individuals“. *Epilepsia* 36 (1995): 270-75

Scientific Committee on Food. European Commission, Consumer Policy and Consumer Health Protection. „Opinion on stevioside as a sweetener“. 1999

Stegink, L., und L. J. Filer. „Effects of aspartame ingestion on plasma aspartate, phenylalanine, and methanol concentrations in normal adults“. In

The Clinical Evaluation of a Food Additive, Hrsg. C. Tschanz et al. New York: CRC Press, 1996

Wasuntarawat, C., P. Temcharoen, C. Toskulkao et al. „Developmental toxicity of steviol, a metabolite of stevioside, in the hamster". *Drug Chemistry and Toxicology* 21 Nr. 2 (Mai 1998): 207-22

Weil, Andrew. Webseite: www.drweil.com/

Wolever, T., und J. Brand. „Sugars and blood glucose control". *American Journal of Clinical Nutrition* 62 (1995): 212S-227S

Kapitel 7

American Diabetes Association. „Evidence-based nutrition principles and recommendations for the treatment and prevention of diabetes and related complications". *Diabetes Care* 25 (2002): 148-198

American Dietetic Association and Dietitians of Canada. *Manual of Clinical Dietetics*, 6. Aufl. Chicago: American Dietetic Association, 2000

Johnson, R. K., und C. Frary. „Choose beverages and foods to moderate your intake of sugars: the 2000 dietary guidelines for Americans – what's all the fuss about?". *Journal of Nutrition* 131 Nr. 10 (Oktober 2002): 2766S-71S

Pennington, J. A. *Bowes and Church's Food Values of Portions Commonly Used*, 16. Aufl. Philadelphia: J. B. Lippincott Co, 1994

USDA Nutrient Database for Standard Reference: www.nal.usda.gov/fnic/cgi-bin/nut_search.pl

Warshaw, H. „Healthy restaurant eating: Is it possible?". The American Diabetes Association Website: www.diabetes.org/main/health/nutrition/restauranteating.jsp

Index

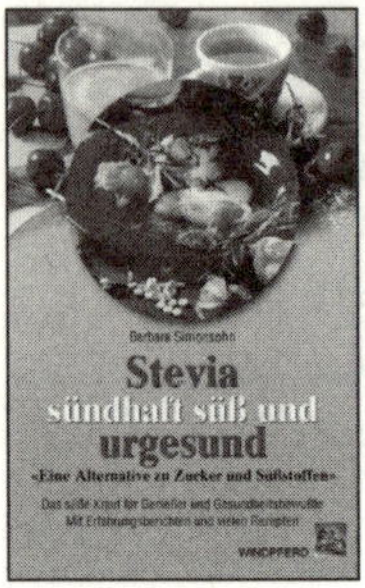

Barbara Simonsohn

Stevia – sündhaft süß und urgesund

Eine Alternative zu Zucker und Süßstoffen

Das süße Kraut für Genießer und Gesundheitsbewusste

Mit Erfahrungsberichten und vielen Rezepten

Hatten Sie bisher bei der Verwendung von Zucker auch immer ein schlechtes Gewissen? Dann können Sie nun aufatmen: Endlich ist es möglich, Süße unbeschwert zu genießen. Mit Stevia, dem Honigblatt aus den Hochebenen Paraguays, können Diabetiker, Menschen mit Unterzucker-Problemen, Übergewichtige und alle, die auf ihre Gesundheit (und die ihrer Kinder!) achten, auf natürliche und sogar gesundheitsförderliche Art süßen. Während Sie mit Stevia in Süßem schwelgen, führen Sie Ihrem Körper ganz nebenbei wichtige Mineralstoffe, Vitamine und Flavonoide zu, die Ihr Immunsystem stärken.

160 Seiten · ISBN 3-89385-310-3
www.windpferd.de

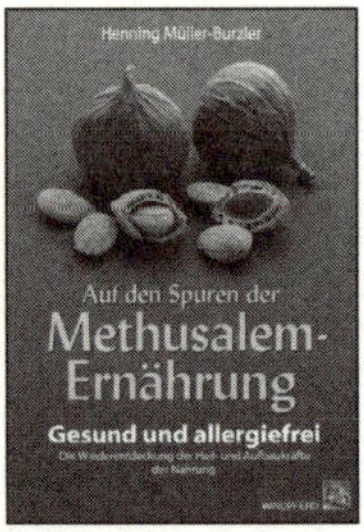

Henning Müller-Burzler

Auf den Spuren der Methusalem-Ernährung

Gesund und allergiefrei

Die Wiederentdeckung der Heil- und Aufbaukräfte der Nahrung

»Auf den Spuren der Methusalem-Ernährung« ist ein unverzichtbarer Ratgeber für jeden, der gesund werden und bleiben möchte: für Eltern und Kinder, für Vegetarier und Rohköstler. Zwei Themenbereiche sind besonders ausführlich beschrieben: 1. die große Bedeutung des Salzes und die Versorgung des Körpers mit allen notwendigen Nährstoffen sowie die heilenden Wirkungen der Trennkost, der Yin-Yang-Energien, des Ayurveda und von richtig angewandter Rohkost; 2. die Entstehung von Allergien und die damit verbundenen Erkrankungen sowie deren dauerhafte Heilung – einzig und allein mit der Nahrung.

584 Seiten mit zahlreichen Illustrationen
ISBN 3-89385-437-1 · www.windpferd.de